外傷処置・小手技の技&Tips

はやく，要領よく，きれいに仕上げる極意

■編著
岡崎 睦
東京医科歯科大学大学院医歯学総合研究科
形成・再建外科学分野教授

MEDICAL VIEW

本書では，厳密な指示・副作用・投薬スケジュール等について記載されていますが，これらは変更される可能性があります．本書で言及されている薬品については，製品に添付されている製造者による情報を十分にご参照ください．

Tricks and Tips for Skillful and Aesthetic Treatment
(ISBN 978-4-7583-1370-4 C3047)

Editor : Mutsumi Okazaki

2016. 6. 10   1st ed

ⓒMEDICAL VIEW, 2016
Printed and Bound in Japan

Medical View Co., Ltd.
2-30 Ichigayahonmuracho, Shinjyukuku, Tokyo, 162-0845, Japan
E-mail   ed @ medicalview.co.jp

序　文

　世の中に，"こういう本があってもいいのにな"と思っていた本を，メジカルビュー社のご厚意により出版することができました。オリジナルテーマは，**"はやく，要領よく，きれいに仕上げる"**です。

　アカデミックな本ではありません。現在までいろいろな病院を転々と勤務してきた著者が，さまざまな臨床現場から得た経験から構成されています。著者自身が今までにした苦い経験があります。若手医師たちの手術手技をみていて，"どうしてこんなことしているのだろう？""遅いなぁ""手際が悪いなぁ"と感じている，もどかしい経験があります。また，他科の先生方が救急外来や手術をした後に紹介されてきた患者さんを診察したとき感じる，無力感の経験があります。

　重要な事項であっても，教科書や各種の総説で繰り返し述べられてきたことは，思いきって省きました。70の主項目は，ありがちな失敗例と解決法を横に並べてビジュアルに訴える左ページと，その心を解説する右ページから構成しました。その他に，30項目のサプリメントがあり，合わせて100の"技＆Tips"を配しました。

　一つひとつの項目は大した内容ではなくても，これらが積み重なれば大きな差になります。要領よくできるから手術時間は短縮され，創の治りもよくなり，きれいに治る。そうなれば，患者さんは言うまでもなく，助手の先生，看護師さん，麻酔科の先生など，一緒に医療を行うスタッフみんなが幸福になれます。また，項目間で，一見すると排反しているような内容もありますが，この排反こそが"考えて行う臨床"であり，"状況が違えば，ベストな方法は違う"つまり"状況に応じて，よい方法を自分で選択する"ことの重要性を表現しているものと考えていただけたらと思っています。

　現在の医療は複雑になってきており，各項目内での主張に必ずしも当てはまらない症例もあるでしょう。そのなかで，あえて小異を無視してエッセンスを断定調に表現し，すべての研修医・若手医師たち（特に形成外科以外の医師）の手元に1冊置いておいてほしいと思う本を目指しました。また，中堅の先生方にとっても，"え？"と立ち止まって楽しめる本として，"基本（ルーチン）を見直す"機会になれば幸いです。

2016年4月

東京医科歯科大学大学院医歯学総合研究科
形成・再建外科学分野教授

岡崎　睦

目次

I章　皮膚の縫合法

01 創傷治癒の大前提と「傷あと」　表皮は再生し真皮は修復される……2
02 皮膚表面を合わせる意義（一次治癒）　すっきり創治癒＆肥厚性瘢痕予防……4
03 基本的な皮膚縫合＆きれいな「傷あと（瘢痕）」にならないパターン……6
04 皮膚の縫合法は，人・部位・状況を考えて……8
05 真皮縫合の最大の功績は，表層縫合で強く締める必要がないことである……10
06 長い縫合糸痕，傷直し手術にも大きな悪影響……12
07 きれいさより安全　荷重部は太めの糸で結節縫合し，抜糸も遅めに……14
08 真皮縫合は浅くかけすぎない……16
09 真皮縫合が寄らない理由は真皮と脂肪にあり……18
10 真皮，脂肪のトリミングは引っ張らないで……22
11 紡錘形切除後は，両端の皮下脂肪を取り除く＝ドッグイヤーの強調を予防……24
12 ドッグイヤーは瘢痕が広がると消える＝瘢痕が広がらない状況では残る……26
13 皮膚の連続縫合は，単なる手抜きか？……28
14 皮膚連続縫合は無鈎摂子を使い，通した針は摂子で受けると速い……30
15 縫合なしのテープ固定より，翌 or 翌々日に抜糸してテープ固定……32
16 盛り上げての真皮縫合，しっかり表層縫合すれば幅広縫合糸痕……34
17 マットレス縫合はしない　やむをえずやるとしても，内側を小さくとり締めすぎない……36
18 手掌・足底は真皮縫合なしで……38
19 二辺の皮膚の長さが違うときは，両端を合わせてから辺で調整する……40
20 脂肪層は軽く寄せるだけ　締め上げると脂肪壊死から，創し開をまねく……42
21 抜糸は，摂子で糸を引っ張らない　細剪刀を挿入して切離し，そのまま剪刀で引き抜く……44

外傷処置・小手技の
技&Tips
はやく，要領よく，きれいに仕上げる極意

II章　手術

22	局所麻酔はエピネフリン（E）入りで8分待つ	48
23	局所麻酔は神経走行の中枢側から皮下にゆっくり注射する	50
24	眼瞼の局所麻酔は30Gで針先を進めない＋激冷えガーゼ	52
25	鼻の局所麻酔は，2.5mLロック付き注射器で	54
26	小手術は，全身麻酔でもE入りキシロカイン®を併用（特に小児）	56
27	小手術は，モノポーラではなくバイポーラを使う（特に一人手術）	58
28	器械（電気メス）などの準備は後！　デザインと局所麻酔が先！	60
29	穴あきディスポ覆布のシールは全周貼らない	62
30	手術後の瘢痕は医師の責任　切開の部位と方向に配慮しよう	64
31	穴あき滅菌覆布は穴をアレンジして＝森も木も見よう	66
32	高さ違いのある部分の紡錘形切開は，下側を先に切開する	68
33	紡錘形切除術時は，切除する側の止血は不要	70
34	ぶにょぶにょした部位（ゆるんだ腹部など）紡錘形皮切は2段階で	72
35	粉瘤はまず紡錘形の頂点→辺で攻める	74
36	耳後部粉瘤の一人摘出術は"第3の手"を駆使して	76
37	炎症性粉瘤の切開排膿は，根治的摘出術を想定しながら長めに	78
38	炎症性粉瘤切開排膿時の局所麻酔は，十分量を2ステップで	80
39	脂肪腫様腫瘍，術前評価が必要なわけ	82
40	後頭・頸部の腫瘍（脂肪腫など）は，十分な切開で感覚神経に注意	84
41	前額部の皮下腫瘍摘出，皮膚切開と皮下切開は90°変える	86
42	母斑の切除縫合のデザイン，しわの方向1本線の利点	88
43	四肢の皮下腫瘍摘出の皮膚切開，横ではなくて縦もあり	90
44	頭髪内のドッグイヤー，修正せずとも目立たなくなる	92
45	肩甲部〜上背部の皮膚皮下腫瘍摘出　側臥位の利点	94
46	小手術・処置で損傷に気をつけなければならない神経10選	96

III章　外傷に対する処置

- 47　創処置，部位によってゴールデンタイムは異なる　……………………………………　100
- 48　顔面外傷，真皮縫合の適応あり　しない場合は小さいバイトで一層縫合　…………　102
- 49　顔面の挫滅創，組織が取れそうでも，洗浄して，まずは元の場所に縫合　…………　106
- 50　口唇貫通創は，皮膚側だけ縫合する　……………………………………………………　108
- 51　耳介外傷は，まず耳輪をしっかり合わせる　……………………………………………　110
- 52　小児でよくある前額・下顎の裂創，テープ固定の利点　………………………………　112
- 53　頭皮裂創，毛根部の止血は最少限にして，スキンステイプラーで縫合　……………　114
- 54　指尖皮膚欠損，電気メスでの焼灼止血しない，皮膚があれば乗せておく　…………　116
- 55　指尖切断，高さ7mm以内なら生着しうる　安全重視なら脂肪除去＆植皮で　………　118
- 56　指の外傷，焼灼止血しないで縫合　………………………………………………………　120
- 57　四肢剥脱創は剥脱された深さに注目　……………………………………………………　122
- 58　高齢者・ステロイド長期服用者の四肢弁状創，皮膚が極薄の場合は，細かく縫わずにテープ併用　…　124
- 59　手掌・足底の異物，安易に小切開はドツボにはまる　…………………………………　126
- 60　テープ固定が不適当な部位　外傷および手術創　………………………………………　128
- 61　ダーマボンド®は良いか悪いか　…………………………………………………………　130
- 62　創傷被覆材のひとつ覚えは…　……………………………………………………………　132
- 63　腹部正中創離開時の対応　ときとして大胆に　…………………………………………　134
- 64　陥入爪は，爪の角だけ切らない　…………………………………………………………　136
- 65　時間外救急での局所熱傷対応，Ⅱ度かⅢ度かの評価は不要で軟膏処置　……………　138
- 66　伸縮テープは引っ張って貼らない（ゆるゆるで）　……………………………………　140

IV章　手術が上達する秘訣

- 67　最初から最後までシミュレーションして手術に臨もう　………………………………　144
- 68　手術手技は組織との対話である　…………………………………………………………　145
- 69　手術の助手は，頭の中では自分が術者で一緒に手術　…………………………………　146
- 70　世の中でいわれていることの再検証　……………………………………………………　147

索　引　………………………………………………………………………………………………　150

外傷処置・小手技の技&Tips
はやく，要領よく，きれいに仕上げる極意

✚ サプリメント

① いわゆる「ピアスケロイド」の成因について　5
② 細かく縫いすぎて，抜糸が簡単になってしまった話　11
③ 形成外科医は痂皮を作ったら負け　20
④ 真皮縫合は強弯針，皮膚表層縫合は弱弯針で，持針器で針の端を持たないように　21
⑤ 細い摂子は皮膚にやさしいか？　23
⑥ 単純操作のときは，10分後，1時間後，術後を考える　25
⑦ 手術方針に悩んだときは，止血を確認する　29
⑧ 結局，手術時の閉創では，最低限何をすればよいか　43
⑨ 皮膚表層の縫合は腫れを考慮せよ！　46
⑩ 縫合した組織が完全につくのには1カ月は必要　46
⑪ 頭皮内の切開方向は毛流と重力を基準にする　51
⑫ これだけはやめてほしい，顔面ステイプラー　55
⑬ これもやめてほしい，顔面マットレス縫合　57
⑭ 傷あとは絶対に消えない　先に損をするな！　小児は自分で判断できない　59
⑮ 真皮からの出血は止血の必要なし＝焼灼止血すればⅢ度熱傷　69
⑯ 外来手術後に，「座らないように」「肘・膝を曲げないように」の指示を守るのはムリ　73
⑰ メス・ハサミ（剪刀）・電気メスの使い分け　81
⑱ 電気メスで皮下組織を切開していくことは…　85
⑲ 指神経ブロックは手部で行い，指神経を狙い撃ちしない　98
⑳ ペンローズの固定はペンローズの端で　104
㉑ 目立たなくても人工的だと奇異な傷あと　105
㉒ 軽微な外傷でも，必ず，抗血小板薬・抗凝固薬の服用の有無を問診しよう　109
㉓ 前医の悪口をいって受診してきた患者さんは…　111
㉔ テープ固定した場合の意外なピットフォール　115
㉕ 頭部外傷で，顔面骨折が疑われる場合　129
㉖ 爪部の外傷は，自然に治す　142
㉗ 「傷あと」と主張する傷あと，主張しない傷あと　142
㉘ 真皮中層からの電気メス切開はⅢ度熱傷　148
㉙ 器具も組織もゆるく持とう　148
㉚ フェノール法のポイント　149

執筆者一覧

◆編著

岡崎　睦　　東京医科歯科大学大学院医歯学総合研究科形成・再建外科学分野教授

◆執筆協力

森　弘樹　　東京医科歯科大学大学院医歯学総合研究科形成・再建外科学分野講師
植村　法子　東京医科歯科大学大学院医歯学総合研究科形成・再建外科学分野
田中顕太郎　東京医科歯科大学大学院医歯学総合研究科形成・再建外科学分野

本書の読み方

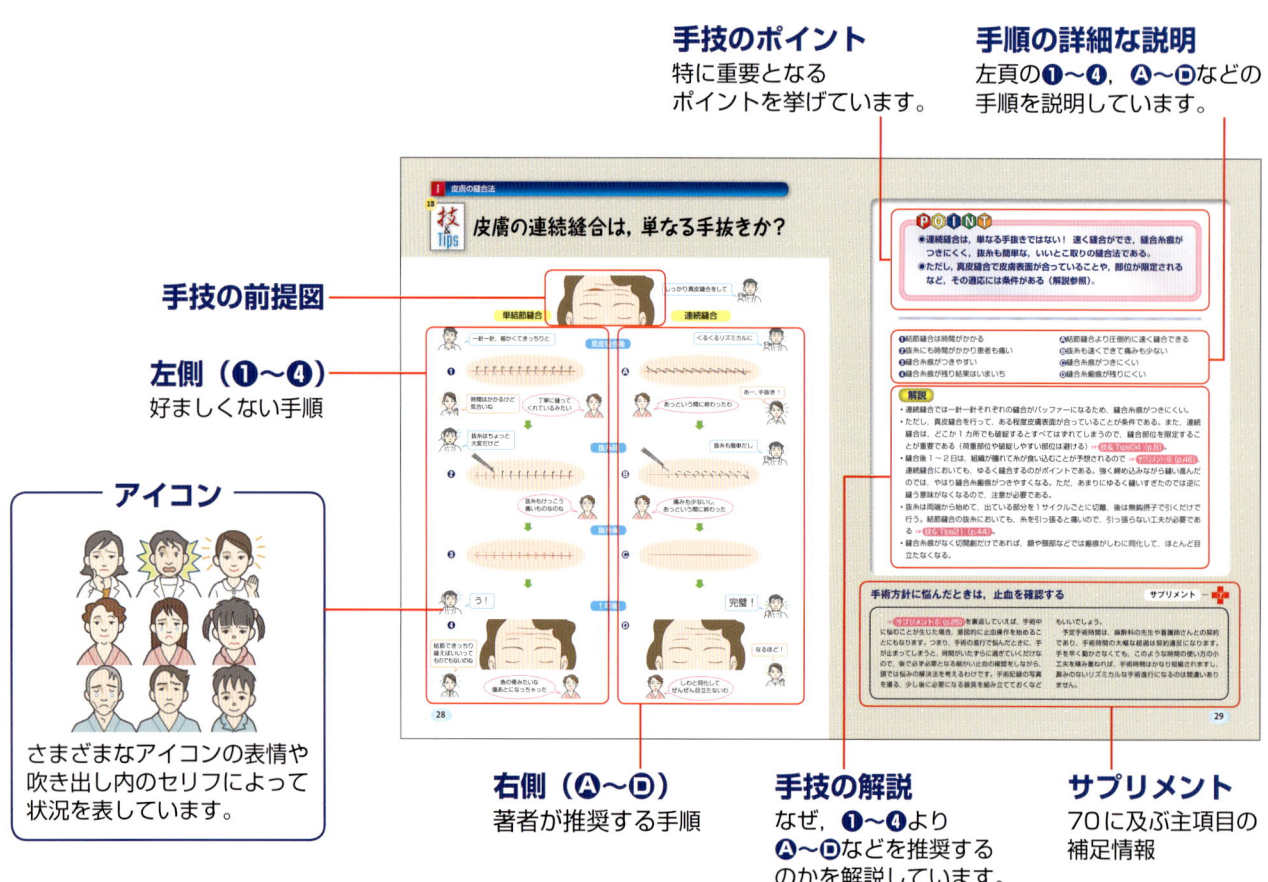

手技のポイント　特に重要となるポイントを挙げています。

手順の詳細な説明　左頁の❶〜❹，Ⓐ〜Ⓓなどの手順を説明しています。

手技の前提図

左側（❶〜❹）　好ましくない手順

アイコン　さまざまなアイコンの表情や吹き出し内のセリフによって状況を表しています。

右側（Ⓐ〜Ⓓ）　著者が推奨する手順

手技の解説　なぜ，❶〜❹よりⒶ〜Ⓓなどを推奨するのかを解説しています。

サプリメント　70に及ぶ主項目の補足情報

用語解説

- **真皮縫合**：真皮埋没縫合
- **表層縫合**：皮膚の表面の縫合
- **創**：縫合などの処置が行われる前の皮膚欠損部分の総称
- **キズ**：縫合などの処置後で，完全には治っていない部分の総称
- **傷あと**：術後に残った瘢痕
- **線状痕**：縫合糸痕（下記）のない，線のみの瘢痕
- **縫合糸痕**：縫合創とは別に，縫合糸によって生じた瘢痕
- **20万倍エピネフリン**：生理食塩水により20万倍希釈したエピネフリン水溶液
- **E入り1％キシロカイン®**：10万倍希釈エピネフリン加1％リドカイン

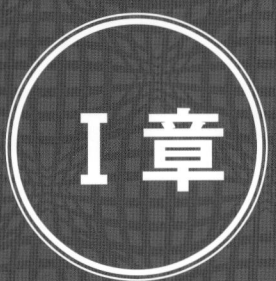

I章
皮膚の縫合法

　皮膚の縫合は，外科系でも内科系でも，医師として必修事項です。外傷できた患者さんの縫合処置はいうまでもなく，皮膚を切開して行う手術の後の皮膚縫合では，まっさらな患者さんの皮膚に傷をつけた医師の責任として，きれいに仕上げる責任感が必要です。皮膚の縫合は，状況に応じてやり方を変えるべきものなのですが，今までに世の中にある総説は，画一的に述べたものがほとんどです。第I章では，まず創傷治癒の大前提を述べた後に，縫合後に傷あとがきれいにならないパターンと理由，状況に応じた縫合法について述べたいと思います。

I 皮膚の縫合法

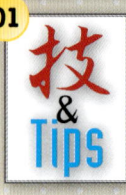

01 創傷治癒の大前提と「傷あと」
表皮は再生し真皮は修復される

最初に創傷治癒の大前提について述べておきたい。意外に知らない医師が多いので，再確認しておこう。

皮膚の構造

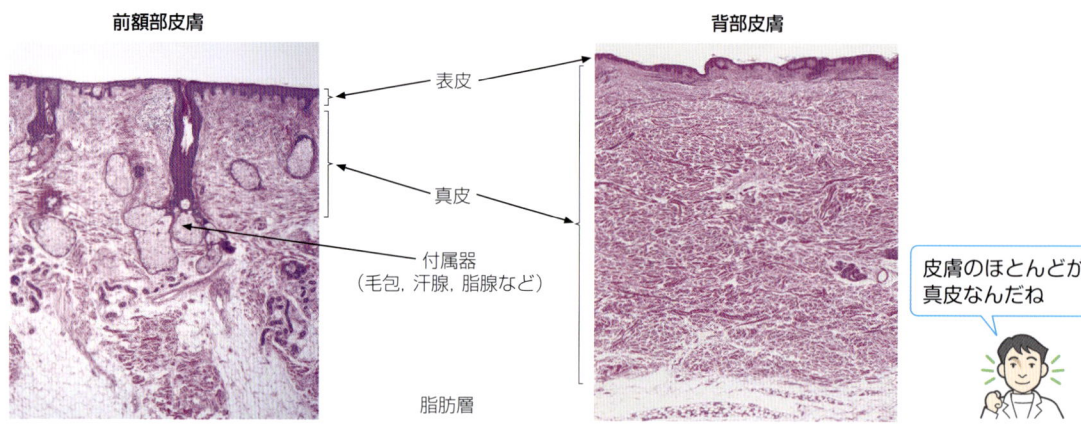

皮膚は基本的には表皮と真皮からなる。左は前額部，右は背部の皮膚の断面図であるが，皮膚の厚さのほとんどが真皮からなり，表皮は真皮に比べて圧倒的に薄いこと，部位による大きな違いがあることがわかるであろう。表皮と真皮の厚さの比は，1：8～25 ほどであり，背部など皮膚の厚い部位では主として真皮の厚さに違いがある。真皮と表皮以外の代表的構造物として付属器があり，毛包のほか，汗腺，脂腺などがこれに属する。汗腺・脂腺の量には部位特異性があり，前額部ではかなり多い。

このように表皮は非常に薄いので，表皮のみを縫合することは不可能であり，しばしば使われる「表皮縫合」は適切な表現ではないと考えている。本書では，皮膚の表層を縫合することを「表層縫合」と表現することとする。

皮膚の構造物の発生学的違いと創傷治癒における意義

一般的に，「創が治る」というのは，どうなることをいうのであろうか？ 直観的には，表面が「ぐじゅぐじゅ」しなくなって，「痂皮」もない状態になることであろう。創傷治癒においてまず理解すべきことは，真皮と表皮はまったく別の臓器であり，表皮は発生学的に外胚葉由来で再生する臓器，真皮は中胚葉由来で再生しない臓器であるということである。表皮が損傷されると基底層からの上皮化によって再生され，表皮が基底層から全欠損になっても付属器付近の幹細胞から上皮化がなされる。一方，真皮が損傷した場合は再生されず，肉芽組織によって修復されるだけである。この修復された組織上に表皮細胞が伸びてきて，表皮が再生されることにより上皮化が完了する，これが「創が治った」という状態である。この肉芽組織はやがて瘢痕組織となるが，真皮とは性状が異なるため，表皮が元どおりに再生したとしても，外見は正常皮膚とは異なるものになってしまい，これが「傷あと」である。真皮欠損が肉芽組織に置き換わる面積が大きいほど，「幅の広い傷あと（瘢痕）」になることになる。

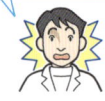

代表的な外傷の治り方と傷あと

●擦過傷
擦過傷は表皮が削れてなくなる状態だとすると，表皮は再生して元と同じ状態に戻るので，「傷あとは残らない」。擦過傷によって真皮の上層が一部削れてしまったとしても，瘢痕組織で置き換わる厚さは少ないので「ほとんど傷あとが残らない」ことになる。

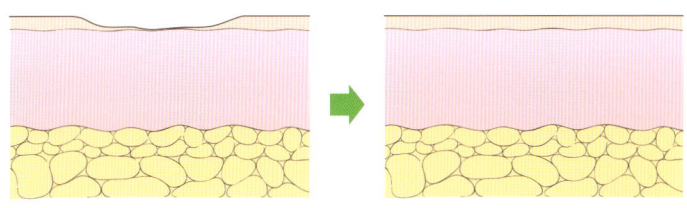

だから傷あとが残らないんだ

●浅い切傷
外傷が表皮のほかに真皮の中層まで及んだ場合は，その外傷の深さに応じて真皮の一部が瘢痕組織で置き換わることになる。この置き換わる深さが深ければ深いほど「傷あとが目立つ」ことになる。

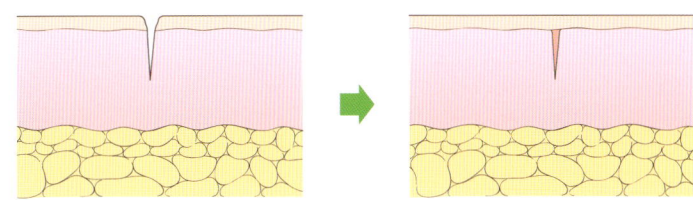

●深い切傷できれいに縫合処置した場合
真皮全層が切れてしまった切創で，きれいに縫合処理した場合，深部まで瘢痕組織で置き換わることになるが，その幅が狭いため「幅の狭い傷あと」になる。

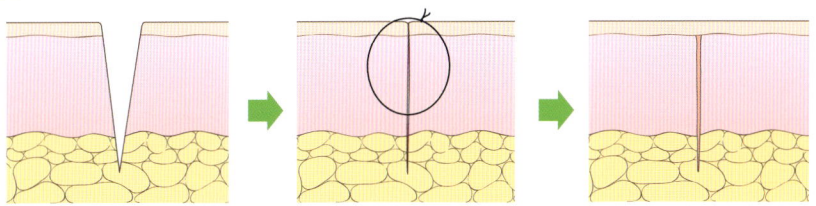

●深い切傷で縫合処置したが表面が合ってなくて痂皮を形成した場合
深い切創で，せっかく縫合処理しても，創が開いていたり，創の表面が合ってなかったりすると，やはり瘢痕組織で置き換わる体積は大きなものになるので，「幅の広い傷あと（場合によっては肥厚性瘢痕）」になることになる。

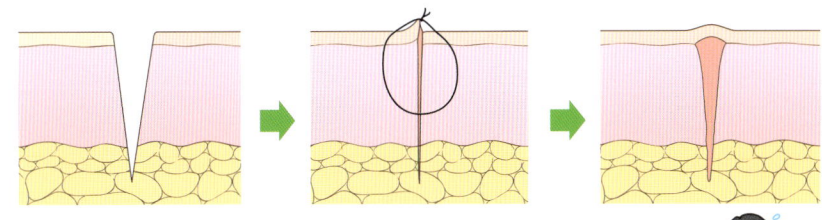

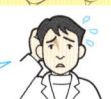
やっぱり，きれいに表面を合わせて縫わないといけないんだ

●切創を縫合処理しないで治した場合，皮膚欠損創をそのまま保存的に治るのを待った場合
創はある程度収縮するが，広い面積と深さにわたって瘢痕組織で置き換わることになるため，その瘢痕組織の上に表皮が被覆しても「幅の広い傷あと」になる。表皮細胞は肉芽組織上を遊走して上皮化するのに時間がかかるので，創の治りは遅くなる。また，部位によっては創縁の緊張が強かったりすると，広がりながら瘢痕組織が増生されるため「幅が広い肥厚性瘢痕」になる。

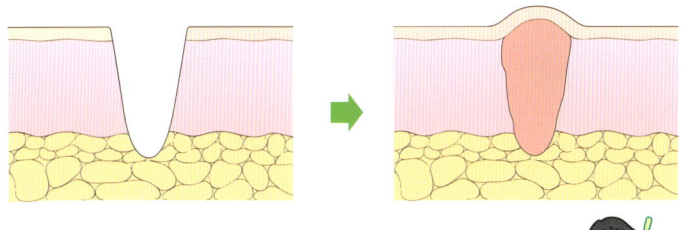

できる限り，創は縫合したほうがいいんだね

I 皮膚の縫合法

皮膚表面を合わせる意義（一次治癒）
すっきり創治癒＆肥厚性瘢痕予防

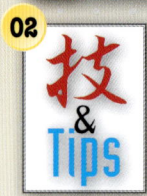

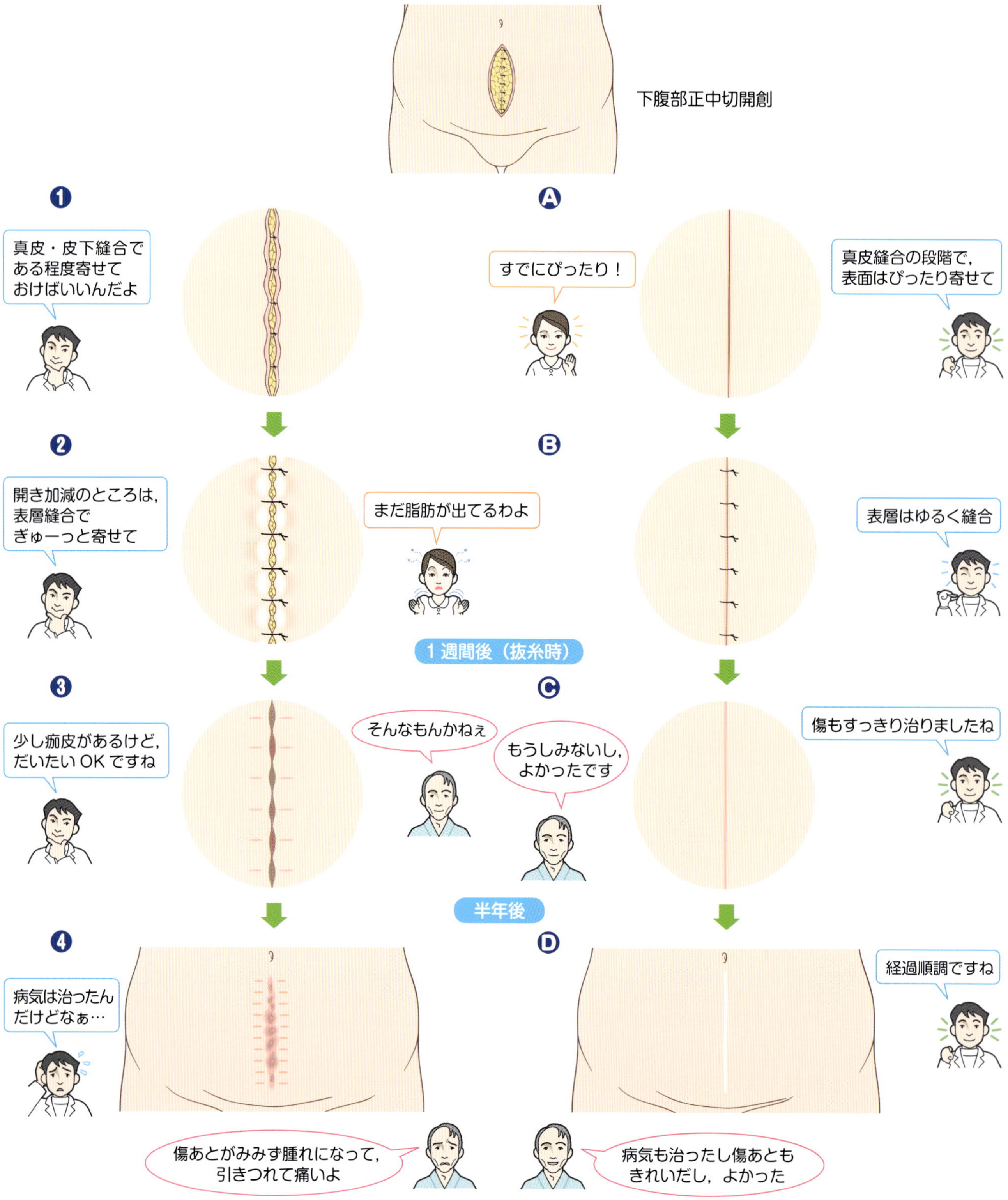

POINT

- 皮膚表面のぴったり合った閉創は，感染を予防し創を早く治す（一次治癒）だけでなく，肥厚性瘢痕の予防にもなる。
- 閉創時に皮膚表面が合っていないと，痂皮が形成され二次治癒になり，長期的には肥厚性瘢痕となりやすい。

❶ ところどころ真皮・皮下縫合
❷ 表面が合っていない部分が散在
❸ ほぼ創治癒しているが，痂皮形成あり
❹ 二次治癒から肥厚性瘢痕形成

Ⓐ 真皮縫合により表面は合っている
Ⓑ 表層縫合は微妙な段差の調整目的
Ⓒ 痂皮もなく，すっきり治癒
Ⓓ 肥厚性瘢痕になりにくい

解説

- **一次治癒**とは，開いた皮膚・皮下組織を外科的に縫合して創の辺縁を密着させるせることにより治癒するものをいう。皮膚表面をぴったり合わせることにより，上皮欠損部位からの感染を予防できるとともに，数日〜1週間後には皮膚欠損や痂皮を残すことなく最短で創治癒することになる。
- 一方，**二次治癒**とは，組織の断裂部や欠損部が外科的手技により一期的に閉鎖されない状態から，創収縮や表皮細胞の遊走により治癒に至る治癒過程である。外科的手技によって一期的閉鎖を試みられていても，皮膚表面が合っていなければ結果的に二次治癒になる。**痂皮を形成しての治癒は，二次治癒に相当する**。痂皮形成をしながらの治癒は，長期的にきれいな傷あとにするという観点からは，一般に考えられているより悪い影響が大きいということを心得てほしい。
- 時間をかけて治った二次治癒は，一次治癒した創に比べて，後日，肥厚性瘢痕になりやすい傾向がある。このことを示唆する事実として，いったん形成されてしまった肥厚性瘢痕を切除して形成外科的縫合法により一次治癒させれば，肥厚性瘢痕を生じない場合もあることが挙げられる ☞ サプリメント3（p.20）。

いわゆる「ピアスケロイド」の成因について

サプリメント — ❶

ピアス穴の創からケロイド状に瘢痕組織が増大することがあり，ピアスケロイドとよばれています（図1）。厳密にいうとケロイドか肥厚性瘢痕かは判断が難しいのですが，左右で同じようにピアス穴をあけても，どちらか一側だけが瘢痕組織が増大し，他側はまったくきれいな瘢痕のまま普通にピアスを使えているという患者さんをときどき見かけます。本人に話をよく聞いてみると，「同じようにピアス穴をあけたのに，ケロイドになった側だけ感染を生じて長期間ぐじゅぐじゅしていた」とのコメントを聞くことが多いものです。このような患者さんがけっこう多いことも，二次治癒が肥厚性瘢痕の要因となっていることを示唆する理由の一つになっています ☞ 技＆Tips03（p.6）。

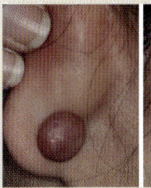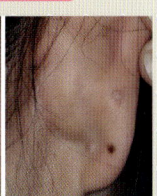

図1 左耳垂ケロイドを主訴に来院した患者さんの左耳。同じようにピアス穴をあけたのに，右耳垂はきれいな瘢痕で目立たない。

I 皮膚の縫合法

03 技&Tips 基本的な皮膚縫合 &きれいな「傷あと（瘢痕）」にならないパターン

基本的な皮膚縫合

I．二層縫合
- 皮膚縫合の基本は二層縫合であり，真皮縫合と表層縫合（技&Tips05（p.10））の二層に縫合する。
- 真皮縫合は，4-0～6-0のモノフィラメント角針つき吸収糸（PDS-II®，マクソン®，モノディオックス®など）で行う。
- 表層縫合は，4-0～7-0のモノフィラメント針つきナイロン糸を用いて行う。

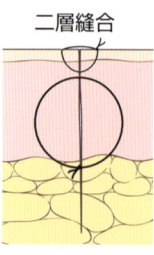
二層縫合

II．一層縫合
- 二層縫合が基本ではあるが，状況によっては一層縫合を行う。
- 一層縫合は4-0～6-0のモノフィラメント針つきナイロン糸を用いて皮膚全層を縫合する。
- 一層縫合と二層縫合は，状況に応じて使い分けるのが重要であり，第I章では縫合法の詳細について述べる。

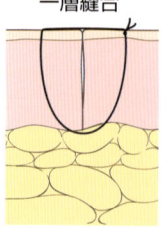
一層縫合

「傷あと（瘢痕）」がきれいにならないパターンと要因

I．縫合糸痕（「魚の骨状」の瘢痕）
原因
- 表層縫合でのバイトの大きすぎ，糸の強く締めすぎ。
  →縫合法を工夫することにより予防できる。

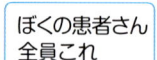
ぼくの患者さん全員これ
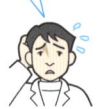

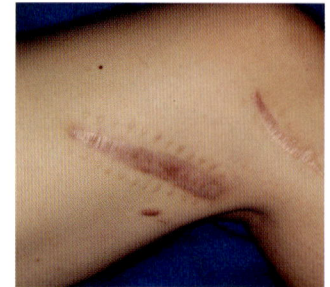
縫合糸痕

II．肥厚性瘢痕
手術創と外傷創では意味が異なるので，2つを分けて述べる。

①手術創
原因
- 不適切な切開方向
  →切開方向に配慮することにより，ある程度予防できる。
- 二次治癒
  →原因として，手術時の不適切な操作による創縁の血流障害や縫合時の創縁段差などがあり，組織の愛護的な扱いや丁寧な縫合により回避できる。抜糸時に痂皮が生じているのも二次治癒であり，皮膚表面が合っていないことが原因である（技&Tips02（p.4））。
- 手術部位の特性（肥厚性瘢痕になりやすい部位）
  →少し離れた部位を切開すれば軽減できる場合もある。
- 患者の体質や年齢・体格などによる創縁の緊張
  →多くは避けられない。

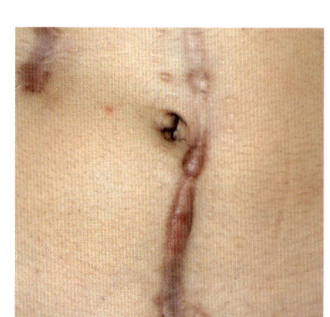
肥厚性瘢痕

②**外傷創**
原因
- 患者の体質，外傷の部位や方向など
  →受傷時に決まっているので，避けられない。
- 二次治癒
  →多くは避けられないが創縁の血流障害や縫合時の段差をなくすように最善を尽くす。できるだけ組織を温存するなどの意図により創縁壊死が避けられない場合もあるので，肥厚性瘢痕になった場合は，患者の希望により，二次的に瘢痕形成術を行う。

> 確かに。手術創と外傷創では意味が全然違う

Ⅲ．幅広の瘢痕
①**肥厚性瘢痕が成熟してなるもの**
原因
肥厚性瘢痕に準ずる。
②**肥厚性瘢痕を経ないでなるもの**
原因
- 創縁の緊張（患者の年齢，体格，部位）
  →密な真皮縫合により，ある程度予防できるとされているが，限界がある。患者の希望により瘢痕形成術（瘢痕切除＋縫合術）を行っても，創縁はさらに緊張が強くなるので改善は難しい。
- 二次治癒
  →創縁の血流障害や縫合時の段差をなくすように最善を尽くす。それでも幅広瘢痕になった場合，患者の希望により瘢痕形成術を行う。

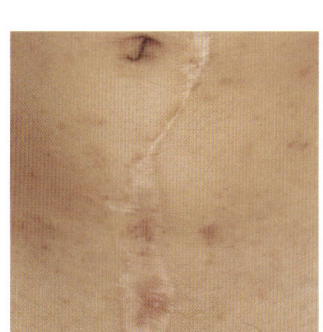
幅広瘢痕

Ⅳ．ドッグイヤー
原因
- 縫合予定創部の残存皮膚量と縫合線の長さのアンバランス
  →ドッグイヤーの修正には，正常皮膚の追加切除と創の延長が避けられないので，ドッグイヤー残存と創の延長との間でどこに落としどころを設定するかを，術前に患者と話し合う必要がある ☞ 技& Tips12（p.26）。

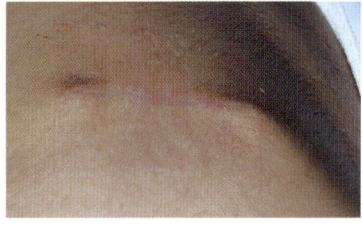
ドッグイヤー

Ⅴ．色素沈着
原因
- 二次治癒が原因の炎症後色素沈着
  →Ⅰ～Ⅲで述べた二次治癒をできるだけ回避する配慮により軽減できうる。
- 術後の安静不良（紫外線曝露など）
  →術後の安静や紫外線曝露を避けるように患者に説明する。

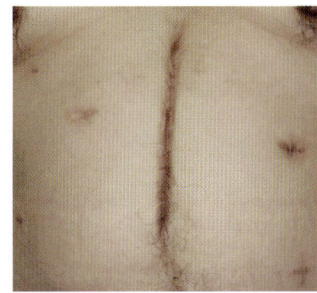
色素沈着

解説
　きれいな「傷あと（瘢痕）」にならない主なパターンとしては，縫合糸痕，肥厚性瘢痕，幅広瘢痕，ドッグイヤー，色素沈着などがある。それらを引き起こす原因として，患者の体質，年齢，創の部位など避けられない要因も多いが，切開法，組織の愛護的扱い，縫合法など，医師の配慮により予防できるものも多い。そのなかでも特に，正常な皮膚に医師が意図的に傷をつける手術創においては，切開の部位や方向への配慮から始めて，術中の組織の愛護的操作，皮膚縫合に至るまで，医師側の原因をできるだけなくし，きれいな「傷あと（瘢痕）」になる配慮をすべきである。第Ⅰ章では，状況に応じて，それらの医師側の原因をなくすような方法，そのような操作におけるピットフォールなどについて述べる。

I 皮膚の縫合法

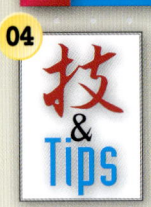

04 技&Tips 皮膚の縫合法は，人・部位・状況を考えて

❶ きれいに縫ってほしかったのに，こんな魚の骨みたいな傷あとに…

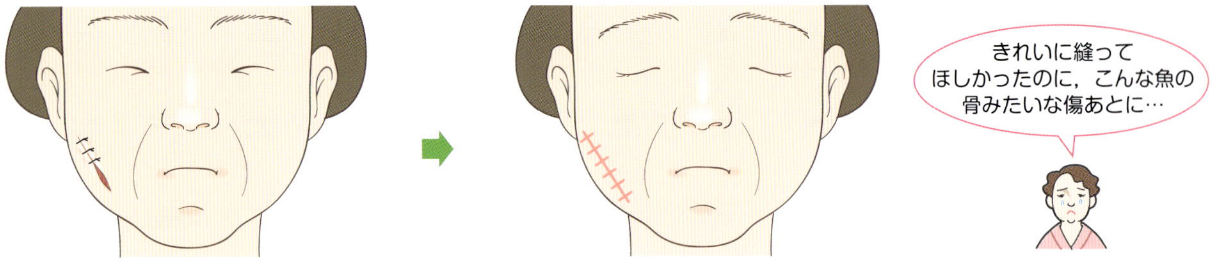

❷ 傷あとなんてどうでもいいから，開かないようにがっちり縫ってほしかったのに…

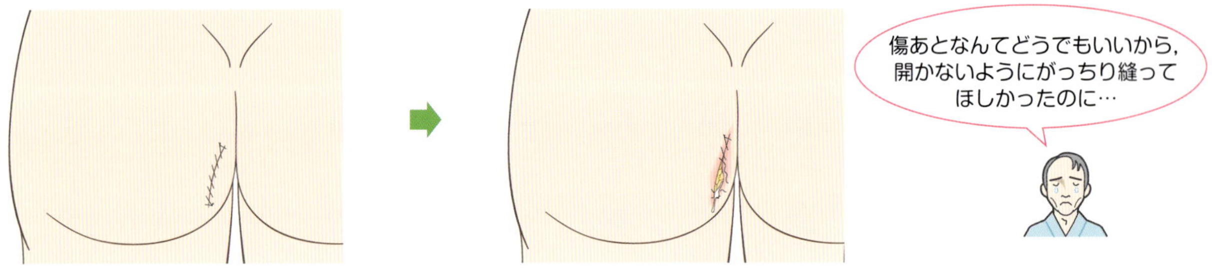

創し開

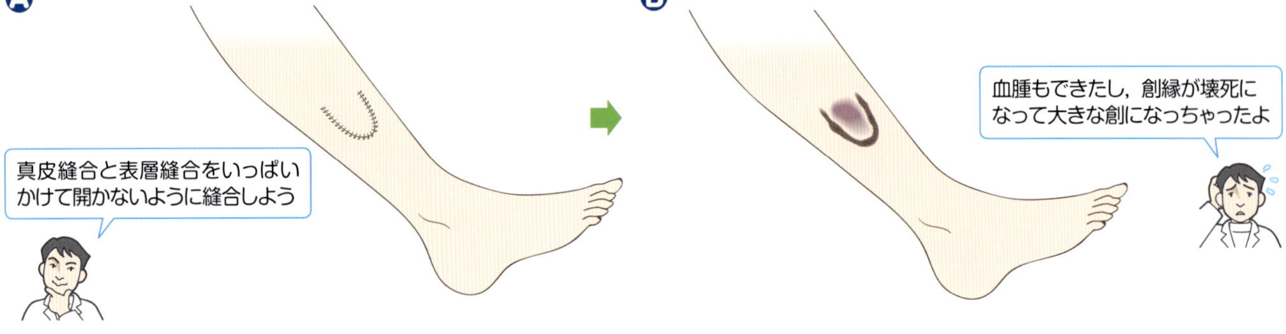

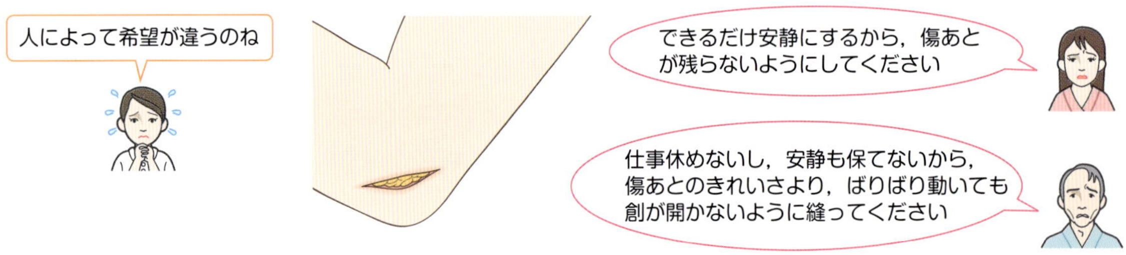

Ⓐ 真皮縫合と表層縫合をいっぱいかけて開かないように縫合しよう

Ⓑ 血腫もできたし，創縁が壊死になって大きな創になっちゃったよ

ⓐ 人によって希望が違うのね

できるだけ安静にするから，傷あとが残らないようにしてください

仕事休めないし，安静も保てないから，傷あとのきれいさより，ばりばり動いても創が開かないように縫ってください

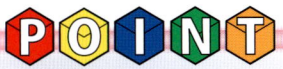

- 皮膚の縫合法は画一的なものではなく，部位や状況に応じて適切な縫合法を選択する必要がある。
- 同じ部位の同じような創であっても，患者によって希望が異なるので，患者ごとに縫合法を選択することが重要である。

❶一層でがっちり縫えば，魚の骨状の瘢痕が残る
❷荷重部なのに，細いナイロン糸で連続縫合すると，創し開の危険性が高い
Ⓐ真皮縫合＋表層縫合で細かく縫合　Ⓑ血腫や辺縁皮膚壊死を生じやすい
❸同じ創でも，患者によって希望が異なる

解説

- 皮膚の縫合法については，過去に多くの総説論文や手術書が出ているが，画一的に述べられているものが多い。しかし，縫合法は画一的なものではなく，部位に応じて適切な縫合法を選択する必要がある。また，同じ部位の同じ大きさ・方向の創であっても，患者の状況や考え方によって，重視する点が異なるので，患者の希望に応じた縫合法を選択することも重要である。
- 顔などの目立つ部位においては，老若男女を問わず，ほとんどの患者できれいな傷あとで治ってほしいと希望されるので，少なくとも，縫合糸瘢痕が残らない縫合法が望ましい☞ 技& Tips05, 13, 15（p.10, 28, 32）。
- 一方で，殿部などの荷重部で露出部ではない部位では，傷あとがきれいになることよりも，感染を起こしたり，傷が開いたりすることなく創が治ることを希望される患者が多い☞ 技& Tips07（p.14）。
- 何でもかんでも細かく二層で縫合するのがよいわけではない。下腿は血流が比較的乏しく術後もうっ血を生じやすいため，真皮縫合と皮膚縫合を密に行いながら縫合すると，弁状創の辺縁の血流不全から辺縁壊死に陥りやすい☞ 技& Tips57, 58（p.122, 124）。創がきれいに治るためには，良好な血流は必須条件である。
- 同じ部位の同じ創でも，「とにかく安静を保つから，傷あとがきれいになるように縫合してほしい」という患者もいれば，「仕事で安静を保つのは難しいので，きれいな傷あとにならなくてもいいから，普通に動いても創し開しないような縫い方をしてほしい」という患者もいる。
- これらについては，極端な例を挙げたが，部位も患者の希望も，極端なものばかりではなく，この中間もあり「それなりに安静にできるので，それなりにきれいな傷あとにしてほしい」など，求められるものが違うので，状況に応じた縫合法を選ぶことが重要である。

I 皮膚の縫合法

技&Tips 05
真皮縫合の最大の功績は，表層縫合で強く締める必要がないことである

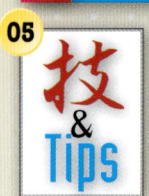

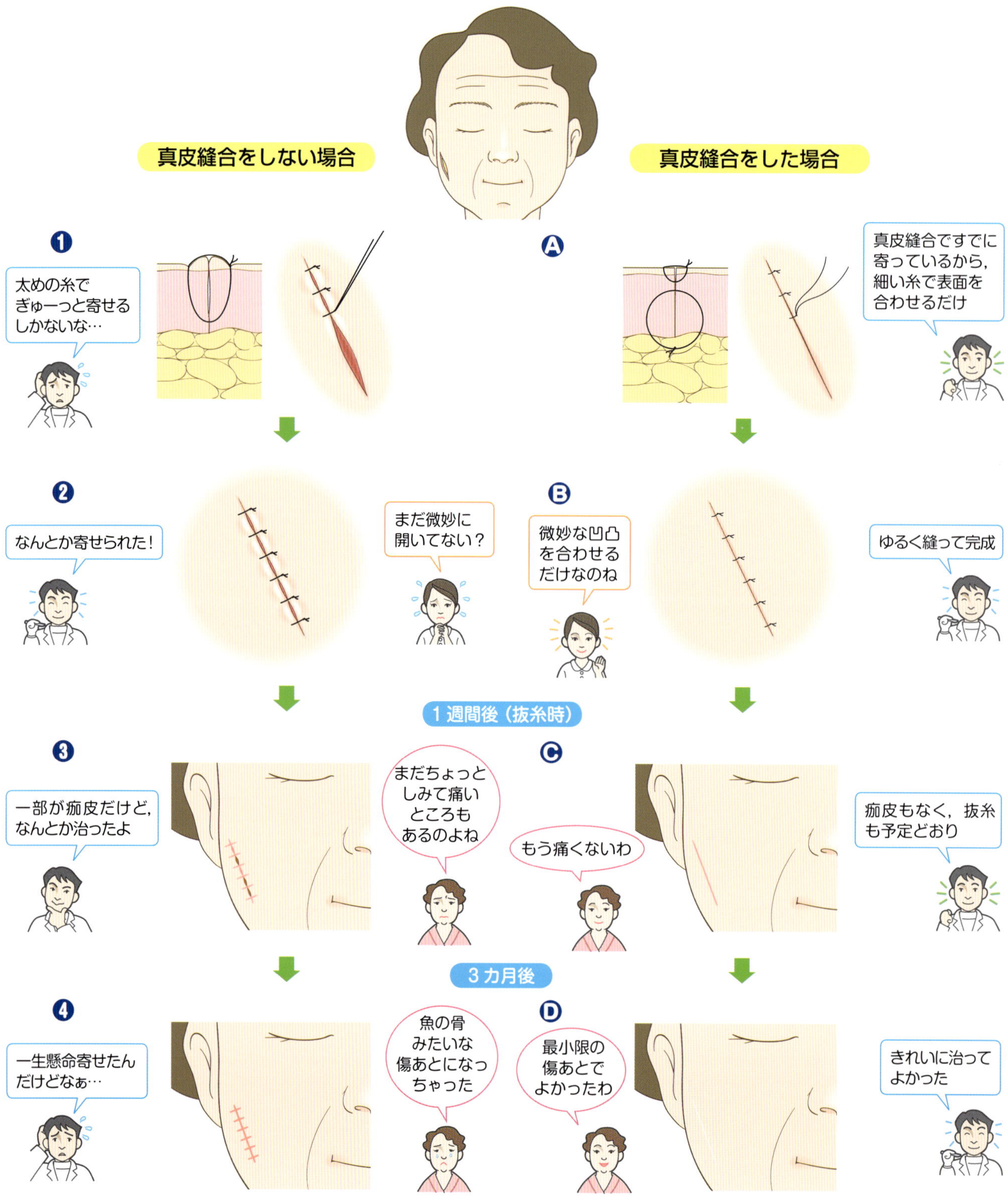

POINT

- 真皮縫合の最大の功績は，表層縫合を強く結ぶ必要がなくなることである。真皮縫合後はゆるく表層縫合しよう。
- 一層縫合では，創縁の緊張に抗するために太めの糸を使って強く結ぶことになるので，縫合糸痕を残しやすい。

❶ 一層縫合では，太めのナイロン糸（4-0 や 5-0）で強く結ぶことになる
❷ 糸と糸との間は開いていることも多い
❸ 一部，痂皮になる
❹ 瘢痕は幅が広く，縫合糸痕もある

Ⓐ 細め（6-0，7-0）のナイロン糸を使用
Ⓑ 創縁の微妙な凹凸も合っている
Ⓒ 痂皮形成なし
Ⓓ 縫合糸痕のない 1 本の線状瘢痕

解説

- 真皮縫合には，皮膚縁の止血効果，皮膚表面をきっちり合わせる効果，術後も瘢痕が広がりにくい効果などの利点があるが，最大の功績は，表層縫合を強く結ぶ必要がなくなることである。
- 4-0 や 5-0 モノフィラメント吸収糸（PDS-II®，マクソン®，モノディオックス® など）を使って真皮縫合をしておけば，皮膚縁はすでに寄っているので，表層縫合は表面をさらにぴったり合わせるだけの目的なので，細め（6-0，7-0）のナイロン糸で，小さなバイトでゆるめに縫合すればよくなる。
- 「ゆるく縫う」という程度については，術後の腫れをも考慮できればベストであるが，これには経験が必要となる ☞ サプリメント9（p.46）。
- 一層で縫合しようとすると，4-0 や 5-0 のやや太めのナイロン糸で強く寄せざるをえない場合が多いが，なんとか寄っても，縦横の「魚の骨状」の瘢痕が残ることになる。さらには，このような縫合を行った場合，縫合糸と縫合糸の間の創縁は微妙に開いていることが多く，抜糸時にも完全に治癒していないで痂皮を形成していることになり，これが二次治癒を引き起こし，さらに肥厚性瘢痕の原因となりうる ☞ 技& Tips02,03（p.4, 6）。
- 縫合糸痕がなく切開創だけであれば，額や頸部では瘢痕がしわに同化して，ほとんど目立たなくなる。

細かく縫いすぎて，抜糸が簡単になってしまった話 サプリメント ─

著者が以前に勤務していた病院で，細かく縫合するのが大好きな非常勤の先生がいたのですが，ある日，その先生が前日に縫合処置した外傷の患者さんを診察する機会がありました。総延長 10cm ほどの U 字状の下腿挫創に対して，なんと，ほぼ 2mm 間隔で 2mm のバイトで 50 針ほど縫われていました！ 看護師曰く「処置するのに 1 時間以上かかったそうですよ。抜糸するの大変そう…（絶句）」。ところが，抜糸はいとも簡単で，一瞬で終了しました。なぜだと思いますか？

次にその患者さんを診察したときは，縫合部の皮膚辺縁がすべて真っ黒の壊死に陥っていて，その乾燥した壊死組織を除去すると同時にすべての縫合糸がはがれて取れたのでした。完全に創が治癒したのは，それから 1 カ月以上後のことでした。

1 時間以上かけて縫った努力が報れず，きれいな傷あとになるどころか，創縁が壊死になってしまう…。細かく縫うにも限度がありますし，縫いすぎは皮膚の血流を損ない壊死の原因になることさえあるの例でした。やはり，「状況に応じて縫合法を変える」ことが重要なのです。

I 皮膚の縫合法

06 技&Tips 長い縫合糸痕，傷直し手術にも大きな悪影響

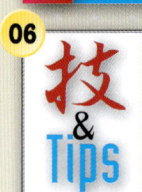

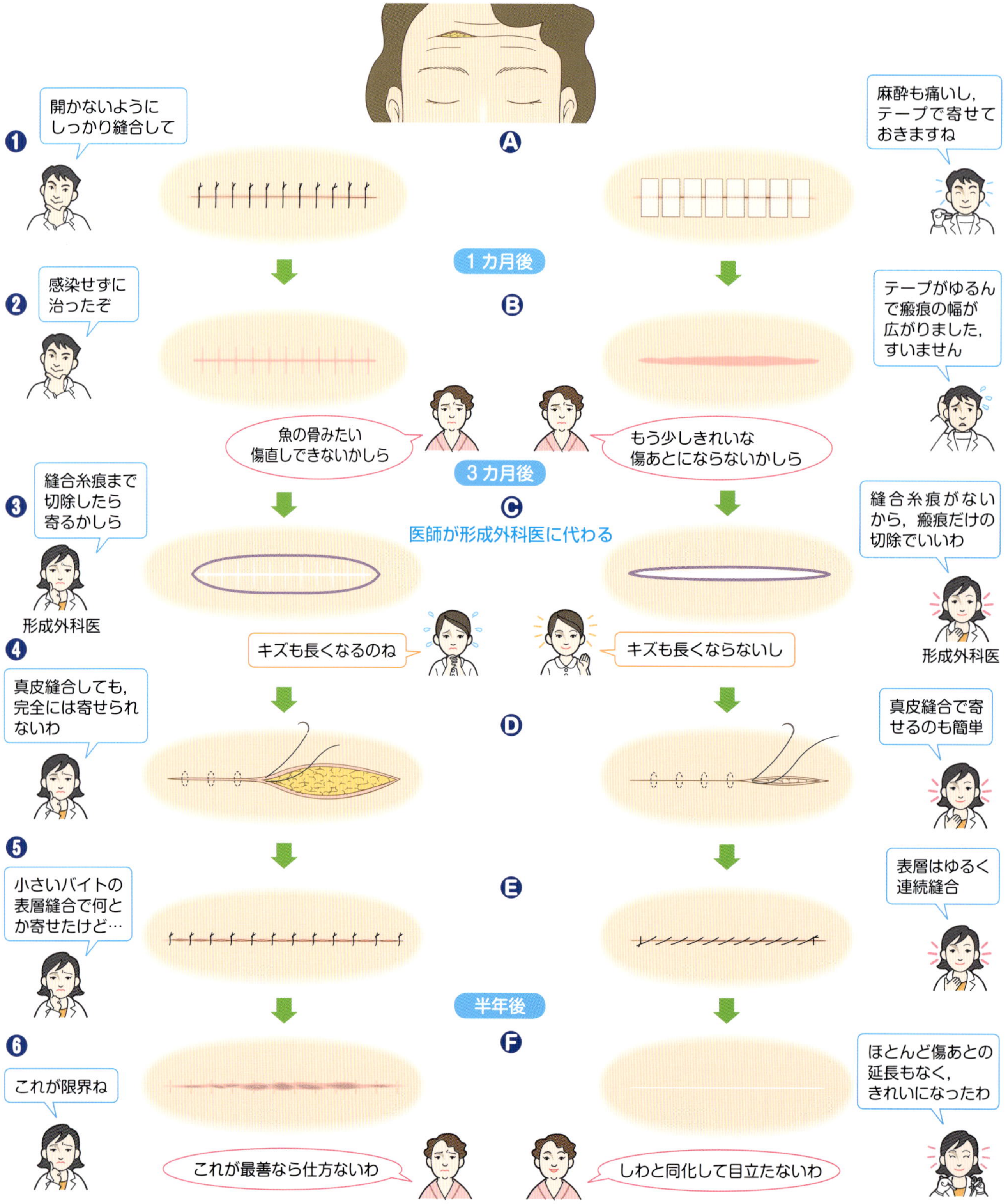

POINT

- 大きなバイトで縫合してしまった後に残る長い縫合糸痕は，後日，瘢痕形成術を行う際にも大きな支障になる。
- 長い縫合糸痕を切除すると瘢痕自体は長くなり，皮膚切除量が多いことによる緊張で真皮縫合が寄らないと，術後に幅広瘢痕になる。

---

❶大きなバイトで縫合
❷長い縫合糸痕が残る
❸縫合糸痕を含めて切除すると
❹真皮縫合で皮膚が寄りにくい
❺表層縫合でも強く寄せることになる
❻縫合糸痕は短いが幅広く長い瘢痕になる

Ⓐテープで寄せるだけ
Ⓑテープが少しゆるむと幅広い瘢痕になる
Ⓒ瘢痕切除の際，正常皮膚の切除は不要
Ⓓ真皮縫合できっちり寄せることができる
Ⓔゆるく連続縫合
Ⓕ瘢痕の延長はなく1本のきれいな線状痕

解説

- 大きなバイトでがっちり縫合した後に残る瘢痕は，後日，瘢痕形成術（切除＋縫合）を行っても，縫合糸痕が大きな支障になり，きれいな線状痕にはなりにくい。
- すなわち，「魚の骨状」に残った瘢痕をすべて切除しようとすると，幅広く，本来正常な皮膚であった部分も含めて大きく皮膚切除を行わなければならない。切除する皮膚の幅が広くなるほど切開線は遠回りする分，縫合線は長くなる（図1）。

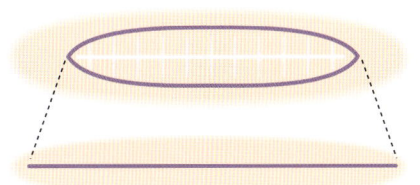

図1

- ドッグイヤーもできやすく，これを残さないように修正すると，さらに瘢痕は長くなることになる☞ 技&Tips12（p.26）。また，皮膚切除幅が大きいために，創縁にかかる緊張が大きく，真皮縫合時に皮膚がなかなか寄らず，表層縫合で無理に寄せても，再び縫合糸痕を残したり，虚血から二次治癒（痂皮形成）になったり☞ 技&Tips02（p.4），術後にも緊張で瘢痕が広がったりして，瘢痕の幅が広がりやすい。
- 一方，テープで寄せただけだと，緊張や出血によって創縁がゆるむことにより，やや広がった瘢痕が残る可能性がある☞ 技&Tips52, 60（p.112, 128）。しかし，この幅広めの瘢痕を切除する場合は，二次治癒により形成された瘢痕だけを切除すればよく，正常皮膚の切除はほとんど必要ないため，瘢痕もほとんど延長しない。また，創縁にかかる緊張も弱いため，真皮縫合でしっかり創縁を寄せることができ，縫合糸痕のないきれいな線状痕に形成しやすい。

Ⅰ 皮膚の縫合法

きれいさより安全
荷重部は太めの糸で結節縫合し，抜糸も遅めに

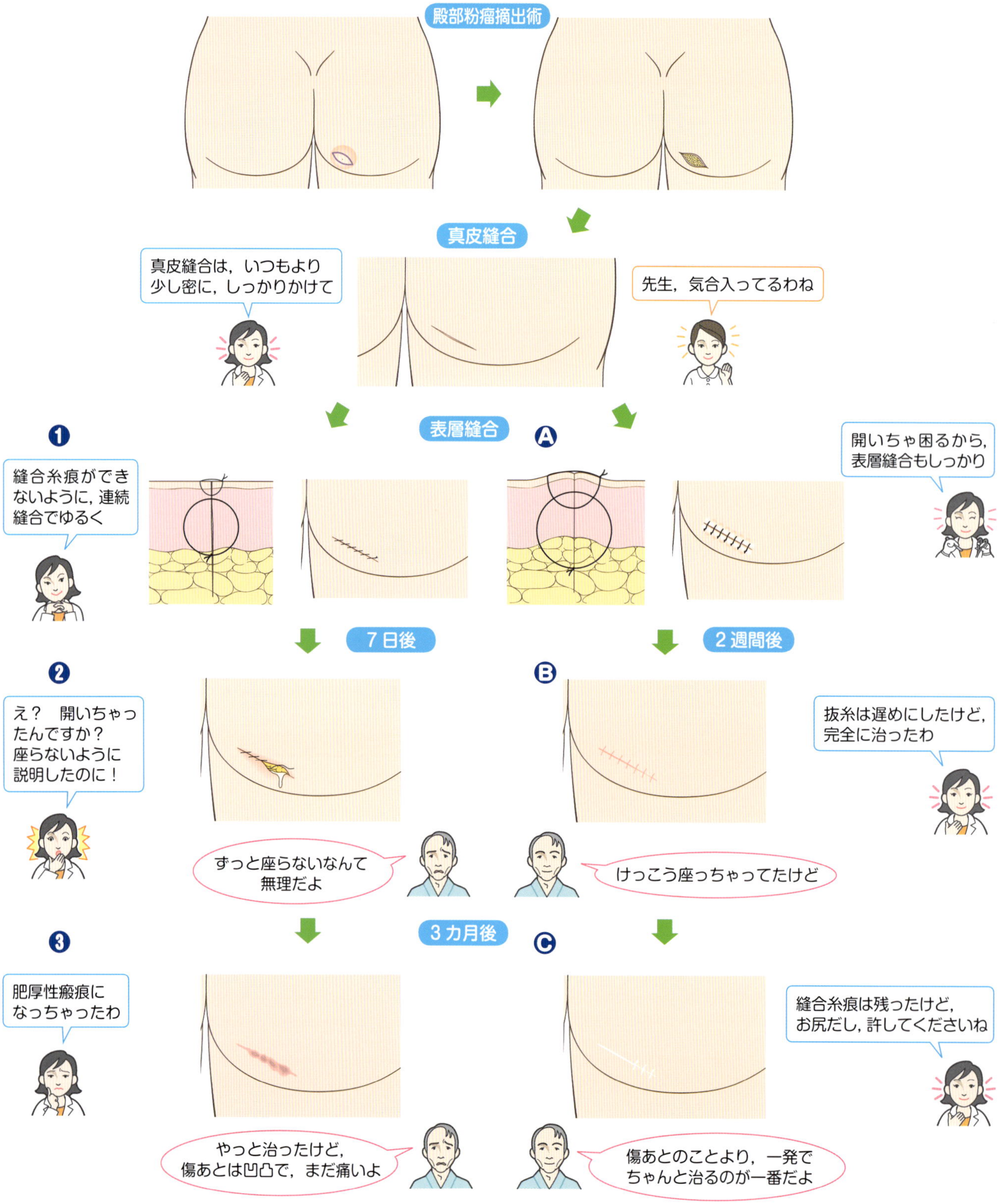

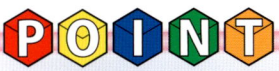

- ●荷重部や可動部，易汚染部位では，力学的負荷や細菌学的負荷がかかっても，確実に創治癒させる縫い方を選ぶことも重要である。
- ●縫合法の選択は，術前に患者とよく相談しておくことが重要である。

❶ゆるめに連続縫合
❷縫合が破綻して，創し開
❸数カ月かけて治癒しても肥厚性瘢痕は必発

Ⓐ深くまでしっかりとって結節縫合
Ⓑ抜糸も2～3週後と遅めに行う
Ⓒ縫合糸痕は残るが，肥厚性瘢痕ではない

解説

- どんな部位でも状況でもゆるく縫うのが正しいわけではない。荷重部，可動部（関節部など）では，縫合糸痕が残らないことより，確実に創治癒させることを優先させることも必要である。易汚染部位（肛門近くなど）では，ウォータータイトになることも重要であり，虚血にならない程度に真皮縫合も多めにかけ，表層縫合もしっかり真皮深部までかける。
- 縫合糸痕がついても合併症なく治るのを優先するか，患者が安静を厳重に守るという前提で縫合糸痕がつかない縫合法を選ぶかは，患者と相談のうえ決めることが重要である。
- 連続縫合は，1カ所が破綻すると，すべて破綻してしまう。その危険性が高い部位や，破綻により重篤な結果をまねく可能性のある部位には適応してはならない。
- 坐骨部など，ねじれながら極度に荷重がかかる部位では，真皮縫合をしっかりかけても，1週間で抜糸すると，創が開くことがあるので，要注意である。「なるべく座らないように」という指示は，通常の生活であれば守るのは困難である ☞ サプリメント16（p.73）。抜糸直後というのは，最もねじれや荷重に対して無防備な状態であるにもかかわらず，抜糸をすると，患者は治ったと思い，安静にしなくなる可能性がある点にも要注意である。
- 荷重部や可動部は，いったん創が開くとなかなか治りにくく，坐骨部や膝部などでは治癒までに数カ月を要することもまれではない。そうして長期間をかけて二次治癒をした創は，肥厚性瘢痕の形成は必発となり ☞ 技&Tips02, 03（p.4, 6），患者は長期間，痛みや瘙痒感に悩まされることになる。

I 皮膚の縫合法

08 技&Tips 真皮縫合は浅くかけすぎない

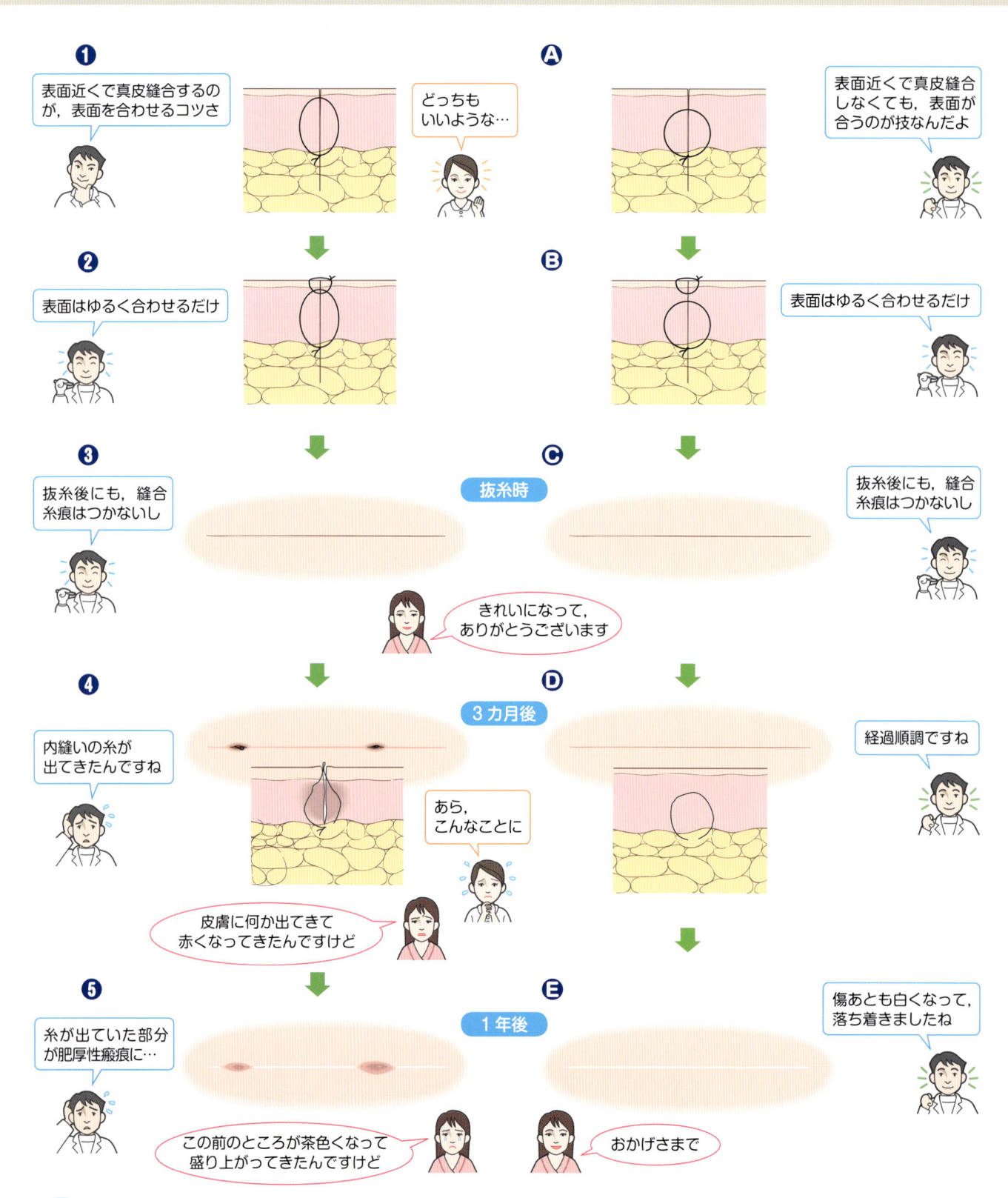

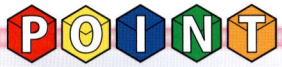

- ●真皮縫合は浅くかけすぎない。中層にかけて表面を合わせることが重要である。
- ●浅層で真皮縫合を行うと，数カ月後に真皮縫合糸が露出して炎症を生じやすく，肥厚性瘢痕や色素沈着の原因になる。

❶皮膚浅層で真皮縫合　　　　　　Ⓐ皮膚中層で真皮縫合
❷ゆるく表層縫合　　　　　　　　Ⓑゆるく表層縫合
❸すっきり一次治癒　　　　　　　Ⓒすっきり一次治癒
❹真皮縫合糸が表面に露出し炎症を生じる　Ⓓ真皮縫合糸が露出する危険性は少ない
❺炎症後色素沈着と肥厚性瘢痕　　Ⓔきれいで成熟した瘢痕

解説

- 皮膚表面をぴったり合わせようとするあまり，表面近くで真皮縫合を行っている若手医師をよく見かける。確かに，創縁はぴったり合いやすく，表層縫合で強く結ぶ必要がないため，術後早期には縫合糸痕のない線状痕になる。
- しかし，数カ月ほどの経過中に，生体の異物除去反応などにより，真皮縫合糸が表面に出てくる危険性が高くなる。縫合糸の一部が表面に露出すると，患者は疼痛を訴えるばかりではなく，露出部には持続的な炎症が生じ，その結果として肥厚性瘢痕や炎症後色素沈着になって，結局はきれいな傷あとにならない。
- 真皮縫合は，正しく行えば糸を表層にかけなくても，しっかり寄せることができる☞技&Tips09, 10（p.18, 22）。微妙な段差が残った部分を表層縫合でゆるく合わせるというイメージである。
- モノフィラメント吸収糸は，張力が失われた後でも生体内に長期間残存し，実際には1年以上経っても吸収されずに残っている場合が多いため，注意が必要である。

I 皮膚の縫合法

09 技&Tips 真皮縫合が寄らない理由は真皮と脂肪にあり

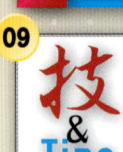

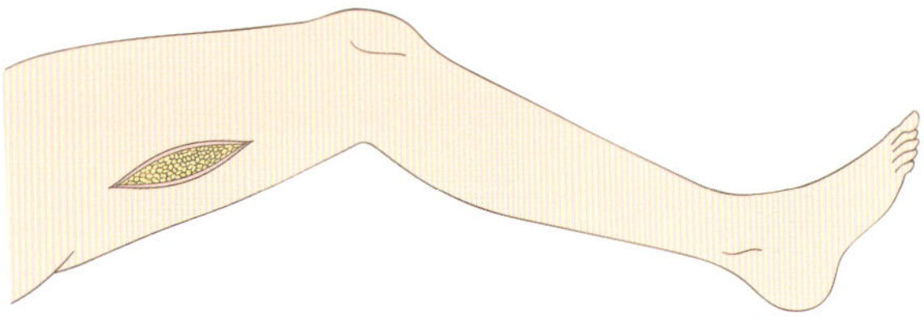

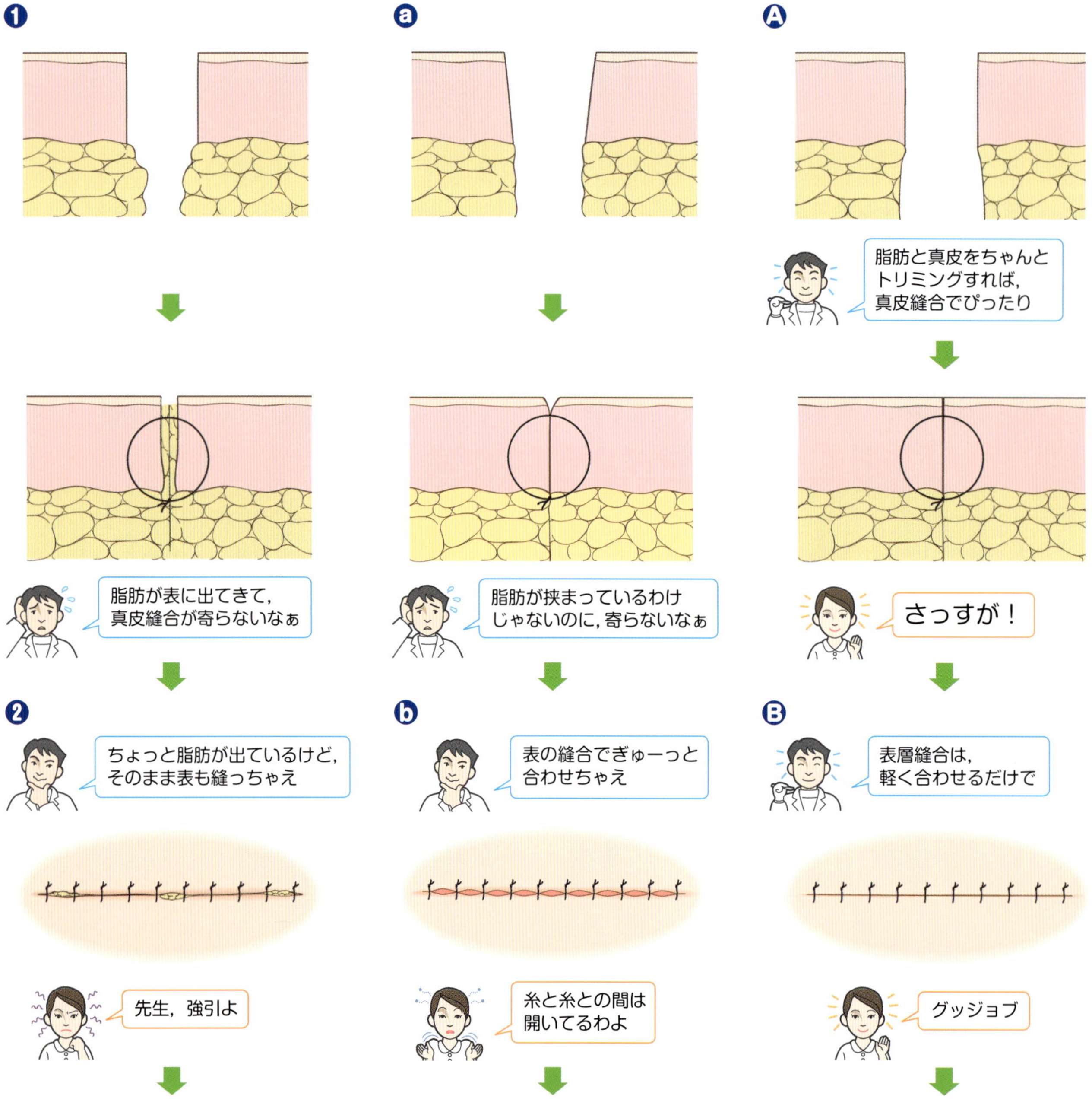

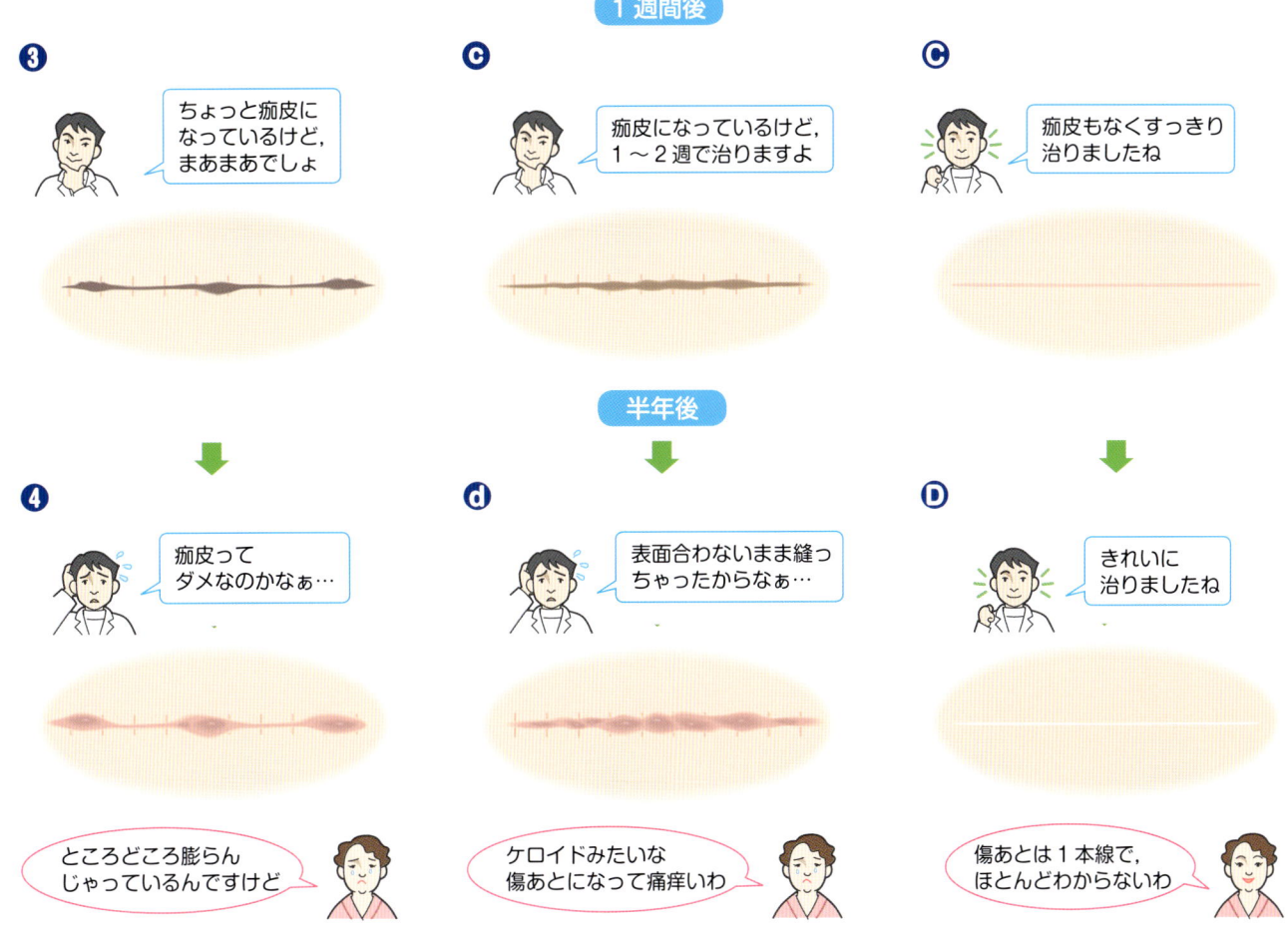

POINT

- 真皮縫合が寄らないのは，せり出した余剰な皮下脂肪や斜めに切れた真皮が，創縁が合うのを妨げていることが大きな理由である。
- 真皮縫合をぴったり合わせるには，余剰脂肪や真皮を適切にトリミングすることが重要である ☞ 技&Tips10（p.22）。

❶皮膚辺縁に脂肪が入り込んだまま真皮縫合
❷皮膚の間から一部脂肪が出ている
❸脂肪が出ていた部分は痂皮になり，縫合糸痕もある
❹痂皮の部分は肥厚性瘢痕になり，縫合糸痕が残る

ⓐ真皮が深層に向かって斜めに出っ張ったままで真皮縫合（表面は寄らない）
ⓑ縫合糸のある部分以外は真皮が開いている
ⓒ全長にわたり痂皮になり，縫合糸痕も残っている
ⓓ肥厚性瘢痕＋縫合糸痕

Ⓐ真皮・脂肪をトリミング後に真皮縫合
Ⓑゆるく表層縫合
Ⓒ痂皮も縫合糸痕もない
Ⓓきれいな1本の線状痕

解説

- 真皮縫合がぴったり寄らないと，縫合の手技が下手であると考えがちであるが，実は，手技そのものが悪いのではなく，脂肪や真皮が出っ張っていて，辺縁がぴったり合うのを妨げていることが多い。
- 余剰な脂肪組織があるまま真皮縫合を行うと，縫合部の皮膚の間に脂肪組織がせり出してきて表面が合いにくい。そのまま表層縫合を行ってもせり出した脂肪で表面が開いている部分は痂皮を形成し，後日，肥厚性瘢痕になりやすい ☞ 技＆Tips02, 03（p.4, 6）。
- 真皮が深部に向かって張り出すように斜めに切れていると，真皮縫合により深層の皮膚は寄っていても表面はやや開いた状態になってしまう。これを避けるために真皮縫合で縫合糸を浅層にかけて寄せようとしている医師をしばしばみかけるが，後日，真皮縫合糸が出てくる原因となる ☞ 技＆Tips08（p.16）。また，真皮縫合で表面が合ってないものを表層縫合で無理に寄せようとすると，強く結ぶため，後に縫合糸痕が残りやすくなり，表層が合っていなかった部分は，痂皮から二次治癒→肥厚性瘢痕となりやすい。
- 以上の状態を避けて，真皮縫合をぴったり寄せるためには，真皮縫合を行う前に，出っ張っている脂肪や真皮をトリミングする必要がある ☞ 技＆Tips10（p.22）。
- 形成外科の教科書では，真皮の断面を深部にいくほど凹むように少し斜めに切開することを推奨している場合もあり，実際，そのほうが辺縁は寄りやすいが，後に斜めにトリミングしようとすると切りすぎる場合もあり初心者には難しいので，最初の切開のときから微妙に斜めに切るのがよい。しかし，斜めに切らずに垂直であっても，辺縁に緊張がなければ，まずきれいに寄ることがほとんどである。

形成外科医は痂皮を作ったら負け

サプリメント —

10歳代後半の女性の話です。下腹部横切開からの開腹手術を受けた後に，傷あとが肥厚性瘢痕になり，見た目も嫌だし，痛痒くて困っているのを主訴に受診されました。診察すると，下腹部に6cmほどの肥厚性瘢痕がありました。話を聞くと，創はすっきりとは治らず，抜糸の後も，2週間くらいぐじゅぐじゅしていて治ったとのことでした。この患者さんの体質にも原因があるかもしれないとは思いましたが，二次治癒が原因の肥厚性瘢痕の可能性もあると考え，肥厚性瘢痕の切除と，二層縫合を行いました。術後は特に問題なく経過し，肥厚性瘢痕になることなくきれいな瘢痕になりました。

二次治癒が肥厚性瘢痕の原因となりうることを示唆した ☞ 技＆Tips02, 03（p.4, 6）症例ですが，当科のある中堅医師は，「形成外科医は，痂皮を作ったら負け」とまでいい切ります。抜糸時に痂皮ができていて2〜3週間以内に痂皮が取れて治るというのは「まあいいだろ」というように許容されがちですが，立派な二次治癒です。皮膚縫合には医師の腕前による結果の違いが確かにあり，体質や部位ばかりが原因ではなく，縫合法により肥厚性瘢痕を回避できる可能性があることが示唆された症例です。

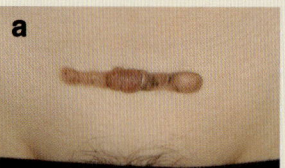
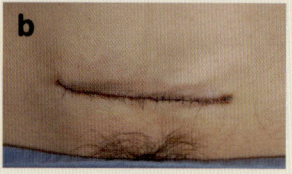
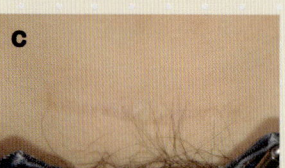

図1　10歳代後半，女性の下腹部瘢痕（文献1より引用）
a：受診時。下腹部の肥厚性瘢痕。
b：肥厚性瘢痕を切除し，皮膚縫合を終了したところ。
c：術後2年7カ月。肥厚性瘢痕にはならず，ほとんど目立たない傷あと。

文献
1）岡崎 睦, 森 弘樹, 田中顕太郎. 研修医・外科系医師が知っておくべき形成外科の基本知識と手技. IX ケロイド・肥厚性瘢痕治療の理論と実際. 1. 発生要因. 形成外科（増刊号）2012；55：300-4.

真皮縫合は強弯針，皮膚表層縫合は弱弯針で，持針器で針の端を持たないように

サプリメント—4

真皮縫合や皮膚表層の縫合を行う針付き糸（ナイロンや，モノフィラメント吸収糸）に付いている針には「強弯（1/2サークル）」と「弱弯（3/8サークル）」があるのをご存知でしょうか。強弯針は，針だけで円の半周分に相当する長さがあるので，文字どおり強く曲がっています。一方，弱弯針は3/8周分であり，ゆるやかに曲がっています。針の長さ自体はほぼ等しい場合が多く，この曲率の違いを活かして縫合することも，上手に縫合するコツの一つになります。一般的には，真皮縫合のように狭い場所で奥に針を入れなければならない場合には強弯針のほうが操作しやすく，皮膚表面を縫合する場合は，弱弯針のほうが操作しやすいものです。しかし，皮膚表面を縫合する場合でも，一層縫合で深部まで針をかけなければならない場合は強弯針のほうが操作しやすいかもしれません。個人個人で得意な手の動かし方も違うので，基本的には，術者の好みで使い分ければよいのですが，いずれにしても，2種類の曲率の針糸があることを知り，使い分ける意識が重要です。

また，針を持針器で持つときは，針の後端（糸が付いている部位）から2割くらいのところを持つと縫合しやすいようです。まったくの後端を持って縫合しようとすると，針先と縫合方向のねらいが定めにくい，針が容易に曲がってしまう，回内外の動きを大きくしないと針が通しにくい，などの欠点があるからです。「巧み」になってしまえば，どこを把持してもよいのかもしれませんが。

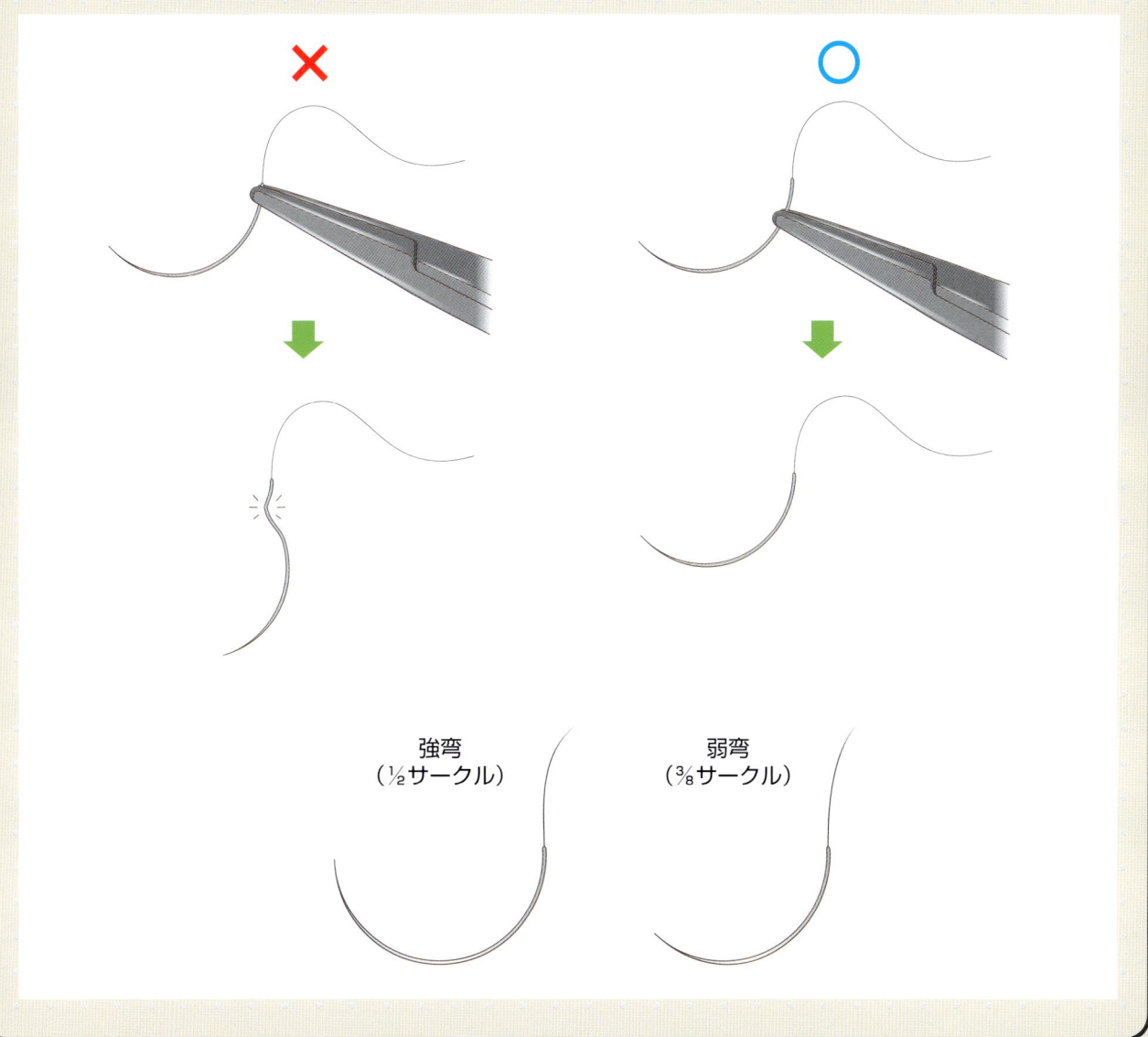

強弯（½サークル）　　　弱弯（⅜サークル）

I 皮膚の縫合法

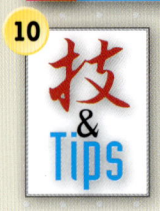

技&Tips 10 真皮，脂肪のトリミングは引っ張らないで

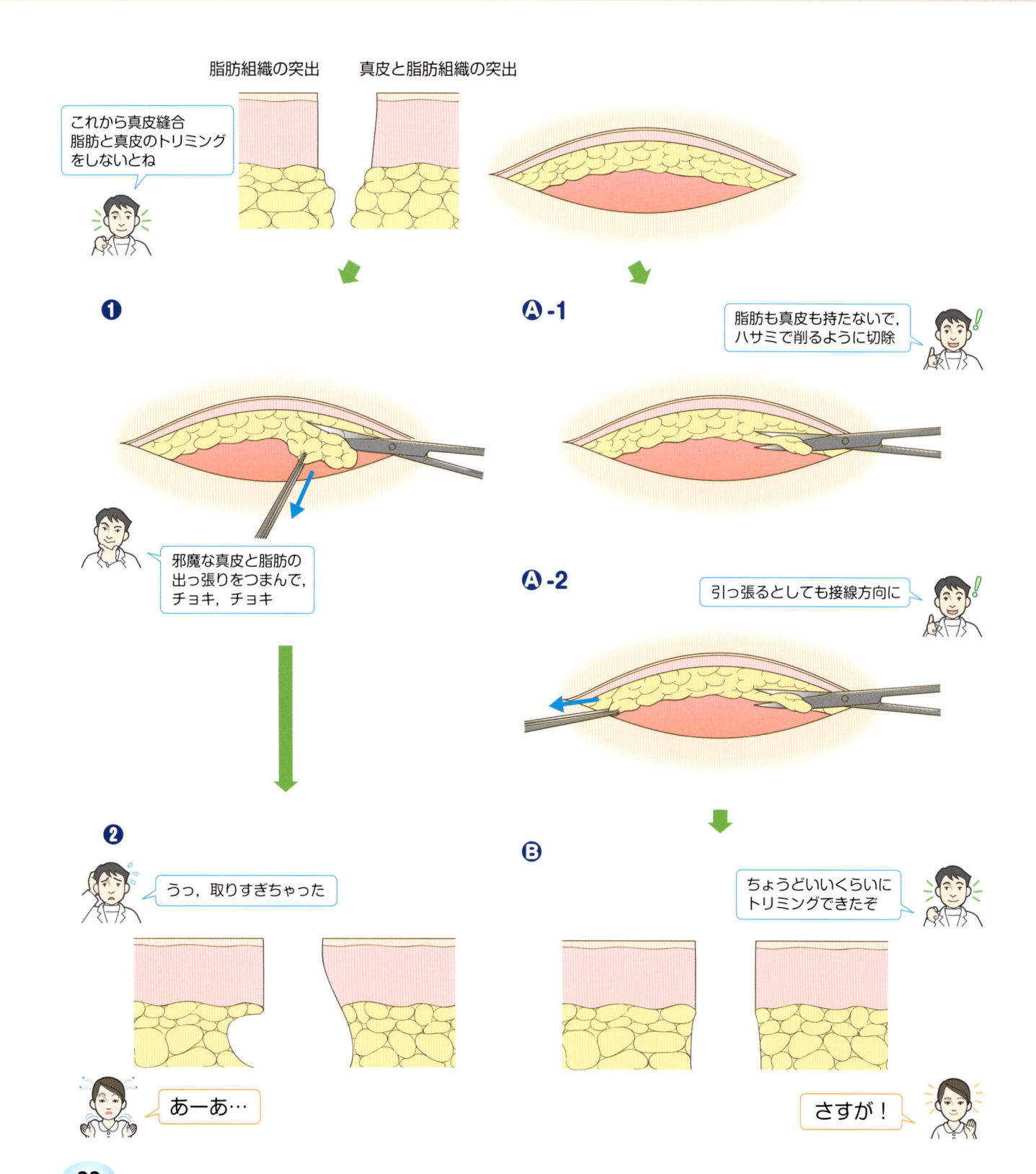

POINT

- 真皮縫合の際に邪魔になる創縁の脂肪と真皮をトリミングする際，切除する部分を引っ張ると，取りすぎてえぐれてしまう。
- トリミングする真皮脂肪組織を持たずに，剪刀を創縁に平行に当てて削るか，カウンターをかけるにしても接線方向に引くのがよい。

❶脂肪を引きながら切除
❷気がつくと，えぐれてしまっている

Ⓐ-1 持たずに剪刀で削るように切除
Ⓐ-2 接線方向に引きながら切除
Ⓑ取りすぎてえぐれることはない

解説

- 真皮縫合をぴったり寄せるためには，創縁にある余分な真皮や脂肪をトリミングする必要がある　技& Tips09（p.18）。その際，切除する脂肪を不用意に引っ張りながら切除すると，取りすぎてえぐれてしまうことになりやすい。脂肪を取りすぎると死腔が生じる危険性が生じる。
- それを回避するためには，切除する脂肪をまったく持つことなく，そこに置いた状態で剪刀を創縁に平行にしながら削るように切除するのがよい。カウンターをかけるにしても，創縁に平行に（接線方向に）引きながら切除すれば，取りすぎを避けることができる。
- 真皮が深部に向かって張り出すと，真皮縫合で表面がぴったり合わなくなるが，真皮のトリミングも，脂肪と同様に行うのがよい。ただ，いったん切開してしまった後に剪刀で適切な角度にトリミングするのはそれなりに難しい。皮膚切開の時点で，深部に向かって張り出さないようにメスの方向に配慮することが大切である。

細い摂子は皮膚にやさしいか？

サプリメント ❺

創をきれいに縫合するといえば形成外科，形成外科といえば細い摂子を巧みに使って縫合，というイメージがありますが，先の細い摂子を使って皮膚を把持することは，本当に「皮膚にやさしい」のでしょうか？

考えてみると，運動靴で足を踏まれたときより，ピンヒールで足を踏まれたときのほうがずっと痛いわけで，著者も，電車内で，ピンヒールで足を踏まれたときは，激痛に思わず悶絶した経験があります。後で足背を見ると広範囲に皮下出血をしていて，実際上の組織損傷の大きさを物語っていました。組織を細い摂子で強くつかむと組織へのダメージは大きく，むしろ太めの無鉤摂子でゆるくつかみながら縫合できれば，きっとそれが一番組織にやさしいのではないかと考えています。

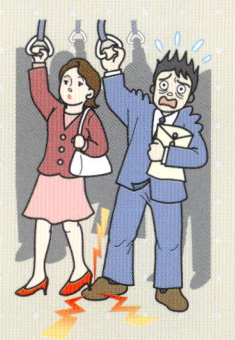

I 皮膚の縫合法

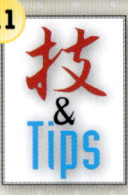

紡錘形切除後は，両端の皮下脂肪を取り除く ＝ドッグイヤーの強調を予防

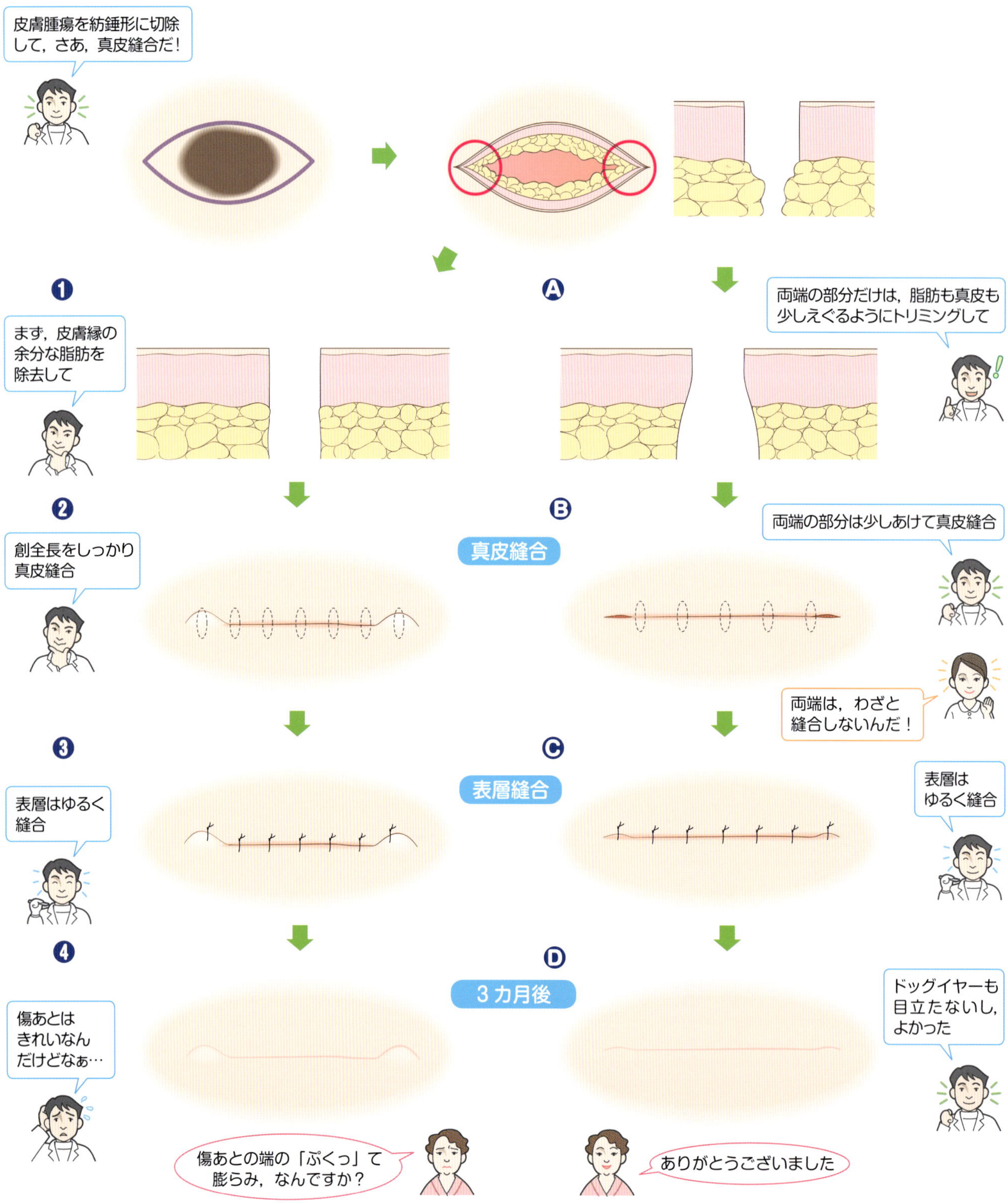

POINT

- 紡錘形皮膚切除後は，紡錘形の両端の脂肪を多めに除去して，真皮の深層も少し削るとドッグイヤーが強調されにくい。
- 両端部分を真皮縫合するとドッグイヤーが強調されやすいので，真皮縫合は両端部分を避けて行うのがよい。

---

❶両端付近も，辺と同様なトリミング
❷端までしっかり真皮縫合
❸ゆるく表層縫合
❹術後もドッグイヤーが目立つ

Ⓐ両端は，真皮・脂肪を少しえぐるようにトリミング
Ⓑ両端付近は真皮縫合しない
Ⓒゆるく表層縫合
Ⓓドッグイヤーは目立たない

解説

- 紡錘形皮膚切除後は，できるだけ創を短くしようとすると，ある程度のドッグイヤー形成は避けられない ☞ 技&Tips12（p.26）。さらに，紡錘形の両端は，どうしても脂肪が残りやすく，真皮縫合後にこの部分の脂肪が圧縮され皮膚表面が突出し，ドッグイヤーを強調する原因になりうる。
- このドッグイヤーの強調を予防するためには，紡錘形の両端付近（切開部分を越えて，切開のない部分も）の真皮深層を少し削るようにしながら，脂肪をえぐるように多めに除去するのがコツである。また，この両端に真皮縫合を行うとドッグイヤーが目立ちやすくなるので，両端付近を少しあけて（両端付近は真皮縫合しないで）真皮縫合を行うのがよい。
- 紡錘形の切除の際のメスでの皮切では，両端付近の真皮が残りがちになるので，両端付近はメスを立てて意識的に真皮全層を切除することに留意する必要がある。

単純操作のときは，10分後，1時間後，術後を考える　サプリメント

バイポーラや電気メスで焼灼止血をしているときは何を考えていますか？　止血操作をしているのだから，止血に集中しているのでしょうか？　著者は，若い先生たちには，次のように話しています。

「止血操作中などの単純作業のときは，止血に夢中にならないで，10分後，1時間後，術後を考えよう」

止血中は，目と手さえ動いていればいいので，「これから何を，どういう順番でやればよいか」について，再考・再確認する絶好の時間帯であるということです。単純なことをいえば，10分後に必要になる針糸や道具を考えて，先に出しておいてもらえば，道具待ちの無駄な時間がなく手術が進みます。形成外科のように組織を移植する手術では，移植先を整えるグループと移植組織を採取するグループに分かれますが，1時間後に自分のパートはどこまで進むかを考えて，他のパートの進行との整合性を考え手術を進行させる予定を立てます。手術の進行状況によって術後指示が変わってくることが確実なら，先に対応を考えて指示しておく絶好の時間帯であるということです。

I 皮膚の縫合法

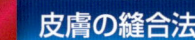

技&Tips 12 ドッグイヤーは瘢痕が広がると消える ＝瘢痕が広がらない状況では残る

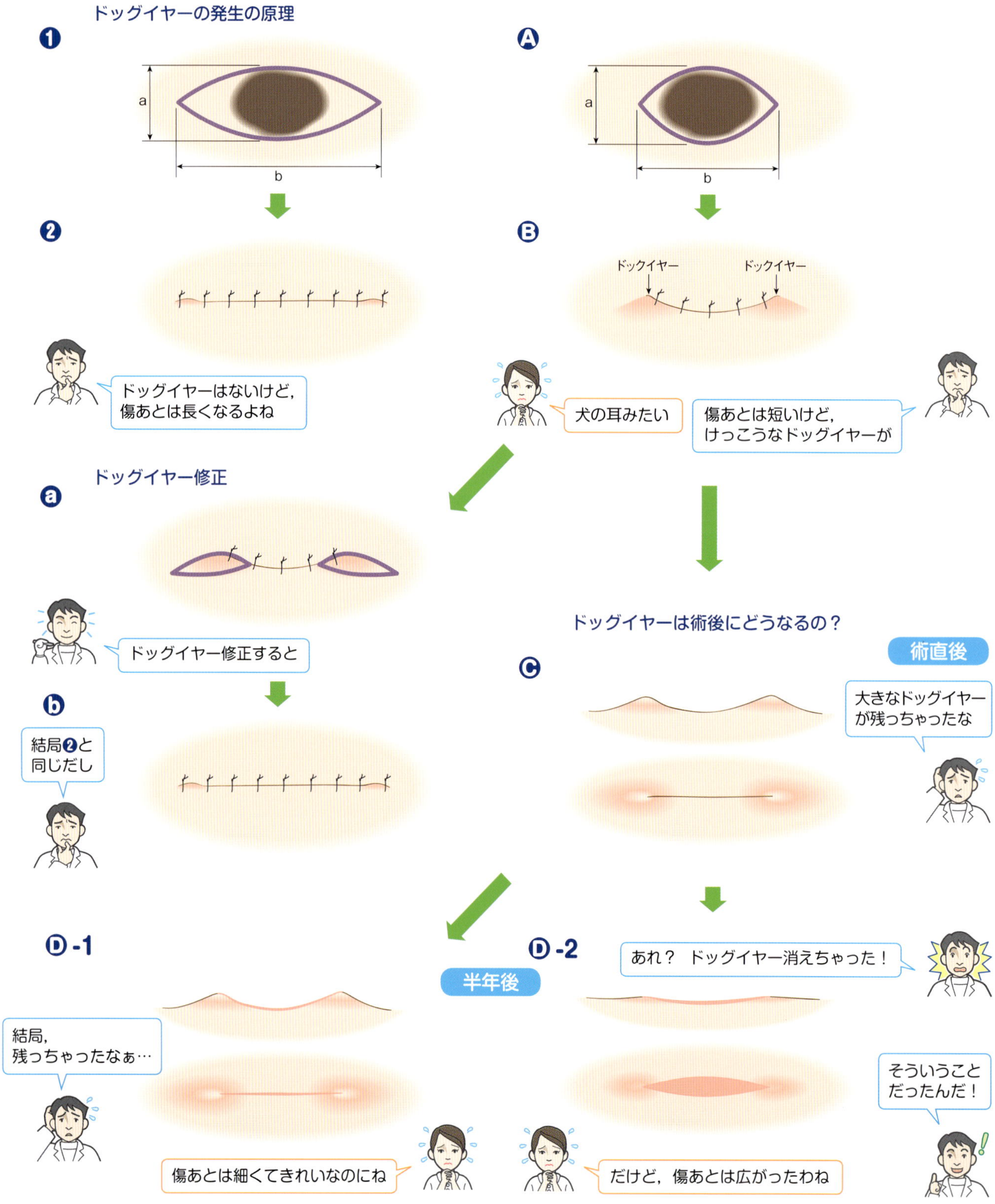

POINT

- ●ドッグイヤーは，術後に瘢痕幅が広がると目立たなくなる。
- ●確実に瘢痕幅が広がると予想される場合は修正しないのがよく，広がらないと予想される場合は修正を考慮する。

❶ b/a 値を大きくとって切除すれば，創の両端でのひずみが少ない
❷ ドッグイヤーはほとんど目立たない
Ⓐ b/a 値が小さいと，創の両端の余剰皮膚により大きなひずみができる
Ⓑ 結果としてドッグイヤーが残る
ⓐ Ⓑからドッグイヤーを切除して縫えば
ⓑ ドッグイヤーが消えて平らになるが，傷あとは長くなる
ⓒ 抜糸時にはドッグイヤーはある
Ⓓ-1 瘢痕が広がらずきれいな傷あとであれば，ドッグイヤーはそのまま残る
Ⓓ-2 瘢痕が広がると両端部のひずみが小さくなるため，ドッグイヤーは目立たなくなる

解説　＜実際には，ドッグイヤーに対してどう対応すればよいか？＞

- 「瘢痕の幅が広がるのが不可避である」と推定される状況では，わざわざ傷を長くしてまでドッグイヤーを修正しないほうがよい。なぜなら，短い創で大きなドッグイヤーがあるままにしておけば，時間が経って瘢痕が開くにつれドッグイヤーは消え，平らで短い傷あとになるからである。つまりドッグイヤーを修正しても，瘢痕が長くなるだけ損になる。図1は成長期の12歳，女児の背部皮膚腫瘍を切除して縫合した状態。瘢痕が広がるのは必至と予想されたので，創を長くせずドッグイヤーを完全に残したままとした。図2は術後半年の状態。瘢痕幅が広がったが，ドッグイヤーは少しを残してほとんどなくなった。成長につれてドッグイヤーは完全に消失すると予想される（ならば，ドッグイヤー修正をせずに傷あとを短くするのが得策）。

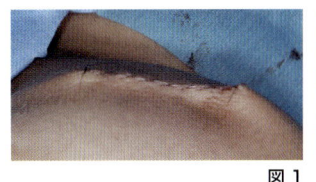

図1 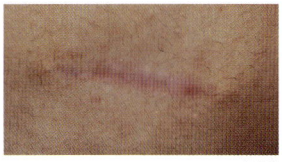　　図2

- 「瘢痕の幅がまず広がらない」と推定される場合は（顔面はこれに相当），大きなドッグイヤーを残したまま手術を終えると，ずっとドッグイヤーの膨らみが残る可能性が高い。よって，患者と相談しながら，傷あとが短くなるのを優先させて小さなドッグイヤーを残したままにするのと，傷あとは長くなってもいいのでドッグイヤーの修正を行って平らな状態にするかを選択することになる。
- さらにいうと，皮膚縁を盛り上げながら真皮縫合すると ☞ 技＆Tips16（p.34），辺の中央部が過度に寄せられるため，ドッグイヤーは一層目立つようになる。盛り上げて真皮縫合を行った状態でドッグイヤーがなくなるまで修正するのは，いたずらに傷を伸ばすことにほかならないことを肝に銘じるべきである。術後経過とともに盛り上がりがなくなると，それとともにドッグイヤーはなくなっていくので，ドッグイヤーの修正はナンセンスということになる。
- また，わずかなドッグイヤーがあっても髪の毛があって目立たない有毛部で，ムキになってドッグイヤーを修正して禿髪部を長くするのもナンセンスである ☞ 技＆Tips44（p.92）。

I 皮膚の縫合法

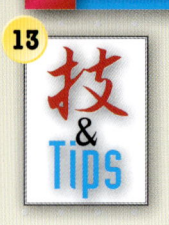

技&Tips 13 皮膚の連続縫合は，単なる手抜きか？

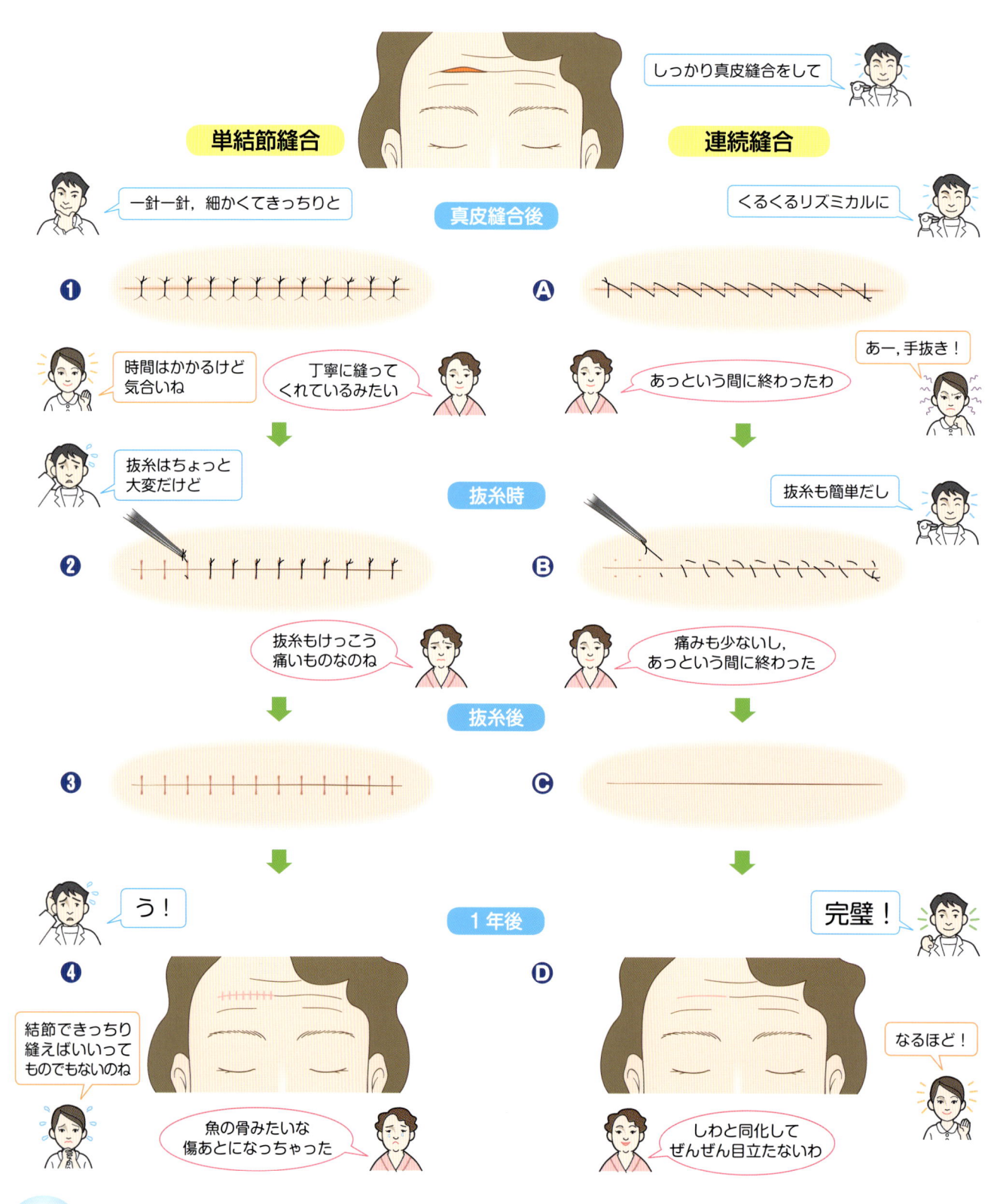

単結節縫合 / **連続縫合**

しっかり真皮縫合をして

真皮縫合後
- 一針一針，細かくてきっちりと
- くるくるリズミカルに

❶ / Ⓐ

- 時間はかかるけど気合いね
- 丁寧に縫ってくれているみたい
- あっという間に終わったわ
- あー，手抜き！

抜糸時
- 抜糸はちょっと大変だけど
- 抜糸も簡単だし

❷ / Ⓑ

- 抜糸もけっこう痛いものなのね
- 痛みも少ないし，あっという間に終わった

抜糸後

❸ / Ⓒ

1年後
- う！
- 完璧！

❹ / Ⓓ

- 結節できっちり縫えばいいってものでもないのね
- 魚の骨みたいな傷あとになっちゃった
- しわと同化してぜんぜん目立たないわ
- なるほど！

POINT

- ●連続縫合は，単なる手抜きではない！　速く縫合ができ，縫合糸痕がつきにくく，抜糸も簡単な，いいとこ取りの縫合法である。
- ●ただし，真皮縫合で皮膚表面が合っていることや，部位が限定されるなど，その適応には条件がある（解説参照）。

❶結節縫合は時間がかかる　　　　　　　Ⓐ結節縫合より圧倒的に速く縫合できる
❷抜糸にも時間がかかり患者も痛い　　　Ⓑ抜糸も速くできて痛みも少ない
❸縫合糸痕がつきやすい　　　　　　　　Ⓒ縫合糸痕がつきにくい
❹縫合糸痕が残り結果はいまいち　　　　Ⓓ縫合糸瘢痕が残りにくい

解説

- 連続縫合では一針一針それぞれの縫合がバッファーになるため，縫合糸痕がつきにくい。
- ただし，真皮縫合を行って，ある程度皮膚表面が合っていることが条件である。また，連続縫合は，どこか1カ所でも破綻するとすべてはずれてしまうので，縫合部位を限定することが重要である（荷重部位や破綻しやすい部位は避ける）☞ 技&Tips04（p.8）。
- 縫合後1〜2日は，組織が腫れて糸が食い込むことが予想されるので☞ サプリメント9（p.46），連続縫合においても，ゆるく縫合するのがポイントである。強く締め込みながら縫い進んだのでは，やはり縫合糸瘢痕がつきやすくなる。ただ，あまりにゆるく縫いすぎたのでは逆に縫う意味がなくなるので，注意が必要である。
- 抜糸は両端から始めて，出ている部分を1サイクルごとに切離，後は無鉤摂子で引くだけで行う。結節縫合の抜糸においても，糸を引っ張ると痛いので，引っ張らない工夫が必要である☞ 技&Tips21（p.44）。
- 縫合糸痕がなく切開創だけであれば，額や頸部などでは瘢痕がしわに同化して，ほとんど目立たなくなる。

手術方針に悩んだときは，止血を確認する

サプリメント—❼

☞ サプリメント6（p.25）を裏返していえば，手術中に悩むことが生じた場合，意図的に止血操作を始めることにもなります。つまり，手術の進行で悩んだときに，手が止まってしまうと，時間がいたずらに過ぎていくだけなので，後で必ず必要となる細かい止血の確認をしながら，頭では悩みの解決法を考えるわけです。手術記録の写真を撮る，少し後に必要になる器具を組み立てておくなどもいいでしょう。

予定手術時間は，麻酔科の先生や看護師さんとの契約であり，手術時間の大幅な超過は契約違反になります。手を早く動かさなくても，このような時間の使い方の小工夫を積み重ねれば，手術時間はかなり短縮されますし，澱みのないリズミカルな手術進行になるのは間違いありません。

I 皮膚の縫合法

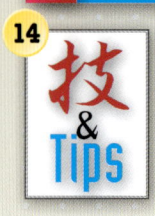

技&Tips 14　皮膚連続縫合は無鈎摂子を使い，通した針は摂子で受けると速い

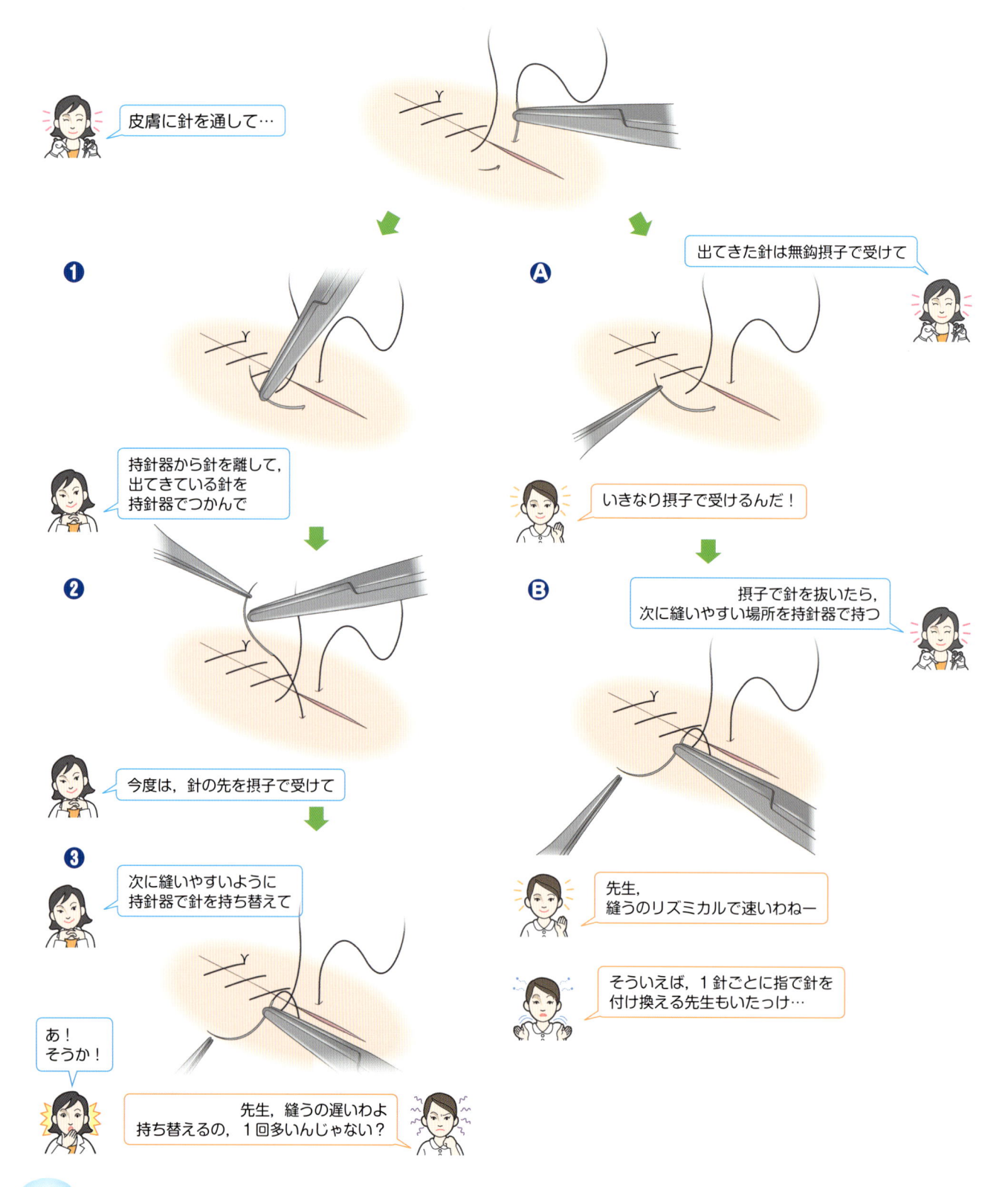

皮膚に針を通して…

❶ 持針器から針を離して，出てきている針を持針器でつかんで

❷ 今度は，針の先を摂子で受けて

❸ 次に縫いやすいように持針器で針を持ち替えて

あ！そうか！

先生，縫うの遅いわよ　持ち替えるの，1回多いんじゃない？

Ⓐ 出てきた針は無鈎摂子で受けて

いきなり摂子で受けるんだ！

Ⓑ 摂子で針を抜いたら，次に縫いやすい場所を持針器で持つ

先生，縫うのリズミカルで速いわねー

そういえば，1針ごとに指で針を付け換える先生もいたっけ…

POINT

- ●連続縫合は，通した針を摂子で受け，次に持針器で持ち替えれば，持ち替えが1回少なくて，リズミカルに速く縫合できる。
- ●摂子で針を操作しやすくするためには，摂子は太め（マッカンドー型など）の無鉤摂子を使うと便利である。
- ●針を指で付け替えるのは，針刺しの危険も大きく，避けるべきである。

❶皮膚に通した針を持針器で受ける
❷摂子で持ち替える
❸さらに持針器に持ち替える
　（1回転ごとに3回持ち替える）

Ⓐ皮膚に通した針を無鉤摂子で受ける
Ⓑ引き抜いた針を持針器に持ち替える
　（1回転ごとに2回持ち替えればよい）

解説

- 何を今さらかもしれないが，連続縫合において，1サイクルごとに，針を通す→持針器で持ち替える→摂子で持ち替える→持針器で持ち替える，のように合計3回も持ち替えている医師は意外と多い。通した針を摂子で受ければ，次に適切な場所を持針器で持ち替えられるので，1サイクルごとの持ち替えは2回で済む。
- さらに最悪なのは，1サイクルごとに指で針を持って持ち替えている医師もいて，針刺しの危険があるうえ，延々と時間がかかって進んでいかない。指を使うことなく1サイクルで2回の持ち替えで縫合を進めれば，とてもリズミカルで速く縫合できることになる。
- 連続縫合で針を摂子で受けるためには，有鉤摂子だとつかみにくいので，やや太め（マッカンドー型など）の無鉤摂子を使うと操作しやすい。
- 本題とは異なるが，連続縫合では，畳を縫うように締め上げながら縫うのではなく，ゆるく縫合するのが，縫合糸痕のないきれいな瘢痕にするコツである☞ 技＆Tips13（p.28）。

I 皮膚の縫合法

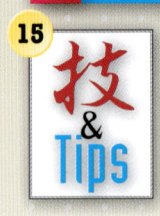

技&Tips 15 縫合なしのテープ固定より，翌or翌々日に抜糸してテープ固定

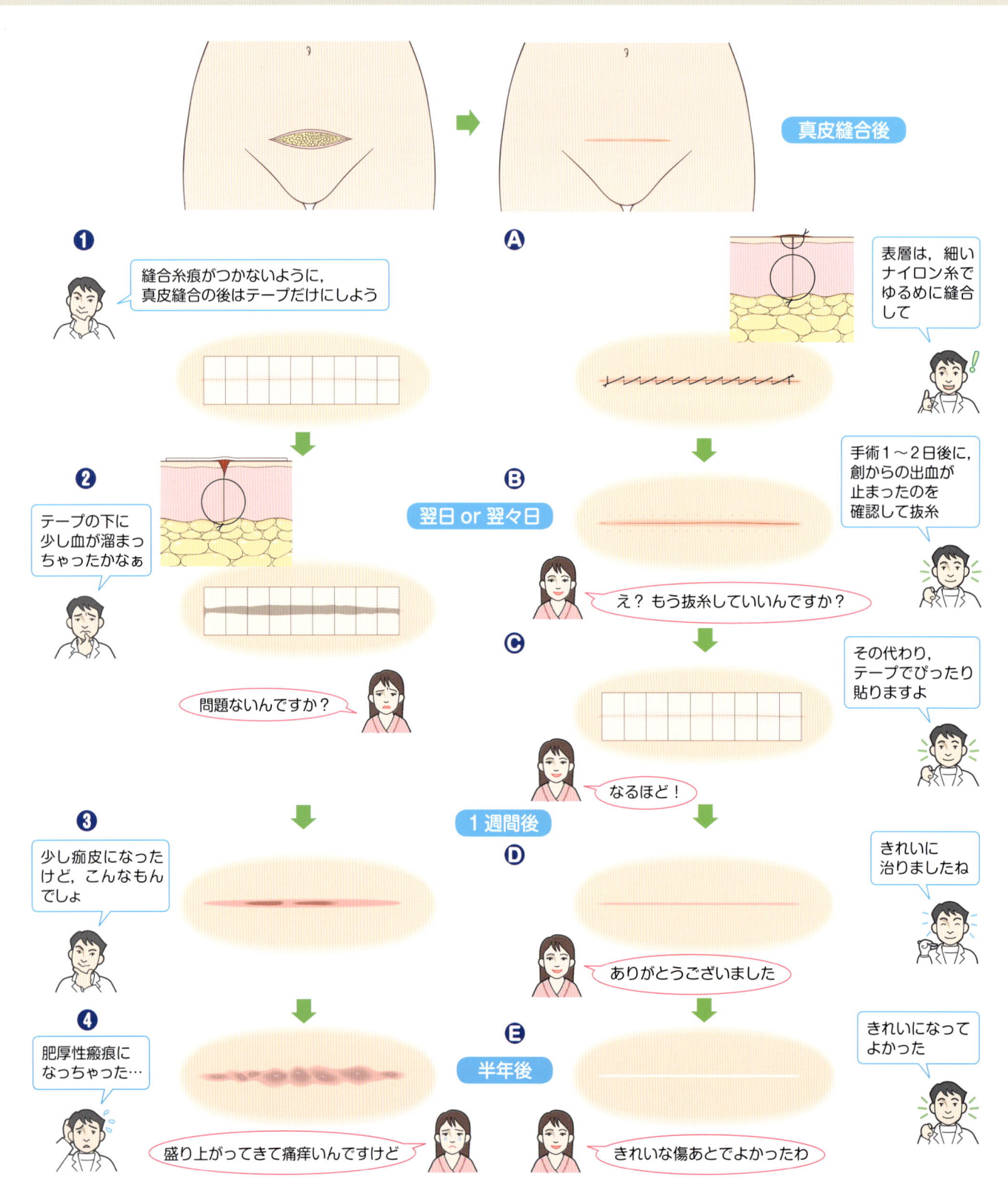

真皮縫合後

❶ 縫合糸痕がつかないように，真皮縫合の後はテープだけにしよう

Ⓐ 表層は，細いナイロン糸でゆるめに縫合して

❷ テープの下に少し血が溜まっちゃったかなぁ

問題ないんですか？

Ⓑ 翌日 or 翌々日　手術1〜2日後に，創からの出血が止まったのを確認して抜糸

え？ もう抜糸していいんですか？

Ⓒ その代わり，テープでぴったり貼りますよ

なるほど！

1週間後

❸ 少し痂皮になったけど，こんなもんでしょ

Ⓓ きれいに治りましたね

ありがとうございました

❹ 肥厚性瘢痕になっちゃった…

盛り上がってきて痛痒いんですけど

Ⓔ 半年後　きれいになってよかった

きれいな傷あとでよかったわ

POINT

- きれいな手術痕を目指した場合，真皮縫合後にテープ固定より，表層縫合を行い1～2日後に抜糸してテープ固定するほうが優る。
- 表層縫合なしのテープ固定の場合，術後に真皮からの出血がテープ下に溜まって創縁を開くため，痂皮形成から二次治癒になりやすい。

---

❶表層縫合せずにテープ固定
❷術後に，微量な出血がテープ下に溜まり，創縁を開くように働く
❸創がわずかに開いて一部痂皮を形成
❹痂皮の部分は肥厚性瘢痕になりやすい

Ⓐゆるめに連続縫合
Ⓑ1～2日後に抜糸し，テープ固定
Ⓒ出血は止まっているので，テープの下には血液は溜まらない
Ⓓ一次治癒して痂皮形成しにくい
Ⓔ肥厚性瘢痕になりにくい

解説

- 縫合糸痕になるのを避けるため＆簡単で時間がかからないという理由で，真皮縫合の後，ナイロン糸で縫合しないでテープ固定のみを行っているのを見かけることがある。一見，理にかなっているようであるが，術後早期の創縁からの微量な出血がテーピングの下に溜まって，真皮縫合部の創縁を微妙に開く方向に作用することが多い。
- このようになると，1週間後にテーピングをはずしたときは創縁がやや広がり，一部痂皮を形成していることになる。こうしてすっきり一次治癒せずに二次治癒となった創は，部位によっては肥厚性瘢痕にもなりやすい ☞ 技& Tips02（p.4）。顔面など，肥厚性瘢痕にはなりにくい部位でも，やや幅の広い瘢痕として残りやすい。もちろん，大きなバイトで締め上げ表層縫合をしたりマットレス縫合したりするよりはよいことは確かである ☞ 技& Tips06,17（p.12, 36）。
- 真皮縫合の後に，いったんはナイロン糸でゆるく縫合して，出血を吸収するドレッシングを行い，出血が止まった翌日or翌々日くらいに抜糸を行い，テーピングに変えれば，テーピングの下に出血が溜まることもなく，また縫合糸痕も残らない。手間はかかるが，是が非でもきれいな瘢痕にしたいときには有用な方法である。

Ⅰ 皮膚の縫合法

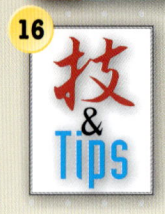

技&Tips ⑯ 盛り上げての真皮縫合，しっかり表層縫合すれば幅広縫合糸痕

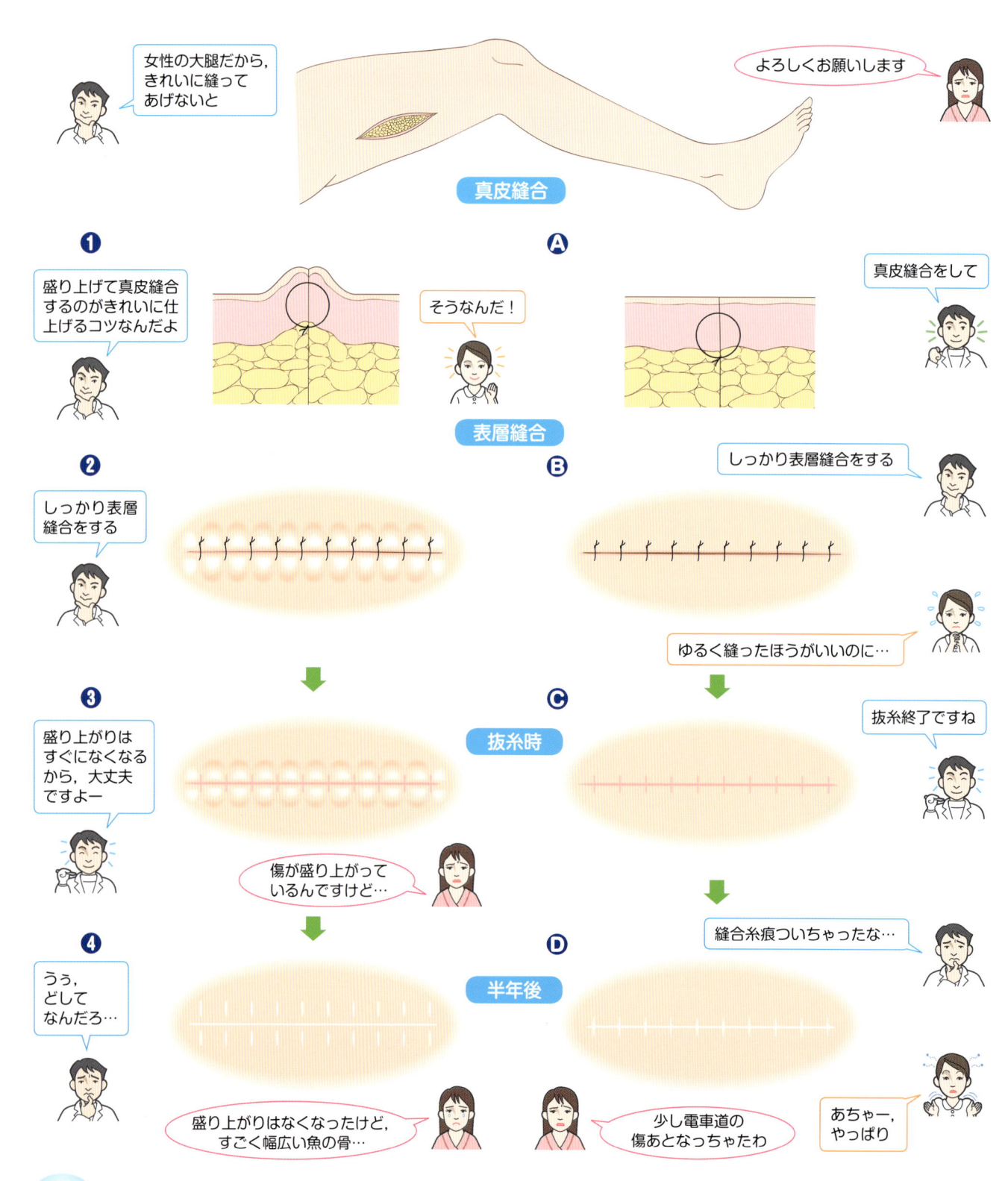

真皮縫合

- 女性の大腿だから，きれいに縫ってあげないと
- よろしくお願いします

❶ 盛り上げて真皮縫合するのがきれいに仕上げるコツなんだよ

Ⓐ そうなんだ！ ／ 真皮縫合をして

表層縫合

❷ しっかり表層縫合をする

Ⓑ しっかり表層縫合をする ／ ゆるく縫ったほうがいいのに…

抜糸時

❸ 盛り上がりはすぐになくなるから，大丈夫ですよー

Ⓒ 抜糸終了ですね ／ 傷が盛り上がっているんですけど…

半年後

❹ うぅ，どしてなんだろ…

Ⓓ 縫合糸痕ついちゃったな… ／ あちゃー，やっぱり

- 盛り上がりはなくなったけど，すごく幅広い魚の骨…
- 少し電車道の傷あとなっちゃたわ

34

> **POINT**
> ● 盛り上げて真皮縫合すれば瘢痕が細くなるという説もあるが，表層は小さなバイトでゆるく縫合することが絶対条件である。
> ● 盛り上げると，創縁の皮膚は緊張なく縮んだ状態なので，強く表層縫合すると，通常より長い縫合糸痕が残ることになる。

❶創縁を盛り上げて真皮縫合
❷しっかり結節縫合
❸抜糸時にまだ盛り上がっている
❹きわめて幅広い縫合糸痕が残る

Ⓐ創縁を盛り上げないで真皮縫合
Ⓑ❷と同じバイトと縫い方で結節縫合
Ⓒ抜糸時には盛り上がっていない
Ⓓ❹より縫合糸痕は短い

解説

- 若年者の大腿など，きわめて皮膚の緊張が強い部位の創縫合では，創縁にかかる皮膚の緊張のために，肥厚性瘢痕になったり幅の広い瘢痕になったりすることをしばしば経験する ☞ 技& Tips03（p.6）。創縁の緊張をとり，肥厚性瘢痕や幅広瘢痕を予防する意図で，真皮（場合によっては脂肪層も）を盛り上げて縫合するとよいという考え方がある。有効性の真偽はさておき，この方法を採用する場合，皮膚表層は，バイトを小さくしながらゆるく縫合し，縫合糸瘢痕が残らないようにすることが，通常以上に求められる。

- なぜなら，盛り上げ真皮縫合により，創縁は緊張のない縮んだ状態になっているため，通常のようなバイトで縫合しても，術後長期で創縁の緊張がとれると，長いバイトに相当する幅になり，できた縫合糸痕はきわめて長いものになりうるからである。それを防止するためには，バイトを小さくしてゆるい連続縫合などを行うのがよい ☞ 技& Tips13（p.28）。

- 図1～3は臨床例である。集簇性の皮膚腫瘍を切除して（図1），盛り上げて真皮縫合して，決してバイトが大きいわけではなく普通に結節縫合している（図2）。術後に幅広い瘢痕になったのは避けられなかったとしても，長い縫合糸痕ができている（図3）。このタイプの縫合糸痕は，主瘢痕から離れた部分に縫合糸痕ができるのが特徴で，糸が食い込んでいる部位が縫合時の針穴付近であることを示唆している。

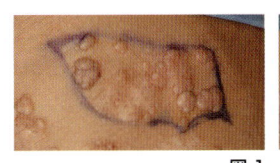

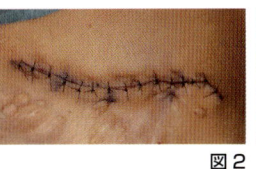

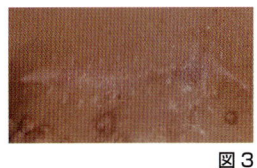

図1　図2　図3

- ちなみに，この盛り上げ縫合は，適応する部位を選ぶ必要がある。盛り上がりについて，患者は「医原性の失敗」のように思う可能性もあり，しっかり術後経過と盛り上がる意図を説明してから行う必要がある。顔面などで適応すると，術後に盛り上がりが消えずに残る可能性もあり，「医療ミス」ととられかねない危険性を知ったうえで行うべきである。

I 皮膚の縫合法

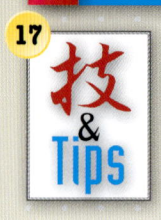

技&Tips 17 マットレス縫合はしない
やむをえずやるとしても，内側を小さくとり締めすぎない

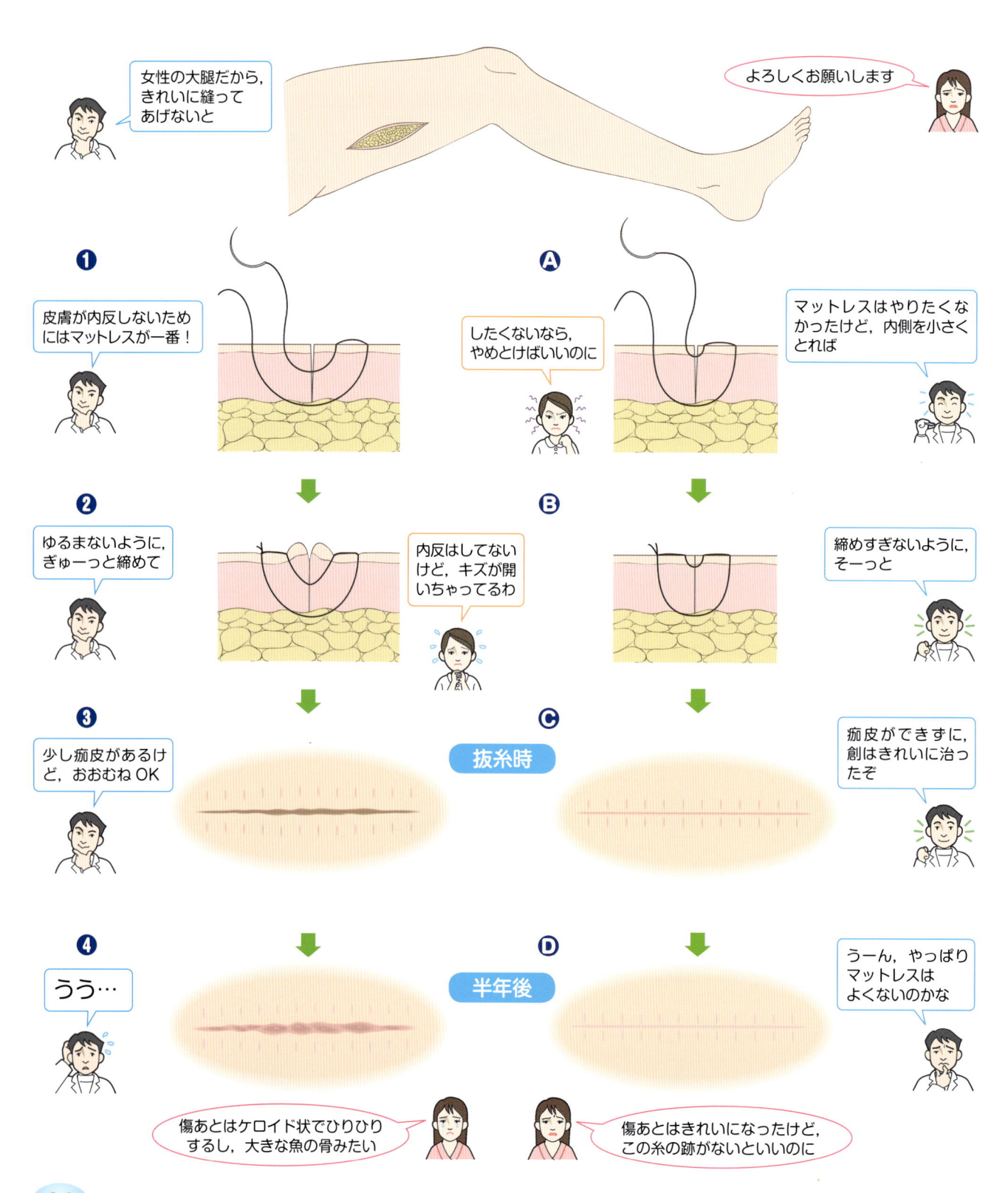

女性の大腿だから，きれいに縫ってあげないと

よろしくお願いします

❶ 皮膚が内反しないためにはマットレスが一番！

Ⓐ したくないなら，やめとけばいいのに

マットレスはやりたくなかったけど，内側を小さくとれば

❷ ゆるまないように，ぎゅーっと締めて

Ⓑ 内反はしてないけど，キズが開いちゃってるわ

締めすぎないように，そーっと

❸ 少し痂皮があるけど，おおむね OK

Ⓒ 抜糸時

痂皮ができずに，創はきれいに治ったぞ

❹ うう…

Ⓓ 半年後

うーん，やっぱりマットレスはよくないのかな

傷あとはケロイド状でひりひりするし，大きな魚の骨みたい

傷あとはきれいになったけど，この糸の跡がないといいのに

POINT

- マットレス縫合は，基本的に推奨しない。特に内側部分を広くとって強く締めると，創縁が外反して一次治癒を妨げる。
- やむをえずマットレス縫合を行うときは，内側部分を小さくとって，締めすぎないように注意する。

❶通常のよく行われているマットレス縫合
❷強く締めると，創縁が著しく外反する
❸外反した創縁には痂皮が形成されている
❹幅の広い縫合糸痕と肥厚性瘢痕

Ⓐ内側を小さくとってマットレス縫合
Ⓑ締めすぎなければ，皮膚創縁は合う
Ⓒ創は痂皮なく治癒している
Ⓓ肥厚性瘢痕ではないが縫合糸痕は残る

解説

- マットレス縫合は，創縁の内反を予防する目的でしばしば用いられているが，逆に創縁が外反しやすく二次治癒の原因となるほか，縫合糸痕が残りやすいので，手掌・足底以外では基本的には推奨しない ☞ 技& Tips18（p.38）。特に，内側部分を大きくとって強く締めると，外反が著しくなる。創縁が外反して表面が合っていないと，感染しやすいほか，痂皮を形成してなかなかすっきり治らず二次治癒になるため，肥厚性瘢痕になる原因となりうる ☞ 技& Tips03（p.6）。また，バイトが大きくなるのがマットレス縫合の特徴で，術後に幅の広い縫合糸痕が残りやすい。真皮縫合を正しく行えば皮膚は内反しないので，皮膚を外反させる目的でマットレス縫合を行う理由はない。

- 手背，足背など，通常の結節縫合では内反しやすい部位は確かにある。汚染創で真皮縫合を行うと縫合糸膿瘍になる危険性があると考えた場合など，やむをえない理由でマットレス縫合を行う場合は，バイト（特に内側部分）を小さくとって，強く締めすぎないように注意する。そうすれば，創縁は開かずに比較的合いやすくなる。この場合も，ある程度の腫れによって糸が皮膚に食い込むと ☞ サプリメント9（p.46），幅は小さいながらも縫合糸痕ができることになる。ただ，バイトをきわめて小さくとって注意深く結節縫合すれば，皮膚が内反して困ることはまずないので，マットレス縫合の適応はきわめて限定される ☞ 技& Tips18（p.38）。

I 皮膚の縫合法

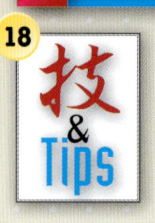

技&Tips 18 　手掌・足底は真皮縫合なしで

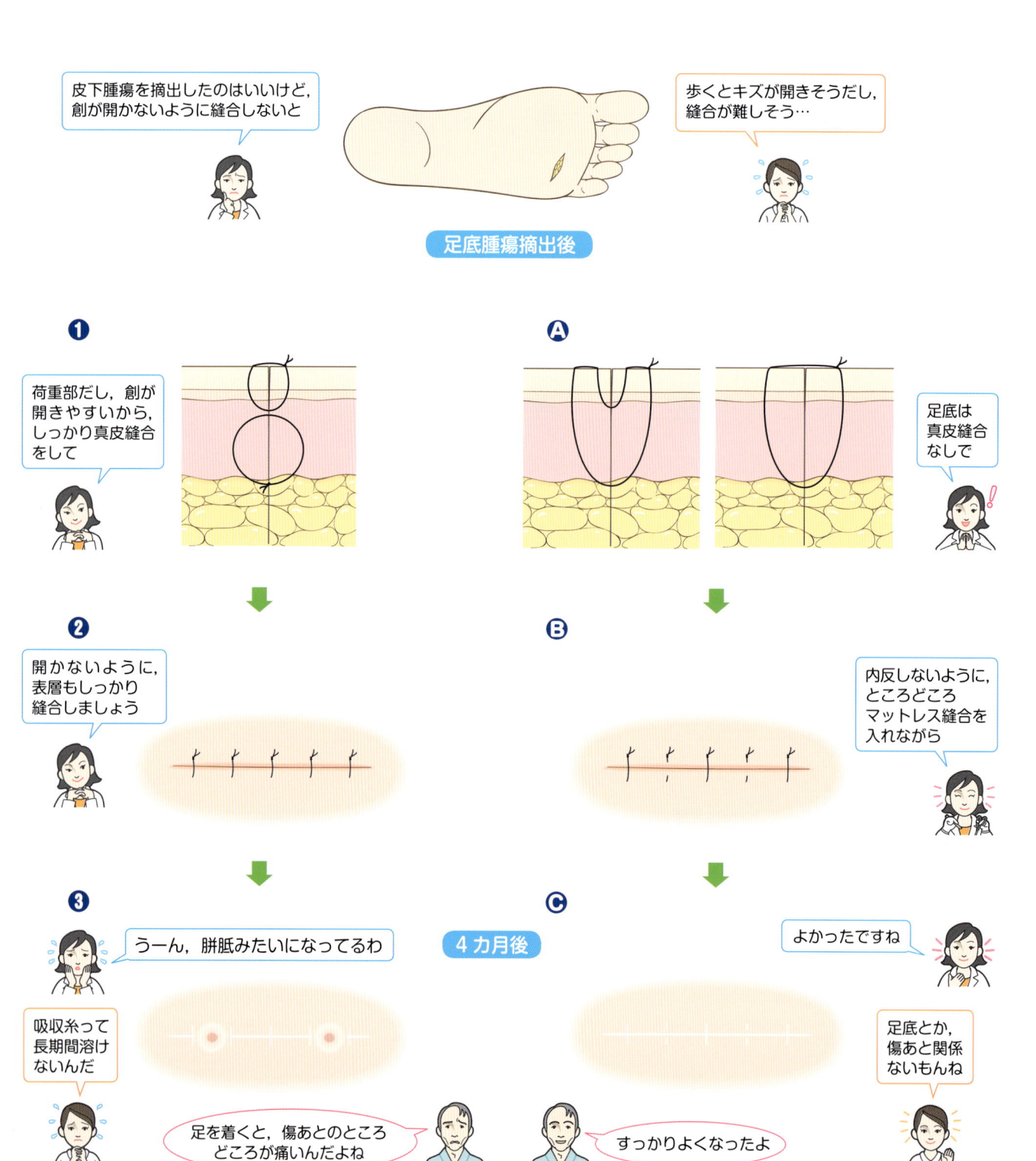

皮下腫瘍を摘出したのはいいけど，創が開かないように縫合しないと

歩くとキズが開きそうだし，縫合が難しそう…

足底腫瘍摘出後

❶ 荷重部だし，創が開きやすいから，しっかり真皮縫合をして

Ⓐ 足底は真皮縫合なしで

❷ 開かないように，表層もしっかり縫合しましょう

Ⓑ 内反しないように，ところどころマットレス縫合を入れながら

❸ うーん，胼胝みたいになってるわ

Ⓒ 4カ月後　よかったですね

吸収糸って長期間溶けないんだ

足底とか，傷あと関係ないもんね

足を着くと，傷あとのところどころが痛いんだよね

すっかりよくなったよ

> **POINT**
> ◉ 足底・手掌は角化層が厚く縫合糸痕ができても目立たないため（特に足底は非露出部），真皮縫合の整容的意義は小さい。
> ◉ 真皮縫合糸が完全に溶けるまで，異物残留時のような圧痛を訴えることも多いため，真皮縫合を行わないほうが無難である。

❶真皮縫合を行って
❷二層縫合を施行した
❸胼胝のようになっている

Ⓐ Ⓑ 真皮縫合なしの結節一層縫合を行い，ところどころマットレス縫合を入れる
Ⓒ 胼胝もなく，縫合糸痕も目立たない

解説

- 足底・手掌は角化層が厚く縫合糸痕を隠すため，術後に縫合糸痕は目立たず，真皮縫合の整容的な意義は小さい。特に足底は，まったく目につかない部位であり，整容性を考慮する意義はほとんどない。
- 荷重部（特に足底荷重部）では，創が開かないように真皮縫合をしたくなるが，溶け残った真皮縫合糸が残留異物と同様に作用して荷重時に圧痛の原因になるため（モノフィラメント吸収糸は1年以上組織に残る），真皮縫合は行わないのが無難である。手指・手掌であっても，物をつかんだときなどに当たって疼痛を訴えることが多いので，やはり真皮縫合は行わないのが無難である。
- 真皮縫合を行わない場合は，足底は4-0，手掌は5-0程度のナイロン糸を用いて，結節一層縫合を行う。内反しやすい場合は，ところどころマットレス縫合を入れる。真皮縫合を行わないほうがよく縫合糸痕が問題にならならないという状況は，マットレス縫合の数少ない適応である 技&Tips17（p.36）。
- 足底は，術後にできるだけ非荷重を指示したほうがよい。いったん創が開くと，治癒するまでに数カ月を要することがあるので，2cm以上相当の長さの創であれば，松葉杖を貸与して免荷を指示したほうがよい場合もある。

I 皮膚の縫合法

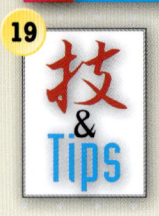

技&Tips 19 二辺の皮膚の長さが違うときは、両端を合わせてから辺で調整する

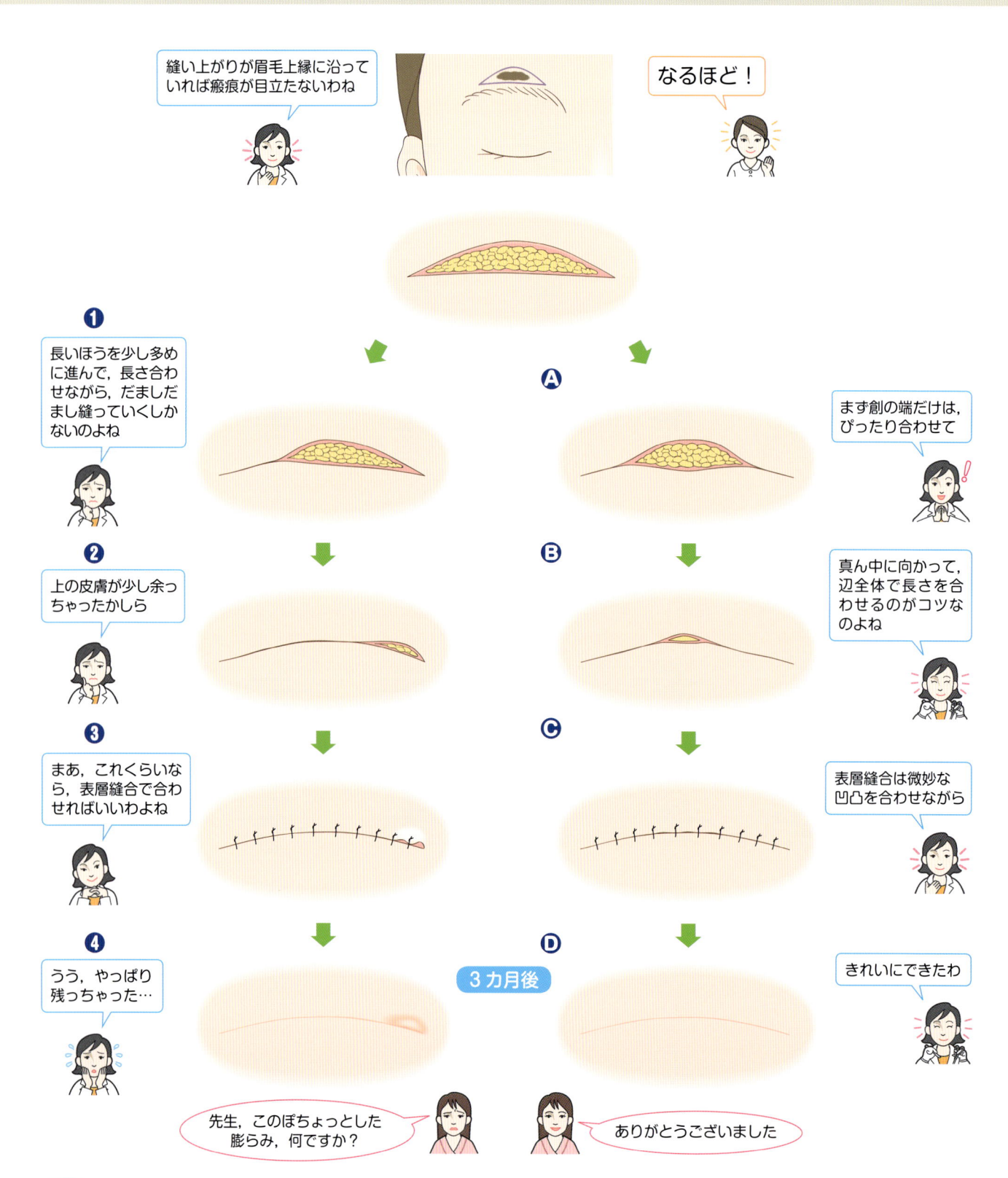

縫い上がりが眉毛上縁に沿っていれば瘢痕が目立たないわね

なるほど！

❶ 長いほうを少し多めに進んで、長さ合わせながら、だましだまし縫っていくしかないのよね

Ⓐ まず創の端だけは、ぴったり合わせて

❷ 上の皮膚が少し余っちゃったかしら

Ⓑ 真ん中に向かって、辺全体で長さを合わせるのがコツなのよね

❸ まあ、これくらいなら、表層縫合で合わせればいいわよね

Ⓒ 表層縫合は微妙な凹凸を合わせながら

❹ うう、やっぱり残っちゃった…

Ⓓ

3カ月後

きれいにできたわ

先生、このぽちょっとした膨らみ、何ですか？

ありがとうございました

POINT

- ●三日月形など二辺の長さが違う創の場合，まず創の両端では長さをばっちり合わせて縫合し，中に向かって縫っていくのがよい。
- ●両端付近では，皮膚のわずかな長さの違いが膨らみとして残るが，辺の中ほど全体で長さを調整すると目立たない。

❶端から順に縫合していく通常の方法
❷初心者では，辺の長さの差が残りやすい
❸表層縫合で強引に合わせようとしても
❹小さな膨らみとして残りやすい（特に顔）

Ⓐまず両端をばっちり合わせる
Ⓑ長さの違いは中央付近で調整する
Ⓒわずかの差をなくすように表層縫合
Ⓓ膨らみとして残りにくい

解説

- 三日月形の創などは縫合する二辺の長さが違う場合，二辺の長さを合わせながらだましだまし縫合するしかない。例えば，眉毛上縁に瘢痕を沿わせたい場合は，眉毛上縁に合わせた曲線以外の方向に切ってドッグイヤーを修正するのがはばかられるからである。
- 通常のように端から順番に真皮縫合を行っていくと，初心者では，最後に縫合する反対側の端で長さの差が残りやすい。表層縫合で無理やり合わせようとしても，結局，膨らみとして残ることになる。辺の長さの差は，創の端では膨らみとして残りやすい。
- この解決策としては，まず，創の両端では，同じ長さでぴったり合わせて余剰皮膚による膨らみを確実に回避した後，中に向かって辺全体で長さの差を合わせながら縫っていくとよい。端以外の部位で長さのつじつまを合わせたほうが，手技的にも簡単で，膨らみとして残りにくい。目立ち方がどこでも同じではないというのが肝である。
- 無論，この方法は，どこから縫合してもきれいに長さを合わせることのできる上級者には必要ない。

Ⅰ 皮膚の縫合法

技 & Tips 20

脂肪層は軽く寄せるだけ
締め上げると脂肪壊死から，創し開をまねく

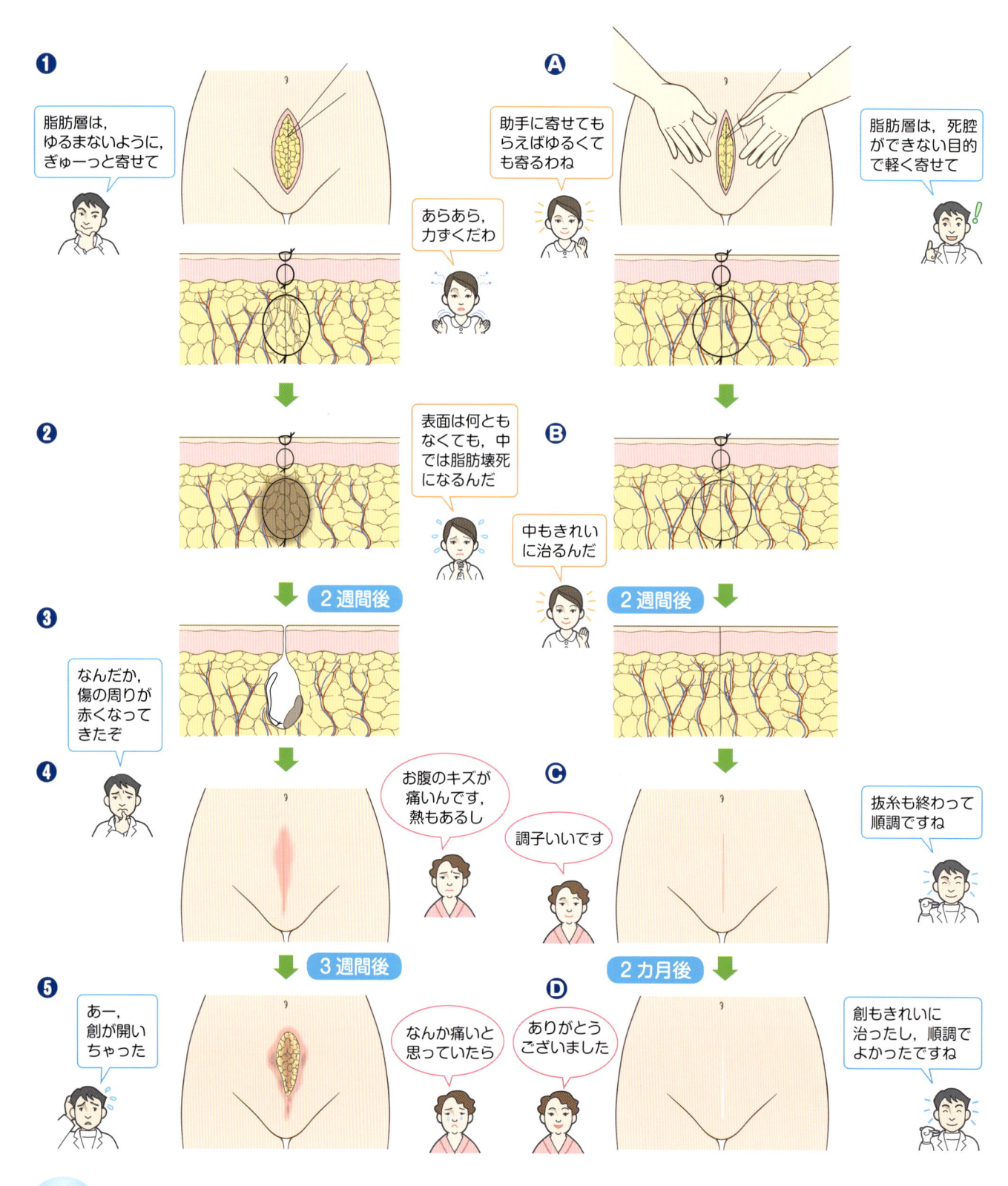

❶ 脂肪層は，ゆるまないように，ぎゅーっと寄せて

Ⓐ 助手に寄せてもらえばゆるくても寄るわね

あらあら，力ずくだわ

脂肪層は，死腔ができない目的で軽く寄せて

❷ 表面は何ともなくても，中では脂肪壊死になるんだ

Ⓑ 中もきれいに治るんだ

2週間後

❸ なんだか，傷の周りが赤くなってきたぞ

2週間後

❹ お腹のキズが痛いんです，熱もあるし

Ⓒ 調子いいです

抜糸も終わって順調ですね

3週間後

❺ あー，創が開いちゃった

なんか痛いと思っていたら

Ⓓ ありがとうございました

2カ月後

創もきれいに治ったし，順調でよかったですね

42

POINT

- 脂肪層は，死腔ができない目的で軽く寄せるだけにする。そのためには，助手が両側から押して他動的に寄るように介助する。
- 脂肪層を締め上げると，脂肪層の虚血から壊死・脂肪融解になり，縫合糸膿瘍や創し開の原因になる。

---

❶脂肪層の縫合を強く締め上げると
❷脂肪層は虚血になる
❸脂肪壊死・融解から死腔を形成する
❹感染を生じると表面が赤くなってくる
❺感染・縫合糸膿瘍により創し開する

Ⓐ脂肪層は，介助してもらって軽く寄せる
Ⓑ脂肪の血流は保たれ，脂肪層も生着し創全体が健全な状態
Ⓒ順調に創治癒する
Ⓓきれいな瘢痕になる

解説

- 組織の治癒は，血流が温存されていて初めて達成できる。「物理的に強く寄せれば開かずに治癒する」わけではない。
- 死腔をなくすために脂肪層を寄せる場合，強く結びすぎると脂肪層が虚血壊死になり融解し，逆に死腔を形成する原因となりうる。脂肪層を寄せる場合はあくまで，「血流をもった脂肪層で死腔を埋めるために，脂肪層を軽く寄せる」という意識で行うことが重要である。
- 脂肪層を一人で寄せようとすると，力まかせに寄せて強く結ぶことになるので，ゆるくは寄せられない。助手が両側から押し脂肪層を他動的に寄せながら糸を結ぶとよい。
- 腹部正中切開の場合，腹膜・腹直筋前鞘と脂肪層をまとめて寄せようとすると，脂肪層まで強く結ばれることになるので，脂肪壊死になりやすい。しかも，縫合糸膿瘍を生じた場合に，腹膜・腹直筋前鞘を縫合している糸を抜く必要が出てくるため，後にヘルニアを生じる原因となりうる。腹膜・腹直筋前鞘と脂肪層はそれぞれ寄せる目的が異なり，適切な結ぶ強さも異なるため，別々に寄せることを推奨する。

結局，手術時の閉創では，最低限何をすればよいか　　サプリメント─❽

外科系の若手医師たちがきれいに縫合して閉創をしようと思っていても，時間をかけることが許されない場合も多々あると思われます。そのような状況の中で，最低限どうすればよいかについて述べます。

①脂肪層は，3cm間隔ほどでもいいので，死腔を残さない目的で，（脂肪融解を起こさない目的で）ゆるく寄せておいてください。腹部であれば，腹膜・腹直筋前鞘の縫合とは別に，数針でいいのでゆるく寄せることです　技&Tips63（p.134）。

②真皮縫合を細かく行うことが状況的にNGなら，1.5cm間隔でもいいので，4-0モノフィラメント吸収糸で，真皮を寄せてください。

③表層は3〜5mmほどのバイトの連続縫合です。この際，「強いとか弱いとか，縫合糸痕が残る云々」は考えなくてよいでしょう。5-0とか4-0でも構わないので，ナイロン糸で表面をぴったり合わせることだけ考えます。慣れれば，15cmの創を4-0ナイロン糸で連続縫合するのに3分もあれば十分です　技&Tips14（p.30）。連続縫合は1カ所破綻するとすべて開いてしまう危険性があると心配するかもしれませんが，真皮縫合がされているので脂肪層まで創が開くことはありません。どうしても心配ならば，最後に3〜4cmおきに数針結節縫合を加えましょう。

このように閉創しておけば肥厚性瘢痕にはなりにくく，5mm幅の縫合糸痕が残っても，手術そのものの経過が順調であれば不満をいう患者さんはほとんどいないでしょうし，希望により形成外科で瘢痕修正する場合でも，簡単に修正術ができます　技&Tips06（p.12）。

Ⅰ 皮膚の縫合法

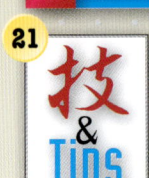

技&Tips 21 抜糸は，摂子で糸を引っ張らない
細剪刀を挿入して切離し，そのまま剪刀で引き抜く

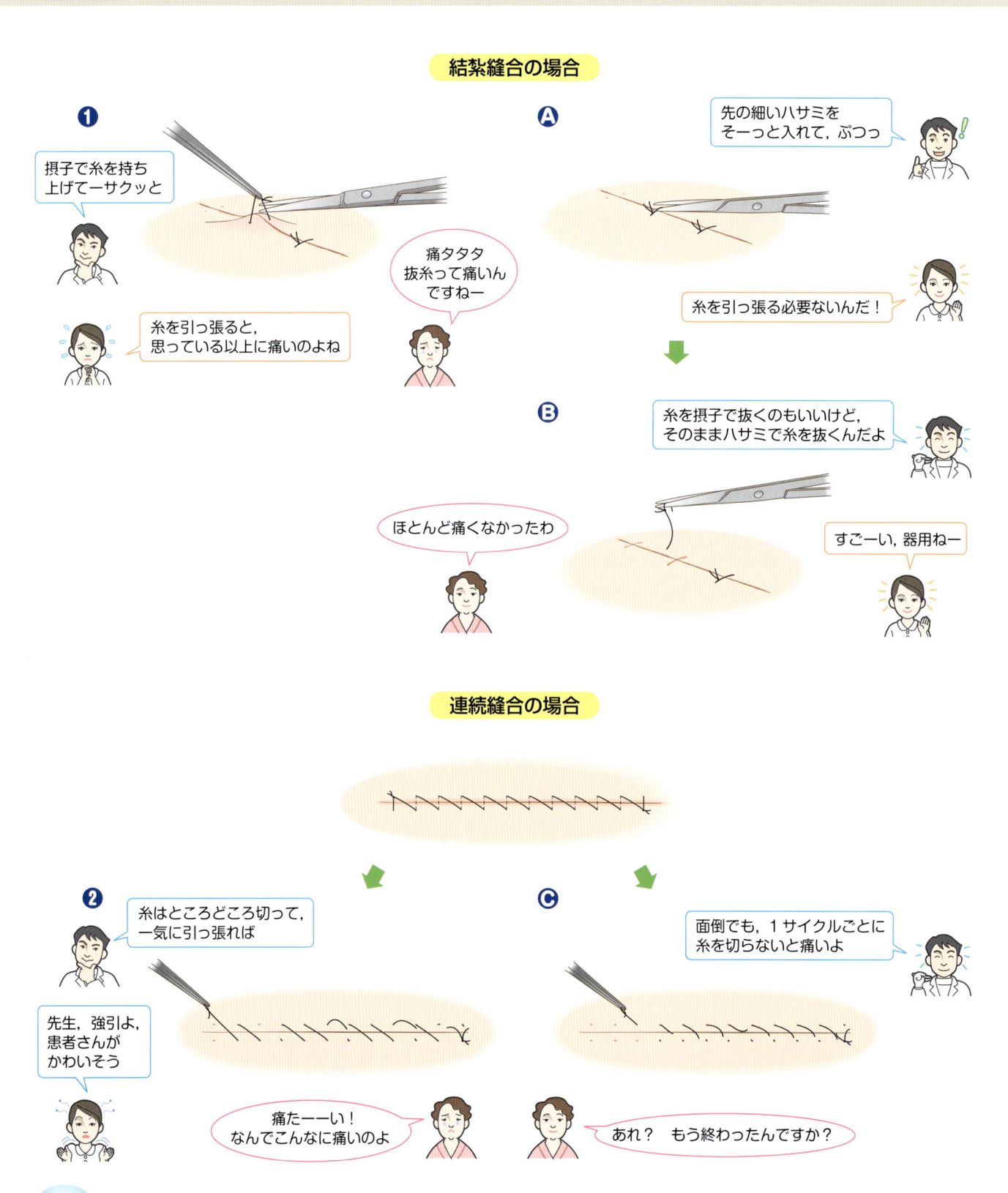

結紮縫合の場合

❶ 摂子で糸を持ち上げて―サクッと

痛タタタ 抜糸って痛いんですねー

糸を引っ張ると，思っている以上に痛いのよね

Ⓐ 先の細いハサミをそーっと入れて，ぷつっ

糸を引っ張る必要ないんだ！

Ⓑ 糸を摂子で抜くのもいいけど，そのままハサミで糸を抜くんだよ

ほとんど痛くなかったわ

すごーい，器用ねー

連続縫合の場合

❷ 糸はところどころ切って，一気に引っ張れば

先生，強引よ，患者さんがかわいそう

痛たーーい！なんでこんなに痛いのよ

Ⓒ 面倒でも，1サイクルごとに糸を切らないと痛いよ

あれ？　もう終わったんですか？

POINT

- 結節縫合の抜糸は，摂子で糸をつまみ上げないで，細い剪刀を糸の下に通して切離すると痛くない。
- 切離した糸は，剪刀でそのまま軽くはさんで抜くと速い。
- 連続縫合では，数サイクル分の糸を一気に抜くのではなく，1サイクルごとに糸を切離して抜かなければならない。

---

❶摂子で糸をつまみ上げながら切離
❷数サイクルに1回しか糸を切らずに一気に引っ張って糸を除去

Ⓐ細い剪刀を糸の下に入れて糸を切る
Ⓑそのまま剪刀で糸を軽くはさんで抜く
Ⓒ1サイクルごとに糸を切って摂子で抜く

解説

- 結節縫合の抜糸で，摂子で糸をつまんで引っ張ると，患者は医師が思っている以上に痛いので，するべきではない。
- 摂子で糸をつまみ上げなくても，細い剪刀を糸の下に通して糸を切離することが可能である。切離した糸は，摂子で引き抜いてもよいが，そのまま剪刀で糸を軽くはさみながら抜くと速い。この場合，縫合時に，糸を締め上げないことが大事であることはいうまでもない 技& Tips03，サプリメント9（p.6, 46）。少し糸が皮膚に食い込んでいる場合でも，この抜糸法は施行可能である。逆にいうと，抜糸時に，この抜糸法が使えないほど糸が皮膚に食い込んでいるような縫合法は避けるべきであるということである。
- 連続縫合では，数サイクルに1回だけ糸を切って，まとめて糸を抜けば早いし，物理的には可能であるが，患者の痛みは著しい。1サイクルごとに糸を切離し，1サイクルごとに糸を抜いていくのが患者にとってはやさしい抜糸法である。この場合でも，剪刀で糸をはさみながら抜くことも可能である。
- 皮膚はヒトの臓器のなかでも，最も痛覚が発達している部位の一つであるため，ちょっとした操作でも強い痛みが伴う。侵襲のある処置の場合には，できるだけ患者の痛みのない方法を採ることが重要である。

皮膚表層の縫合は腫れを考慮せよ！

サプリメント ― ⑨

本書の第Ⅰ章では，皮膚の縫合法について詳しく述べていて，「表層はゆるく縫合する」という表現が使われていますが，「ゆるく」とは，いったいどれくらい「ゆるく」縫合すればよいのでしょうか？

縫合糸痕ができないようにするには，縫合時に「糸が皮膚に食い込んでいる」ようでは問題外です。縫合時に糸が食い込んでなくても，術後に組織が腫れると，糸はしっかり食い込むことになることも考慮しなければなりません。つまり「腫れ」を予測して縫合しなければならないわけです。かといって糸が大きく浮くような縫合では縫合の意味がありません。形成外科医は，真剣に縫合糸痕を回避したいと考えた場合，ナイロン糸を微妙に浮かせるように設定するのを基本として，部位と状況によって経験的に判断しています（図1）。それでも，「この場合はこれくらいだ」と明確に述べるのは困難です。

この「腫れの程度の判断」が難しいからこその工夫が，連続縫合 ☞ 技＆Tips13（p.28） と翌日抜糸でテープ固定 ☞ 技＆Tips15（p.32） ということになります。連続縫合は，1本の糸で連続的に縫合しているので，それぞれのゆるみが緩衝材として働きます。さらに，真皮縫合でぴったり合っている部分の連続縫合を1〜2カ所，大きめに浮かせておけば，組織全体が腫れたときに，その「あそび」が減って糸が食い込まない作用をします（図1：矢印は「あそび」を作った部位）。また，翌日抜糸でテープ固定は ☞ 技＆Tips15（p.32） ，そもそも腫れの予想がつかないから，創辺縁の出血が止まった時点で，縫合糸痕の原因となる糸を抜いてしまおうというわけです。食い込んだ糸は1〜2日程度であれば縫合糸痕にはなりにくいですが，3日もすれば縫合糸痕になるという印象があります。もちろん，俵締めのようにひどく食い込んでいれば翌日抜糸しても縫合糸痕は避けられない場合もあります。

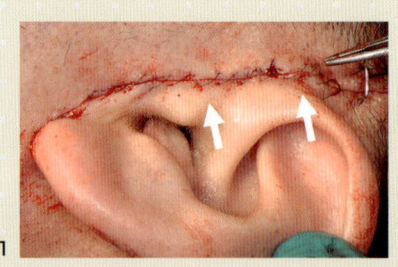

図1

縫合した組織が完全につくのには1カ月は必要

サプリメント ― ⑩

多くの施設では，皮膚を縫合してから1週間前後で抜糸をしていると思います。真皮縫合をしているか否か，緊張がかかる部位か否か，可動部か否かなどで，多少前後させて抜糸をしていると思いますが，感染したわけでもないのに，抜糸後に創が開いてしまった経験は，誰しもあるのではないでしょうか。では，「創が完全につく」のにはどれくらいの期間が必要なのでしょうか？

ヒトで実験をするわけにはいかないので，術後数週で行った再手術のときの所見や，褥瘡を皮弁で再建して術後に荷重により創し開してしまった苦い経験からの推定でお話しします。真皮縫合を行ったとしても，術後2週では創部に小児ペアンを刺せば簡単に創縁から中に入り，そのままペアンを開けば創は開いてしまいます。真皮縫合していなければ，糸による物理的な接着がないためにさらに容易に開きます。ただ，術後1カ月を過ぎれば，創縁に沿ってペアンを差し込んでも簡単に開くことはないようです。また，坐骨部褥創を皮弁で再建した術後では，（栄養状態に問題のない患者さんでも）術後3週でも荷重されてねじれの力が加われば，創が簡単に開いてしまった経験があります。

その他の経験から総合すれば，肘・膝関節伸側では，術後3週間は最大伸展位をとらないような安静指示が必要です。著者の経験では，坐骨部と足底（特に踵部，母趾・小趾球部）が，二大要注意部位で，このような荷重＋ねじれが加わる部位では，1カ月以上の注意喚起が必要です。坐骨部褥創の患者さんは脊髄損傷を合併している場合が多く，移動に際して再建部に非常に大きな力が加わるということはありますが，通常の坐骨部の手術でも，それに準じた配慮が必要と考えられます。著者は，踵部や坐骨部では，洗浄を許可しながら3週間抜糸をせずに置いておく場合もあります ☞ 技＆Tips07（p.14） 。ただ，その場合は糸に対する組織の反応が生じるため「きれいに治す」ということは諦めることになりますし，糸に感染を生じる危険性もあるので，注意深く経過を観察する必要があります。

Ⅱ章

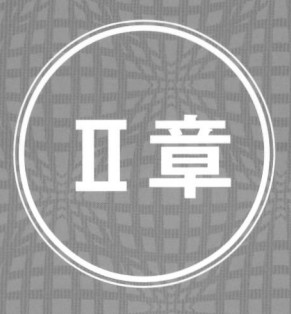

手術

　若い先生方の手術をみていると，"なぜそんなことしているの？"，"どうして，そういう手順なの？"とか疑問に思うことを多く経験します。それが当たり前だと思って，何も疑問に思うことなく日々の臨床に追われていると，実は卒後10年以上経っても段取りが悪くて，手術におそろしく時間がかかっている医師をそこそこ見かけます。手術は，結果的に同じことをするにしても，使う器具や行う順番を変えるだけで，行いやすさがまったく違うものです。また，局所麻酔も含めて，患者さんや組織に対してやさしく対応する意識も必要です。
　第Ⅱ章では，外来日帰りで行うような小手術についてしか述べていないので，そのような手術をあまり行わない科の医師にとっては関係ないように思うかもしれませんが，行う順番を変えたり，ちょっとした工夫をしたり，不要な操作を省略したり，手が止まっている時間をなくしたりして，手術をはやく，要領よく，きれいに行うエッセンスは，その発展形として，各科で行われる手術に応用することによって，必ず役に立つと考えています。

II 手術

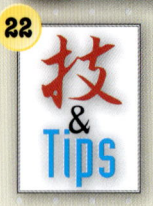

技&Tips 22 局所麻酔はエピネフリン（E）入りで8分待つ

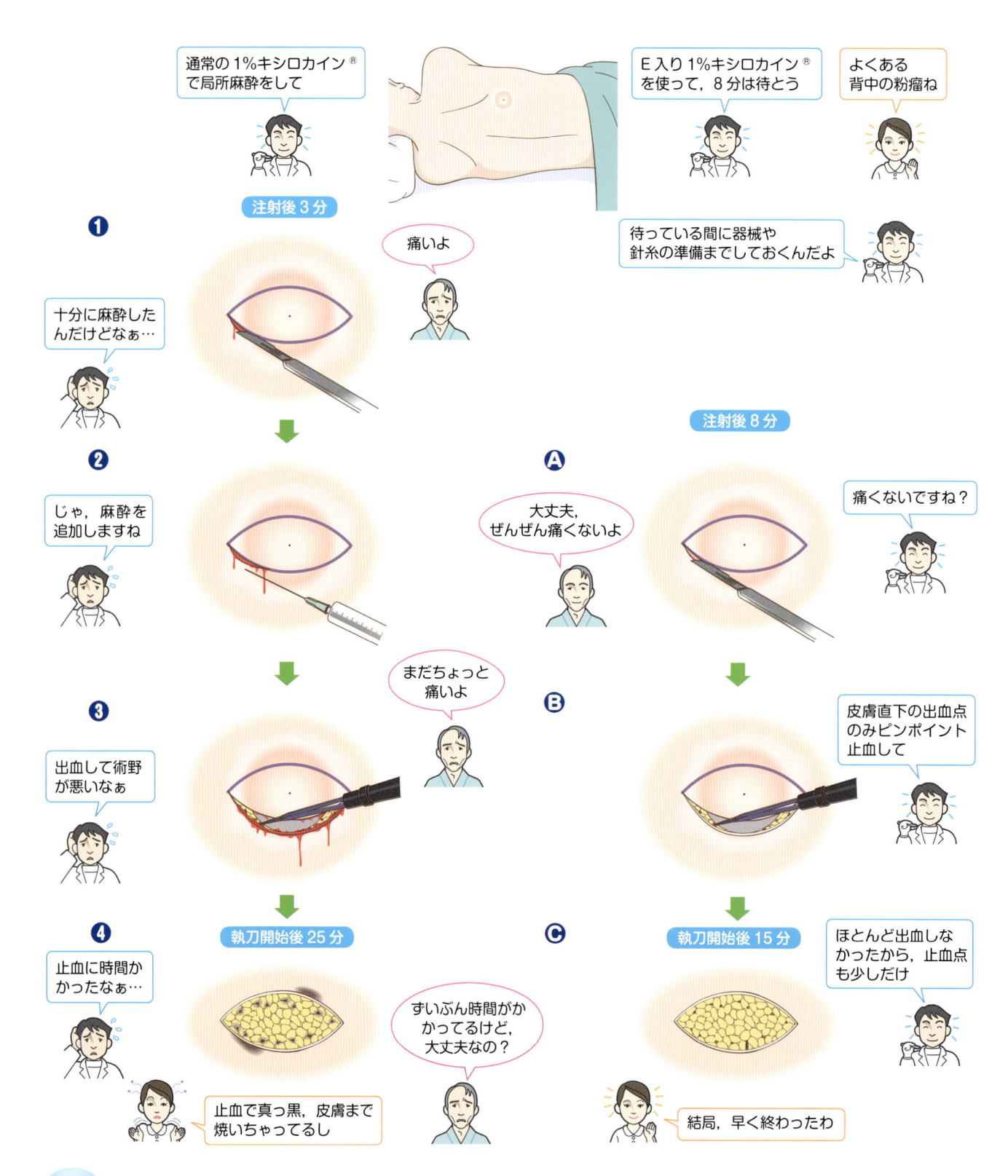

① 通常の1％キシロカイン®で局所麻酔をして

E入り1％キシロカイン®を使って、8分は待とう

よくある背中の粉瘤ね

待っている間に器械や針糸の準備までしておくんだよ

注射後3分

痛いよ

十分に麻酔したんだけどなぁ…

② じゃ、麻酔を追加しますね

まだちょっと痛いよ

③ 出血して術野が悪いなぁ

④ 止血に時間かかったなぁ…

執刀開始後25分

止血で真っ黒、皮膚まで焼いちゃってるし

ずいぶん時間がかかってるけど、大丈夫なの？

Ⓐ 注射後8分

大丈夫、ぜんぜん痛くないよ

痛くないですね？

Ⓑ 皮膚直下の出血点のみピンポイント止血して

Ⓒ 執刀開始後15分

ほとんど出血しなかったから、止血点も少しだけ

結局、早く終わったわ

> **POINT**
> - 指趾，耳介，ペニスなどの終末部位以外は，局所麻酔にはE（エピネフリン）入りキシロカイン®を使うのがよい。
> - 注射後8分ほど待てば，キシロカイン®とエピネフリンが十分に効くので，手術を行う医師も受ける患者も快適になる。

❶十分に麻酔しても，患者は痛がる
❷麻酔薬を追加で注射しても（追加後にすぐ切開すると）やはり痛がる
❸出血が多く，止血に時間がかかる
❹多くの焼けあと（皮膚にまで）が残る

Ⓐ痛がることもなく，出血も少ない
Ⓑ少数の出血点のみを止血すればよい
Ⓒ焼けあとは少なく，皮膚も健全

解説

- 局所麻酔下での手術では，麻酔薬としてキシロカイン®が使われる場面も多いが，血管拡張作用があるため，血管収縮作用があるE（エピネフリン）入りを使うのがよい。E入りを使わないと，出血が多くて術野が悪くなる。
- 指趾，耳介，ペニスなどの終末部位に関しては，血流不全の危険性があるため，教科書的にはE入りキシロカイン®は禁忌とされている。ただし，実際は問題にならないことも多いので，膠原病などの合併症がない限りは，経験の豊富な医師は，上記の事実を知ったうえでE入りを使うことがある[*1]（E入りを使ったほうが，圧倒的に手術が行いやすく，結果として組織にやさしい手技が可能となる）。
- 局所麻酔薬の注射後3～4分で切開を加えると，患者が痛みを訴えることがある。これは，麻酔の量が少ないからではなく，皮下に注入した麻酔薬が皮膚上層まで効いていないことが理由であるので，局所麻酔を追加注射しても相変わらず痛がることも多い（皮下は痛みを訴えないことが多い）。特に真皮の厚い背部などでは，十分に麻酔薬を注射したにもかかわらず，皮膚に切開を入れると同時に痛みを訴えることも多い。
- 注射後に8分ほど待てば，痛みを訴えることもなくなり，エピネフリンも十分に効くため，明らかに出血が少なくなる。特に血流豊富な顔面領域では，手術が圧倒的にしやすくなる。
- 8分待っても出血している出血点は，電気メスやバイポーラで止血が必要な出血点である。止血が必要な出血点以外は出血しなくなるため，止血すべき出血点がよく確認できることもあり，ピンポイントで止血できるようになる。溢れて出血しているのを慌てて止血すると，真皮まで焼いてしまうこともあり，創治癒には悪影響を与える可能性がある。
- 8分ほど待つというのは，忙しい医師にはなかなか困難な場合も多いが，余計な止血も不要で，クリアな術野で手術ができるため，結局，早く手術が終わることになる。また，手術の準備の順番を適切に考えれば，意外と待ち時間もなく無駄な時間がないものである☞ 技&Tips28（p.60）。

[*1]: Chowdhry S, Seidenstricker L, Cooney DS, et al. Do not use epinephrine in digital blocks: myth or truth? Part II. A retrospective review of 1111 cases. Plast Reconstr Surg 2010 ; 126 : 2031-4.

Ⅱ 手術

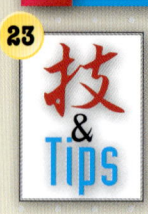

技&Tips 23 局所麻酔は神経走行の中枢側から皮下にゆっくり注射する

❶ 基本的に，切除する範囲より少し広く注射すればいいんでしょ

先生，なーんにも考えてないんだから

Ⓐ 神経の中枢側から先に麻酔してから末梢側に

感覚神経の走行を熟知してないとダメねー

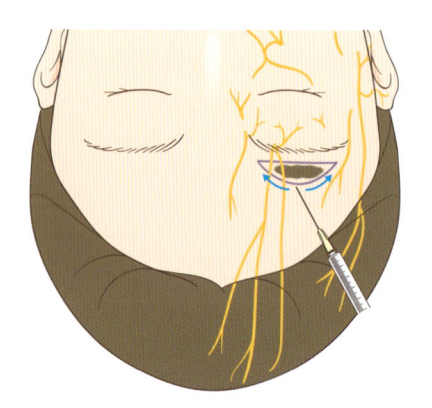

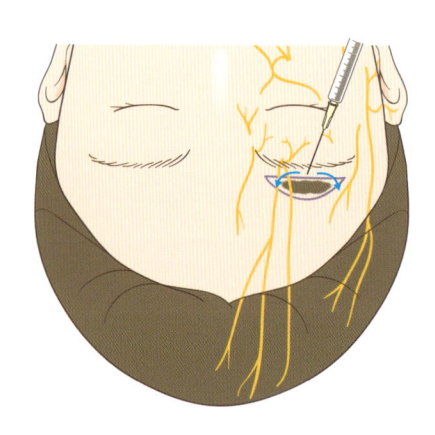

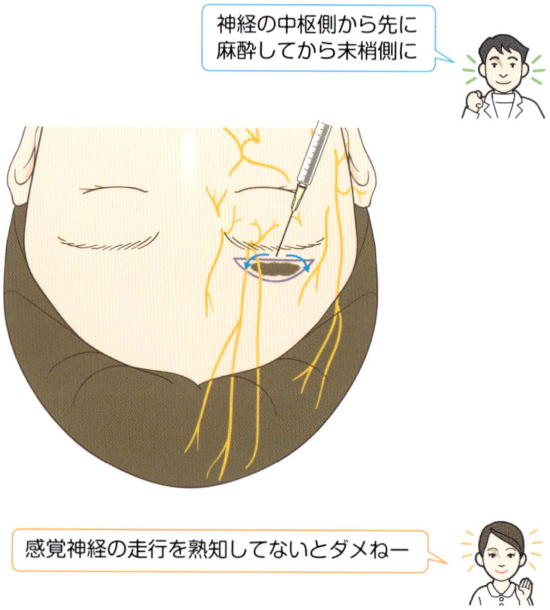

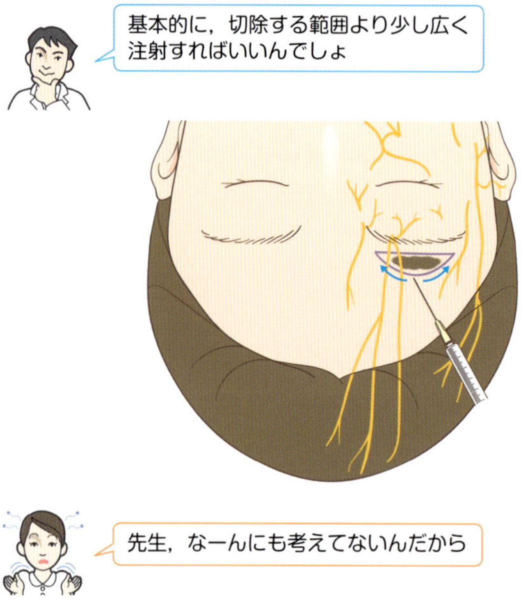

❷

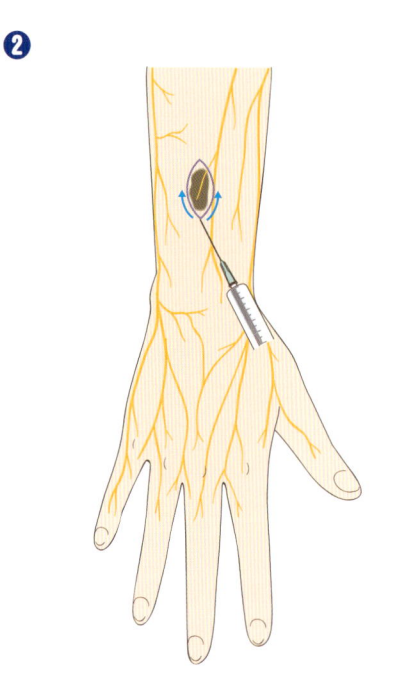

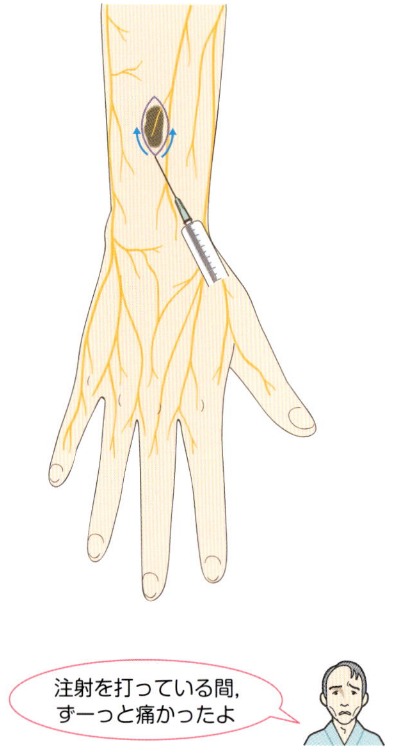

Ⓑ 神経の中枢側に麻酔が効けば，末梢側はあまり痛くないわけだ！

注射を打っている間，ずーっと痛かったよ

最初は痛かったけど，後のほうはあまり痛くなかったよ

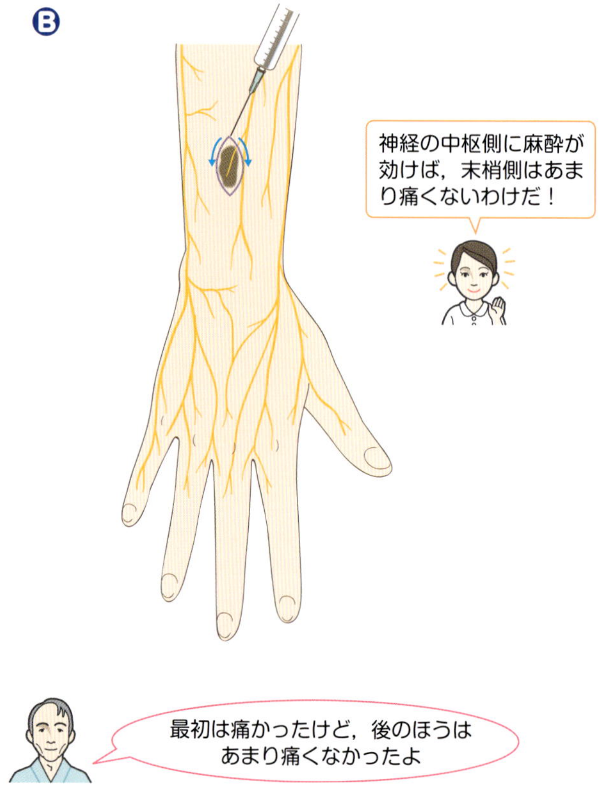

POINT

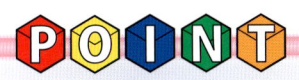

● 局所麻酔の注射は，感覚神経の中枢側を先に行い，ゆっくり末梢側に向かっていけば，後半，患者の痛みは少なくなる。

❶手術侵襲が及ぶ範囲に無頓着に注射
❷前腕皮神経の末梢側から注射
Ⓐ眼窩上神経の中枢側から注射
Ⓑ前腕皮神経の中枢側から注射

解説

- 局所麻酔薬の注射は，ただ手術侵襲が及ぶ範囲に行えばよいというのではなく，感覚神経の走行を考えて，中枢側を先に注射して，ゆっくりと末梢側の注射に移っていくことが，患者にやさしい注射法となる。すなわち，神経の中枢側に麻酔が効くことにより，末梢側に注射をするころには痛みは少なくなる。一方，末梢側を先に注射すると，麻酔注射をしている間中，最後まで痛いことになる。
- 眼窩上神経のように，1カ所から放射状に感覚神経が伸びている部位では，神経が集まっている眼窩上切痕付近にまず注射して麻酔を効かせれば，前額部の広い範囲で痛みが軽減できることになる。この考え方の究極形が「神経ブロック」である。
- 針はできるだけ細いものを用い（25〜27G，眼瞼などのデリケートな部位は30G），ゆっくり皮下に注入することが肝要である。皮下に注射すると，皮膚の表層まで麻酔が効くまでには時間がかかる場合があるが（真皮が厚い背部などは特に）☞ 技＆Tips22（p.48），真皮内に注射すると著しい痛みがあるので，感染性粉瘤の切開排膿時など ☞ 技＆Tips38（p.80）の特殊な場合を除いては，真皮内には注射せず，皮下にゆっくり注射して，しばらく待ってから手術を始めるのがよい ☞ 技＆Tips22（p.48）。

頭皮内の切開方向は毛流と重力を基準にする

サプリメント ― ⑪

手術で頭皮有毛部に皮切を入れる場合は，どの方向に入れるのがよいのでしょうか？ 切開方向の基本は，「しわの方向に平行な方向」なのですが ☞ 技＆Tips30（p.64），頭皮有毛部では，しわのできる部位はほとんどありません。では，何を基準に切開方向を決めればよいのでしょうか？

頭皮内は，切開部が線状の禿になるのが避けられないということを前提に，この禿が目立たないことを基準にして，毛流と重力の方向を考慮して切開方向を決めます。つまり，通常の生活を行うときの体位（立位・座位）を基準にして，重力がかかる状況で毛流に垂直に切開を入れるのが基本となります。側頭部〜耳上部〜後頭部の低い位置では，髪の毛は縦に流れるのが普通なので，横方向に切開を入れます。そうすれば横方向の線状禿ができても，それを縦に走る何層もの毛髪がカバーするので，少々の風が吹いて髪の毛が浮き上がっても，禿は目立たないことになります。もし縦方向の線状禿ができたら，どうなるでしょうか？ ちょっとした動きや風により，線状禿部が左右に開いて露わに見えることになります。では，それ以外の部位はどうでしょうか？ 毛流や，患者さんのいつもの髪型を基準にして毛流に垂直に切開を入れれば，やはり禿が目立ちにくくなります。ただ，髪型に関しては，患者さんが一生ずっと髪型を変えないとは限らないので，やはり患者さんとよく相談して切開方向を決めることが大切です。

II 手術

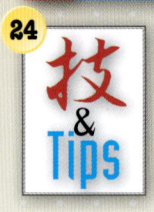

技&Tips 24　眼瞼の局所麻酔は30Gで針先を進めない ＋ 激冷えガーゼ

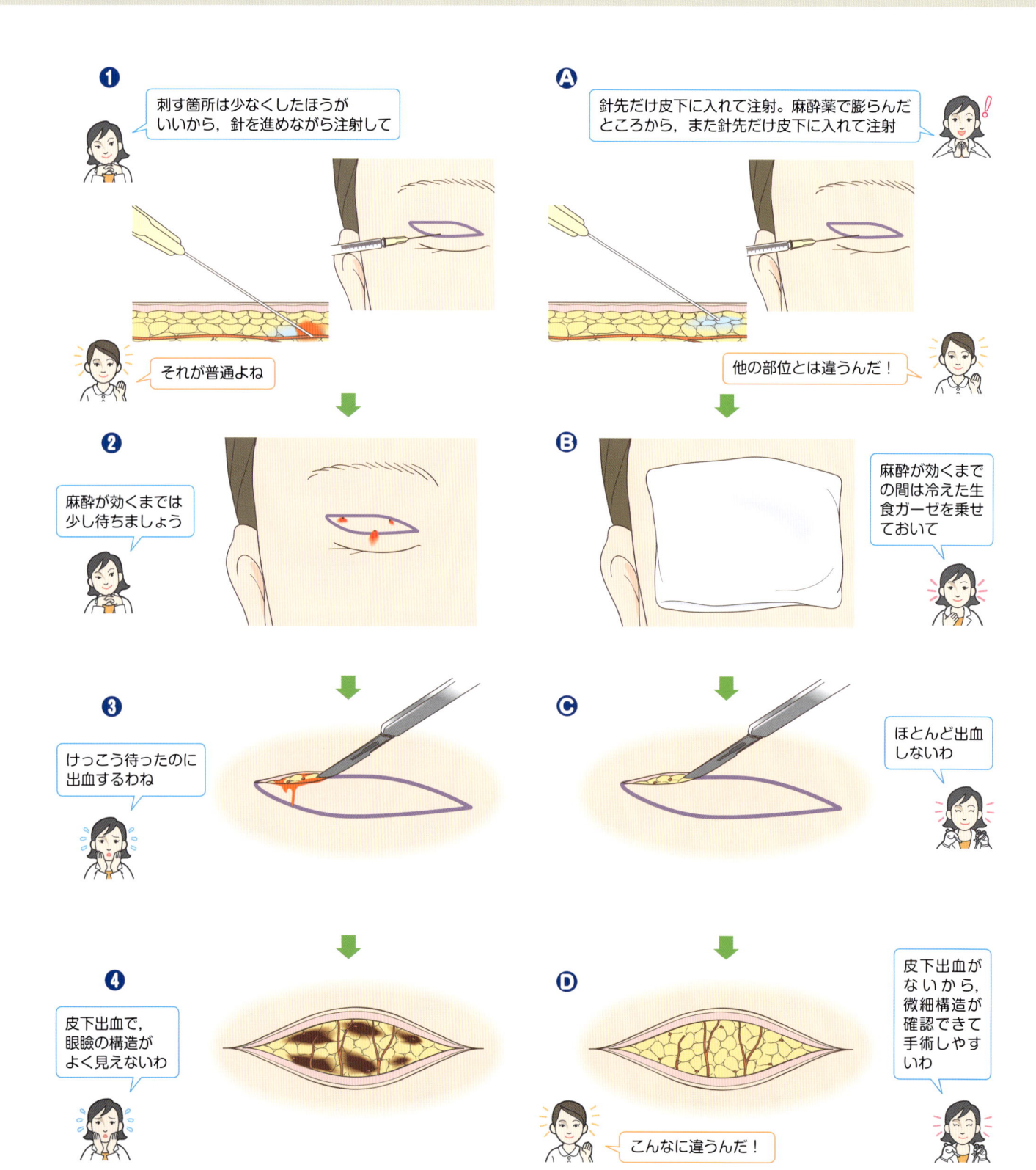

❶ 刺す箇所は少なくしたほうがいいから，針を進めながら注射して

それが普通よね

Ⓐ 針先だけ皮下に入れて注射。麻酔薬で膨らんだところから，また針先だけ皮下に入れて注射

他の部位とは違うんだ！

❷ 麻酔が効くまでは少し待ちましょう

Ⓑ 麻酔が効くまでの間は冷えた生食ガーゼを乗せておいて

❸ けっこう待ったのに出血するわね

Ⓒ ほとんど出血しないわ

❹ 皮下出血で，眼瞼の構造がよく見えないわ

Ⓓ 皮下出血がないから，微細構造が確認できて手術しやすいわ

こんなに違うんだ！

POINT

- 眼瞼の局所麻酔では 30G の針を使い，針先だけ皮下に入れて局所麻酔薬を注射し，皮下で針を進めないのがよい。
- 局所麻酔後は，冷たい生理食塩水（生食）ガーゼを乗せることにより血管を収縮させて，皮下出血の拡大を予防する。

❶皮下で針を進めながら局所麻酔
❷そのまま待つ
❸切開時に出血しやすい
❹皮下出血が点在し，構造が見にくい

Ⓐ針を皮下で進めないで局所麻酔
Ⓑ冷生食ガーゼを眼瞼の上に乗せておく
Ⓒ切開時にはほとんど出血しない
Ⓓ皮下出血がないので，構造がよくわかる

解説

- 眼瞼の手術を行っていて，皮下出血で術野が黒くなって構造がわかりにくくなってしまい，手術が困難になった経験はないだろうか？　眼瞼は局所麻酔注射時に皮下出血を生じやすい。この皮下出血は，皮下の微細血管を針先で刺してしまうことが原因である。眼瞼の繊細な手術をきれいに行うためには，この皮下出血をできるだけ抑えることが肝となる。
- そのためには，眼瞼の局所麻酔は，30G 針を用いる。30G であっても，他部位のように皮下で針を進めながら局所麻酔を行うと，針先で微細血管を傷つけて皮下出血を生じさせることになる。これを回避するためには，針先を少し皮下に入れたところで麻酔薬を注入し，皮下注射で膨らんだところからまた針先だけを入れて麻酔を行う。
- 局所麻酔とエピネフリンの効果が効くまで待つ間は，冷やした生食ガーゼを置いておくと，血管収縮作用により皮下出血が広がりにくくなる。
- 眼瞼は皮膚が薄いので，真皮部の麻酔も効きやすく，比較的多くの箇所を穿刺してもそのたびに痛みを訴えることは少なく，術野もきれいに保たれる。
- 眼窩隔膜の中に手術操作を加える場合は，眼窩隔膜が出た時点で，隔膜の切開前に局所麻酔薬を隔膜の中に追加で少量注射する。

Ⅱ 手術

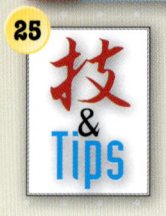

25 技&Tips 鼻の局所麻酔は，2.5mLロック付き注射器で

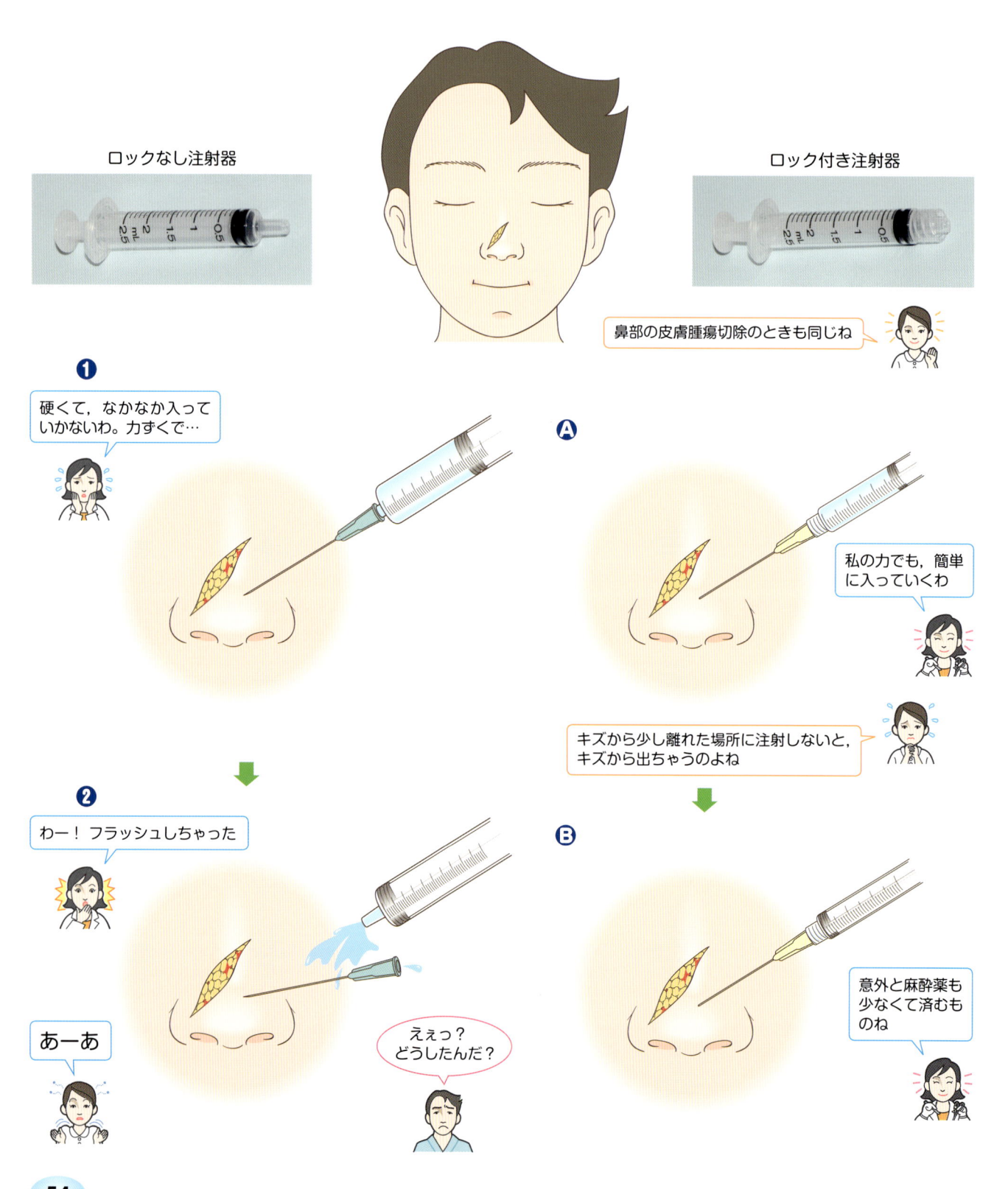

ロックなし注射器　　　　　　　　　　　　　　　　　　　ロック付き注射器

鼻部の皮膚腫瘍切除のときも同じね

❶ 硬くて，なかなか入っていかないわ。力ずくで…

Ⓐ 私の力でも，簡単に入っていくわ

キズから少し離れた場所に注射しないと，キズから出ちゃうのよね

❷ わー！フラッシュしちゃった

あーあ

えぇっ？どうしたんだ？

Ⓑ 意外と麻酔薬も少なくて済むものね

54

POINT

- 鼻は非常に硬い組織であるため，通常の10mL注射器では，麻酔薬がなかなか入っていかない。
- 2.5mLロック付き注射器を使えば，容易に麻酔薬が入っていき，ロック付きなので，周囲にフラッシュする心配もない。

❶ 10mL注射器では，液が入っていかない
❷ 力ずくで押し込もうとすると，コネクターがはずれて周囲にフラッシュする

Ⓐ 2.5mL注射器では，注入圧が小さく楽である
Ⓑ ロック付きなので，周囲にフラッシュする心配もない

解説

- 外鼻の組織は特殊である。脂腺を非常に多く含むので皮膚は硬くて脆く，皮下組織がほとんどないので，通常の10mL注射器で外鼻の局所麻酔を注入するのは，注射器にかかる圧が大きく至難の業である。無理やり力ずくで注入しようとすると，コネクター部がはずれて医師の顔や患者にフラッシュすることになる。
- 鼻部への局所麻酔注射には2.5mLロック付き注射器を使うのがよい。注入にかかる圧が小さいので注入は容易であり，ロック付きなのでコネクター部がはずれることもなく安心である。また，皮下組織がほとんどないので，局所麻酔薬が入っていくスペースも小さいため，3mLもあれば，かなり広い範囲を麻酔可能である。
- 外鼻に次ぐ硬い組織をもつ部位に，額部がある。また，2回目の手術や外傷後の手術では皮下の瘢痕形成により同じように硬く，やはりロック付き注射器を使用したほうがよい場合がある。

これだけはやめてほしい，顔面ステイプラー

サプリメント — ⑫

　スキンステイプラーは，頭皮の縫合には便利な道具です 技&Tips53(p.114)。毛根にあまりダメージを与えないというだけでなく，あっという間に皮膚の縫合が終了する魅力は，まさに忘れられない「蜜の味」という医師も多いのではないでしょうか。しかし，毛髪のない顔面露出部に使用するのだけはいただけません。

　「深夜の救急外来，酔っぱらって転倒し，顔をぶつけて裂創」という患者さんは，よくあるパターンで，当直医として早く終わらせたい気持ちもわかりますが…。図1，2は実際にスキンステイプラーで創処理された患者さんです。上眼瞼では皮膚が内反して表面が合っていません。頬部も，元の挫滅創ばかりではなく，糸で大きく縫合された創もステイプラーで縫合された創も縫合糸痕として醜状痕になることが予想されます。何より，患者さんに対する愛情というか配慮がまったく感じられないところが一番問題ではないでしょうか。ちなみに，頭皮は硬くて内反しにくいので，スキンステイプラーを使っても表面が合いやすいのですが，いい加減にバシバシ行うのではなく，頭皮に段差ができないように表面を合わせながら丁寧に使用しなければならないことも，いうまでもありません。

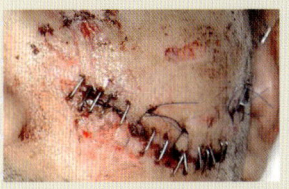

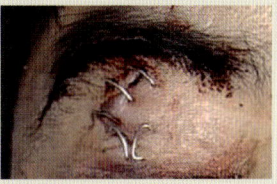

図1　　　図2

II 手術

技&Tips 26　小手術は，全身麻酔でもE入りキシロカイン®を併用（特に小児）

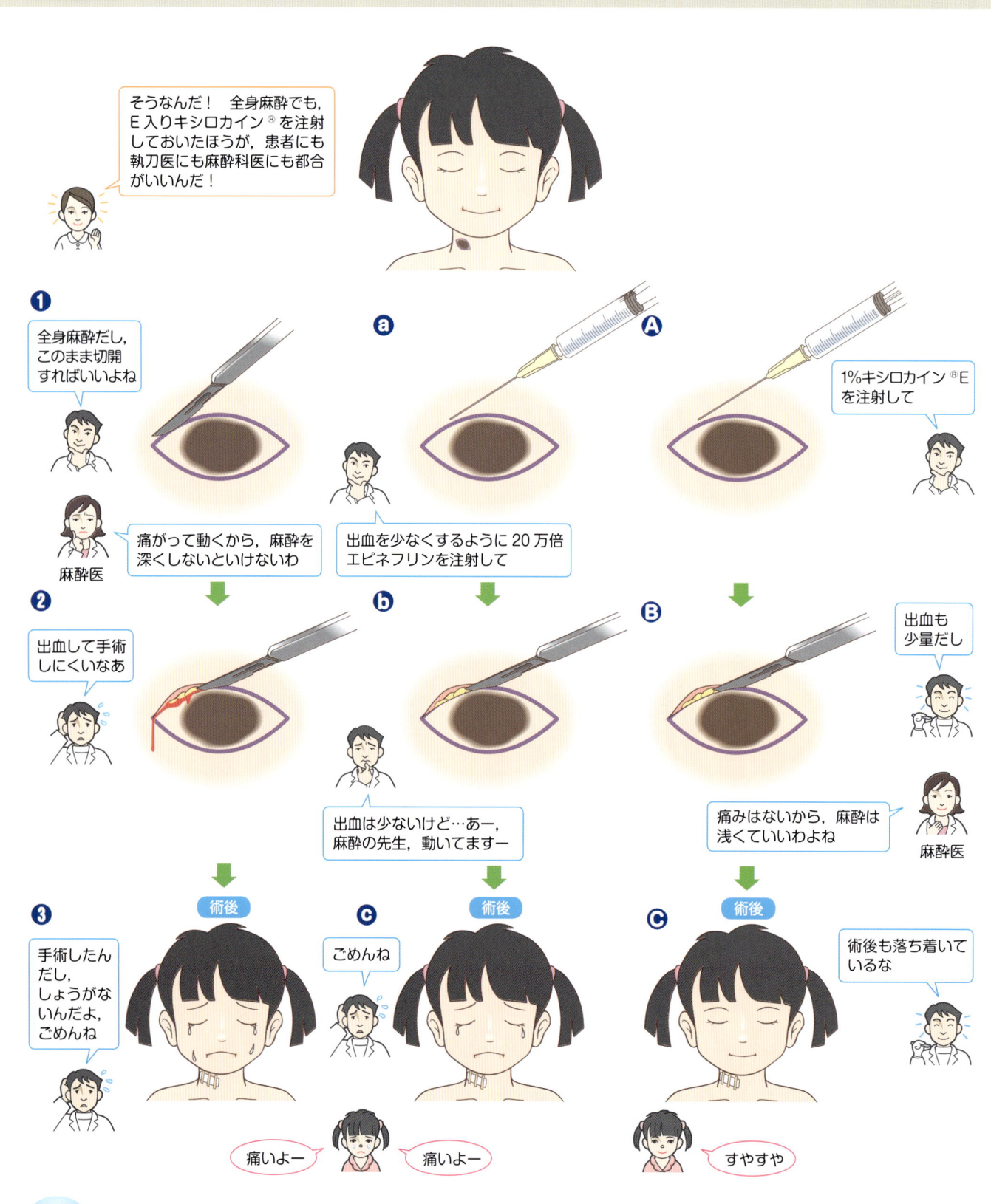

そうなんだ！　全身麻酔でも，E入りキシロカイン®を注射しておいたほうが，患者にも執刀医にも麻酔科医にも都合がいいんだ！

❶
- 全身麻酔だし，このまま切開すればいいよね
- 痛がって動くから，麻酔を深くしないといけないわ（麻酔医）
- ⓐ 出血を少なくするように20万倍エピネフリンを注射して
- Ⓐ 1%キシロカイン®Eを注射して

❷
- 出血して手術しにくいなあ
- ⓑ 出血は少ないけど…あー，麻酔の先生，動いてますー
- Ⓑ 出血も少量だし／痛みはないから，麻酔は浅くていいわよね（麻酔医）

❸
- 手術したんだし，しょうがないんだよ，ごめんね
- 術後：痛いよー
- ⓒ ごめんね／術後：痛いよー
- Ⓒ 術後も落ち着いているな／すやすや

56

POINT

- 小手術は，全身麻酔の場合でも，1％キシロカイン®Eを注射して行うとよい。
- 出血が少なく抑えられるほか，術中には痛みがないので麻酔深度を浅く設定でき，覚醒後も強い痛みが出ない利点がある。

---

❶ そのまま切開
❷ 出血が多いし，麻酔深度も深く保つ必要がある
❸ 覚醒後すぐに強い痛みが出る

ⓐ 20万倍エピネフリンを注射
ⓑ 出血は少ないが，麻酔を深く保つ必要がある
ⓒ 覚醒後すぐに強い痛みが出る

Ⓐ 1％キシロカイン®Eを注射
Ⓑ 出血は少なく，麻酔深度も浅く設定できる
Ⓒ 覚醒時に痛みが少ない

解説

- 「全身麻酔で手術をすれば患者は痛みがない」と考え，そのまま切開するより，局所麻酔薬を注射してから手術をするのがよい。
- 手術による痛みがなくなるので，麻酔深度を浅く設定しても，患者が動くこともなく手術を安心して行うことができる。長時間の手術であれば，術後には注射した麻酔効果はなくなっている可能性が高いが，1～2時間以内の手術であれば覚醒後まで麻酔効果が持続しているので，覚醒後も痛みがすぐ始まらない利点がある。小児の場合は特に有用で，覚醒時に強い痛みがあるのとないのとでは大きな違いである。
- 局所麻酔薬のなかでも，手指などでなければエピネフリン入り（1％キシロカイン®E）を用いれば止血効果も得られる☞技&Tips22（p.48）。出血コントロール目的で20万倍エピネフリンを注射して手術を行う施設もあるようだが，1％キシロカイン®Eのほうが痛みを除く効果があるので，より有用である。

これもやめてほしい，顔面マットレス縫合 サプリメント—⑬

マットレス縫合は，幅の広い縫合糸痕が残りやすいのと創縁が外反して二次治癒になりやすいため，整容的には可能な限りやってほしくない縫合法です☞技&Tips17（p.36）。特に，顔面は整容性が強く求められる部位なので，絶対にやってほしくない縫合法です。図1は，若い女性の頬部の割創で他院で縫合された2日後に当院を受診したときの所見ですが，大きくマットレス縫合された後に結節縫合が追加されています。マットレス縫合部は本来創のない場所にも傷あとが残るので，即，抜糸し，テープ固定に替えました（図2）。

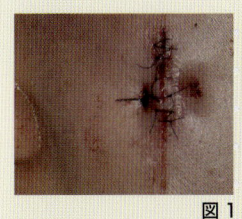

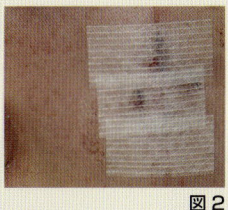

図1　図2

II 手術

技&Tips 27 小手術は，モノポーラではなくバイポーラを使う（特に一人手術）

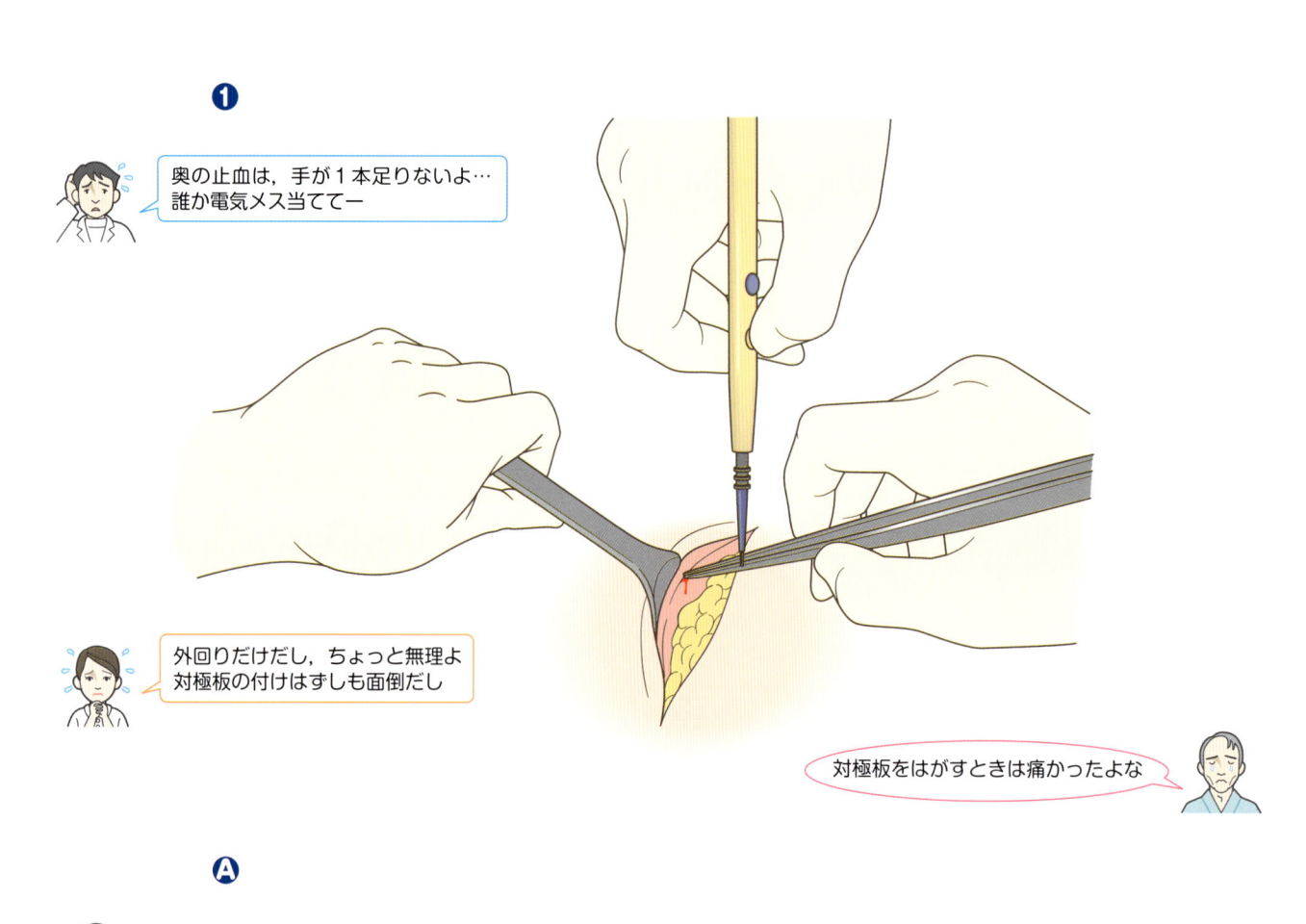

❶

奥の止血は，手が1本足りないよ…
誰か電気メス当ててー

外回りだけだし，ちょっと無理よ
対極板の付けはずしも面倒だし

対極板をはがすときは痛かったよな

Ⓐ

奥の止血も，一人でOK

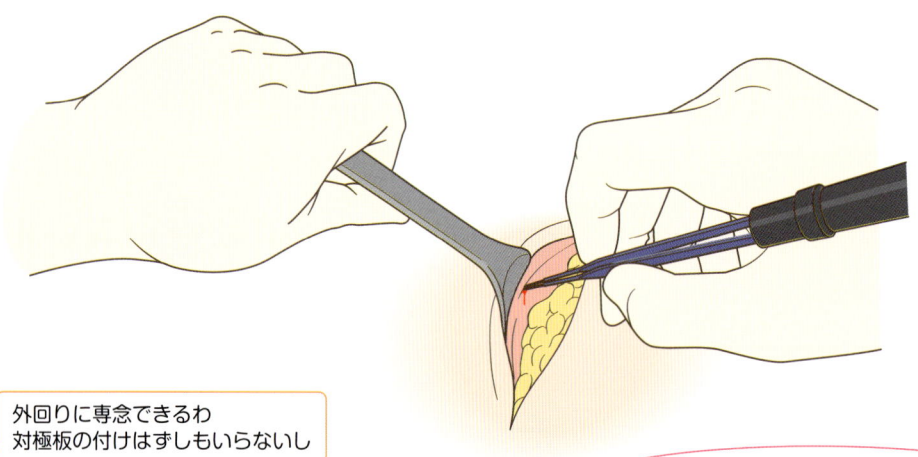

外回りに専念できるわ
対極板の付けはずしもいらないし

対極板の付けはずしがなくて，よかった

> **POINT**
> - 小手術では（特に一人で行う場合），モノポーラ電気メスではなくて，バイポーラ止血摂子を使うのが便利である。
> - 止血も容易で，対極板が不要なほか，ペースメーカー挿入中の患者でも安全性が高い。

❶奥の出血点の止血では，左手で筋鈎を引くと，電気メスを当ててもらう手が足りなくなる
Ⓐ奥の出血点には，左手で筋鈎，右手にバイポーラで簡単に止血できる

解説

- バイポーラ止血摂子をほとんど使わず，電気メスといえばモノポーラ型の外科系診療科もあるので，ここでは，その有用性について紹介したい。
- 皮膚の裏側奥の出血点に対して，モノポーラ電気メスで止血を試みた場合，左手で筋鈎を持って右手の摂子で出血点をつまむと電気メスを当ててもらう手が足りなくなる（電気メスの先で止血するのは確実性に劣る）。一方，バイポーラ止血摂子なら，片手のみで簡単にピンポイントに止血可能である。手術操作の自由度が上がるこの利点は，体表手術に限らず，深部の手術ではさらに有用であると考えられる。
- 粉瘤や皮膚腫瘍のほか，5cm程度の脂肪腫を摘出するときでも，モノポーラ電気メスでなければ切開・止血に困る状況はなく，メス・剪刀とバイポーラの組み合わせで手術を行うことは十分に可能である。
- バイポーラ止血摂子では基本的に，電流は摂子間に流れるだけなので，皮神経近くの出血点を止血する場合でも痛みが生じにくく（モノポーラを使うと激痛が走る場合がある），ペースメーカー挿入中の患者でも安全性が高い。
- またバイポーラでは，対極板を貼る必要がないので，それを付けはずしする看護師の手間が不要で，患者にとっても，対極板を付けるときの冷感，はがすときの痛みがなく快適である。

傷あとは絶対に消えない
先に損をするな！　小児は自分で判断できない

サプリメント ⑭

最初の項目でも述べていますが 技&Tips01 (p.2)，真皮は再生しないため，真皮まで及んだ創は，治癒しても必ず瘢痕が残り（傷あと），現在の医療ではそれを消すことはできません。ということは，どのような手術をする場合でも，余計な皮切は真に慎むべきであり，どうしても必要で手術をする場合でも，切開の部位・長さ・方向を真剣に考えて行うべきということです 技&Tips30 (p.64)。また，どのような外科的介入を行う場合でも，患者さんには，手術によってできた瘢痕は決して消えることはないことを十分に説明し，了解を得る必要があります。

　このことは，自分で判断できなくて選択権もない小児の場合は，より重要になります。例えば，親には十分に説明して幼児のホクロを切除したとしても，その子が中学生になったとき，「傷あとができるくらいならホクロのほうがよかった」というかもしれません。親の希望で，幼児のとき「でべそ」の手術をして腹部に瘢痕が残ったら，その子が高校生になったときに臍の周囲に残る瘢痕に対して，ひどく悩むかもしれません。そもそも幼児の下腹部は脂肪が薄くて「でべそ」であったとしても，下腹部に脂肪が付く年頃になったら，「でべそ」は相対的に凹んで「普通のへそ」になる可能性が高いはずです（相撲取りに「でべそ」はいない！）

　先に損をするな！　というのは，いったんできた傷あとは絶対に消えないことを（特に，小児では自分で判断できないので）医師はしっかり肝に銘じるべきというとです。

Ⅱ 手術

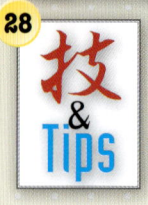

技&Tips 28　器械（電気メス）などの準備は後！デザインと局所麻酔が先！

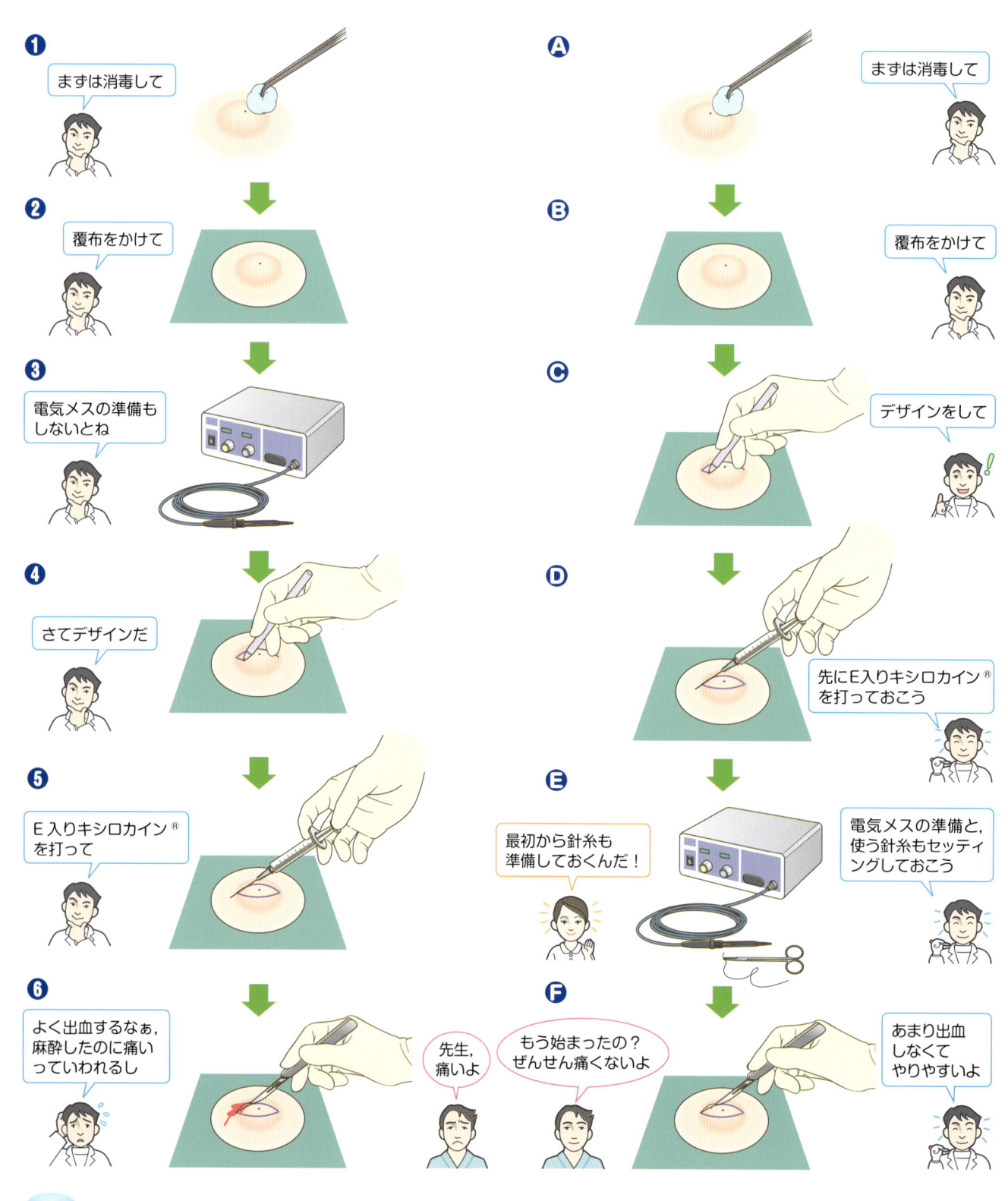

❶ まずは消毒して

❷ 覆布をかけて

❸ 電気メスの準備もしないとね

❹ さてデザインだ

❺ E入りキシロカイン®を打って

❻ よく出血するなぁ，麻酔したのに痛いっていわれるし

先生，痛いよ

Ⓐ まずは消毒して

Ⓑ 覆布をかけて

Ⓒ デザインをして

Ⓓ 先にE入りキシロカイン®を打っておこう

Ⓔ 最初から針糸も準備しておくんだ！　電気メスの準備と，使う針糸もセッティングしておこう

Ⓕ もう始まったの？ぜんぜん痛くないよ　あまり出血しなくてやりやすいよ

POINT

- ●手術の準備には，その順番が大切である。準備の総量は同じでも，順番が変わるだけで，手術のやりやすさはまったく変わってくる。
- ●局所麻酔の手術では，局所麻酔薬の注射から執刀開始までの間にさまざまな準備を行うのがコツである。

❶～❻この順番では，局所麻酔薬の注射→執刀となるので，注射後すぐに執刀すればキシロカイン®の麻酔効果もエピネフリンの止血効果も不十分となるし 技&Tips22（p.48），十分に待てば時間の無駄が大きい。

Ⓐ～Ⓕこの順番では，局所麻酔薬の注射→器械などの準備→執刀となるので，注射から執刀まで無駄なく時間を使いながら，キシロカイン®の麻酔効果もエピネフリンの止血効果も十分に効いた状態で手術できるようになる。また，器械などの準備では使用予定の針糸を出してもらって持針器につけて用意しておけば，腫瘍を摘出した後すぐに皮膚縫合に移ることができる。

解説

- 手術全般にいえることであるが，手技の総量は同じであっても，その順番が変わるだけで，手術の行いやすさや手術時間はまったく変わってくる。ここで示したものは，その1例にすぎない。習慣は恐ろしいもので，一度ついてしまうと疑うことなくその順番は永久に続いてしまうので，常に，「どうやったら手際よくできるか？」を考えて手術に臨むことが重要である 技&Tips67（p.144）。
- 一般的な手順とはいえないが，著者が以前に，きわめて多くの小手術をこなさなければならない病院に勤務していたときは，a 消毒前にデザインを書き，b 酒精綿などで軽く消毒した後，c すぐに局所麻酔薬を注射し（ここでカルテ書き，伝票書き），d 改めて通常の消毒，e 覆布かけ，f 器械・針糸のセッティング，g 執刀の順番で準備を行っていたことがあった。局所麻酔薬の注射から執刀までの時間を長くとるようにするための工夫であるが，粉瘤摘出を1時間に4件ペースでこなさないと業務が終わらない病院での窮余の策であった。
- 似たような意味で，例えば3カ所の手術を行う場合，xの手術が終わってからyの麻酔注射を行い，yの手術が終わってからzの麻酔注射を行うのではなく，xの執刀を行う前（もしくはxの手術の切りのよいところでyの麻酔注射を行い，yの手術の切りのよいところでzの麻酔注射を行えば，手術がやりやすく早く終わるのは明らかである。

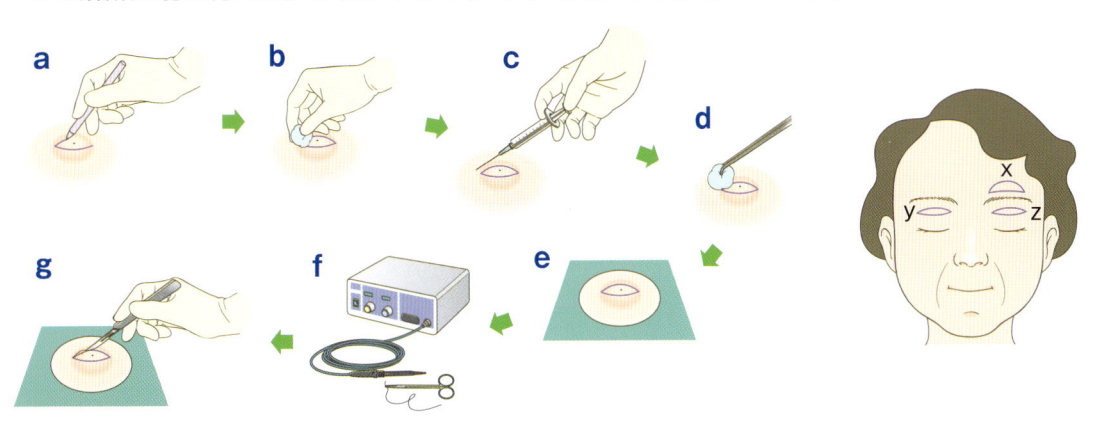

II 手術

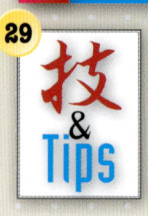

技&Tips 29 穴あきディスポ覆布のシールは全周貼らない

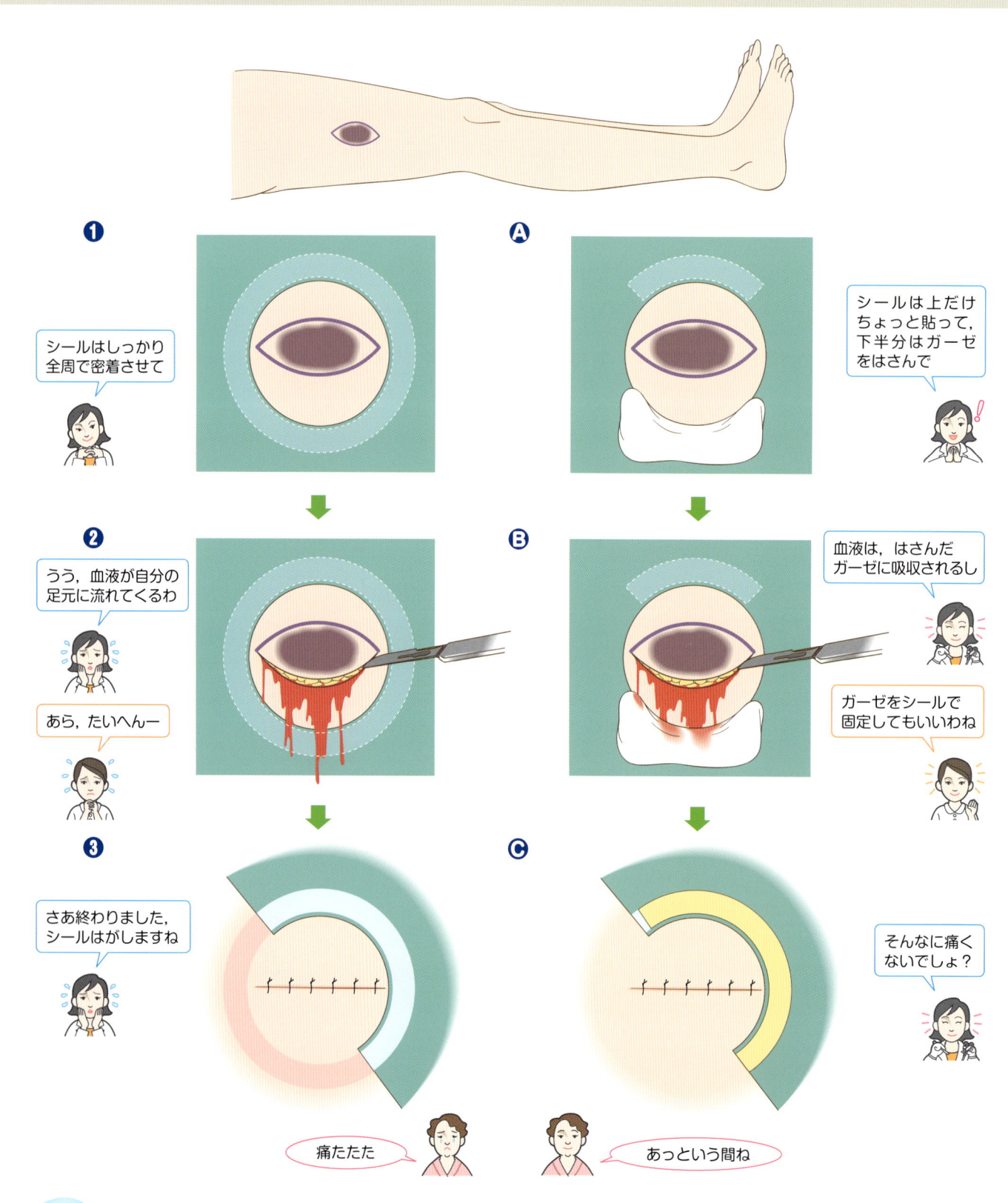

❶ シールはしっかり全周で密着させて

Ⓐ シールは上だけちょっと貼って，下半分はガーゼをはさんで

❷ うう，血液が自分の足元に流れてくるわ

あら，たいへんー

Ⓑ 血液は，はさんだガーゼに吸収されるし

ガーゼをシールで固定してもいいわね

❸ さあ終わりました，シールはがしますね

Ⓒ そんなに痛くないでしょ？

痛たたた

あっという間ね

POINT

- ●穴あきディスポ覆布のシールを全周性に貼ると，血液が覆布の上を流れて散らばる。必要最小限のシールで固定して，低い箇所はガーゼをはさんでおくとよい。
- ●シールを貼る範囲が狭ければ，術後にシールをはがすときに患者の痛みも少なくて済む。

---

❶覆布のシールを穴の周り全周で貼ると
❷血液が覆布の上を低い方向に流れる
❸術後にシールをはがす面積が大きいので患者も痛い

Ⓐシールの一部のみを使用し，他はシール保護紙をつけたままにする
Ⓑシールで高い箇所に固定し，低い箇所はガーゼをはさむ
Ⓒ術後にシールをはがす面積が小さいので痛みは少ない

解説

- シール付き穴あきディスポ覆布のシールは，穴の全周性に装備されているが，そのまま全周に貼ると，シーツの防水性が高いために，血液が覆布の上を低い方向に流れてきて散らばり，状況によっては術者の足元や患者に流れ落ちて汚染することになる。必要最小限のシールで術野の高い箇所に固定して，低い箇所はガーゼをはさんでおけば，低い方向に流れた血液はガーゼに吸収されて，散らばることがなくなる。
- シールを貼る範囲が小さければ，術後にシールをはがすときに，患者の痛みも少なくて済む。
- 状況によっては，ガーゼをはさむ部分のシール保護紙もはがして，ガーゼを覆布に固定する用途に使うこともできる。
- 眼瞼など顔の手術の場合には，図1のように顔に合わせて穴を大きくしながらの応用も可能である。シールを貼るのは血液が流れてきにくい前額部だけにして，血液が流れやすい側頭部にガーゼをはさんだ状態で手術を行えば，有毛部に血液が入り込んで髪の毛が血液で汚染されることがなく，覆布をはがすときもほとんど痛みを伴わない。穴あきディスポ覆布は，穴をそのまま使うのではなく，目的に応じて紙を切除しながら穴を大きくして用いる意識も重要である ☞ 技&Tips31（p.66）。

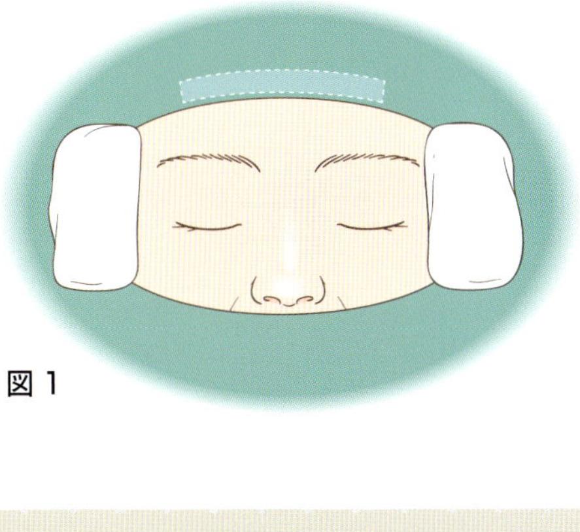

図1

Ⅱ 手術

技&Tips 30 　手術後の瘢痕は医師の責任
切開の部位と方向に配慮しよう

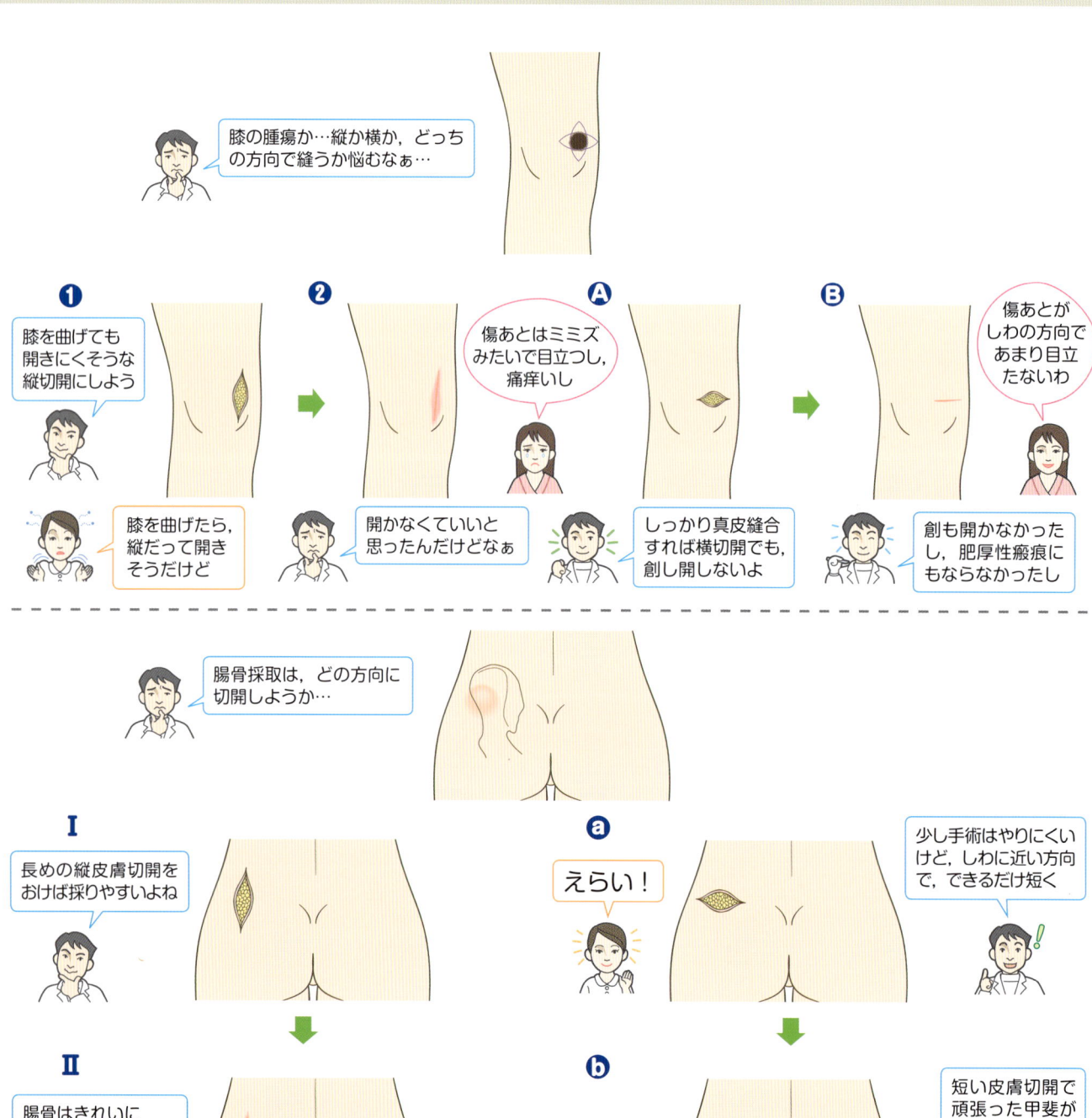

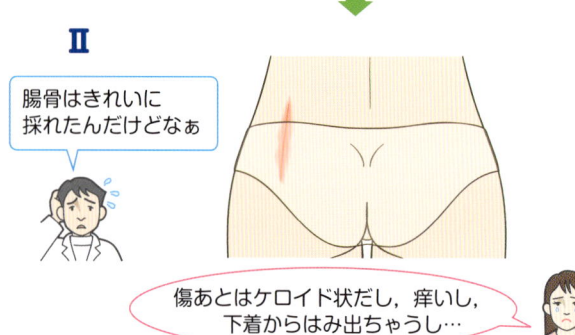

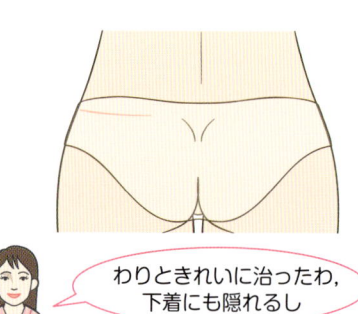

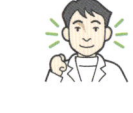

膝の腫瘍か…縦か横か，どっちの方向で縫うか悩むなぁ…

❶ 膝を曲げても開きにくそうな縦切開にしよう

膝を曲げたら，縦だって開きそうだけど

❷ 開かなくていいと思ったんだけどなぁ

Ⓐ 傷あとはミミズみたいで目立つし，痛痒いし

しっかり真皮縫合すれば横切開でも，創し開しないよ

Ⓑ 傷あとがしわの方向であまり目立たないわ

創も開かなかったし，肥厚性瘢痕にもならなかったし

腸骨採取は，どの方向に切開しようか…

Ⅰ 長めの縦皮膚切開をおけば採りやすいよね

ⓐ えらい！

少し手術はやりにくいけど，しわに近い方向で，できるだけ短く

Ⅱ 腸骨はきれいに採れたんだけどなぁ

傷あとはケロイド状だし，痒いし，下着からはみ出ちゃうし…

ⓑ 短い皮膚切開で頑張った甲斐があったな

わりときれいに治ったわ，下着にも隠れるし

> **POINT**
> ● 術後に残った瘢痕は医師の責任であり，原則的に，しわの方向に近い切開を選択のほうが，術後にきれいな瘢痕になりやすい。
> ● 肘・膝部伸側では，横切開でも真皮縫合をしっかり行えば開創することは，まずない。
> ● 下着その他に隠れやすい，カモフラージュしやすい，といった観点も必要である。

❶膝のしわに垂直な縦切開
❷術後の肥厚性瘢痕は必発
Ⅰ しわ方向の垂直に近い縦切開
Ⅱ 肥厚性瘢痕になりやすく，下着からはみ出している

Ⓐ 膝のしわに平行な横切開
Ⓑ 肥厚性瘢痕になりにくい
ⓐ しわの方向に近い横切開
ⓑ 肥厚性瘢痕になりにくく，下着にも隠れやすい

解説

- 創には，患者が外傷によって負ったものと，手術により切開した創の2つに分けられる。前者については，創の発生に医師の関与はなく，いってしまえば患者本人の責任であるが，後者については，まっさらな組織に医師が切開を入れたことによる創であり，その方向や長さは医師の裁量によって決定できる。すなわち医師は，最適な方向と最適な長さを考慮して切開を置く必要があり，術後に残る瘢痕にも責任を負うべきである。
- しわの方向に近い皮切は，術後にしわと同化しやすく，肥厚性瘢痕にもなりにくいため，きれいな瘢痕になりやすい。垂直に近い方向の皮切は，術後に肥厚性瘢痕になりやすく，肥厚性瘢痕になると，見栄えだけではなく，痛みや痒みが何年も持続することで患者を苦しめることになる。
- 切開の方向を考える場合，手術の行いやすさも重要であるが，傷あとがきれいに治る方向（痒みや痛みも少ない）に切開するという視点も重要で，やや手術が行いにくくなっても，傷あとがきれいになる方向を選択して手術を成功させるのが腕の見せどころである。
- 膝，肘などは，しわの方向に合わせる横切開だと，術後早期に創が開きやすいと考える医師もいるが，関節屈曲位では横方向にも緊張が強く，縦切開を行っても縫合後に関節を屈曲すると創し開の危険性があることを知るべきである。膝や肘関節の伸側でも，真皮縫合をしっかり行えば，90°屈曲しても，創し開することはまずない。
- 瘢痕そのものだけでなく，下着その他に隠れやすい，カモフラージュしやすい，といった観点も必要であり，例えば，背部腸骨上での横切開であれば，下着（セパレート型の水着）で覆い隠すことが可能である。
- また，創縁が傷むと二次治癒の原因になりうるので 技& Tips02（p.4），術中の創縁の扱い（摂子でつかむ，筋鉤で引っ張る）には十分に注意するべきである。

II 手術

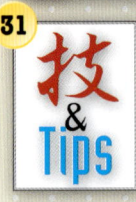

技&Tips 31　穴あき滅菌覆布は穴をアレンジして＝森も木も見よう

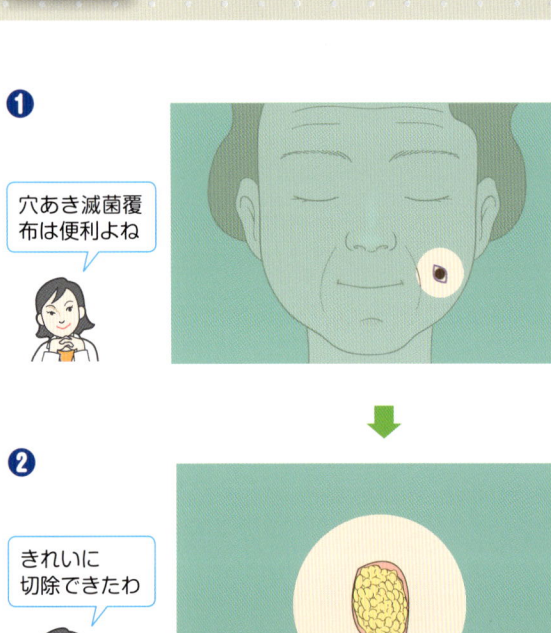

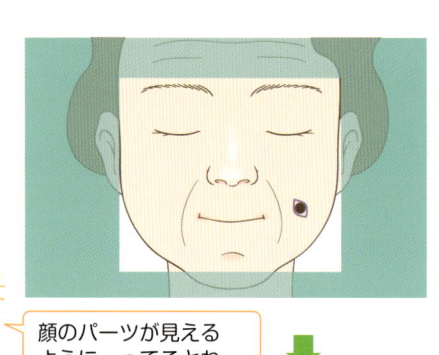

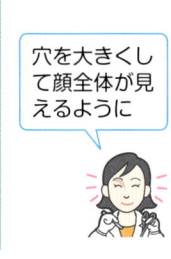

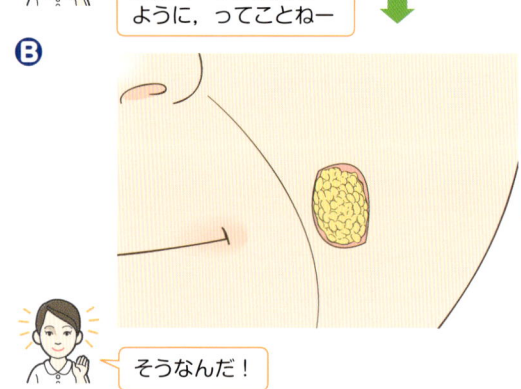

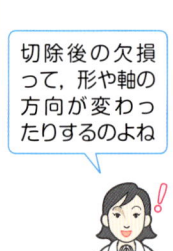

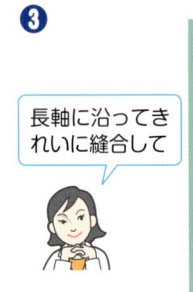

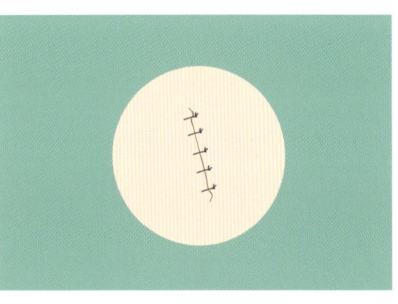

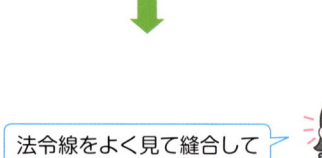

❶ 穴あき滅菌覆布は便利よね

❷ きれいに切除できたわ

❸ 長軸に沿ってきれいに縫合して

❹ あれ？デザインした方向と違う縫い上がりになっちゃった

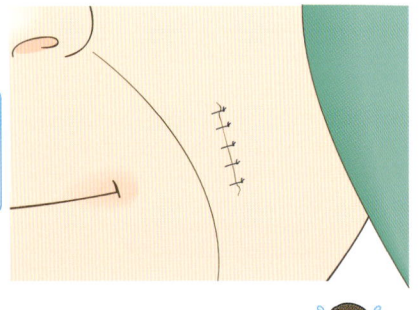

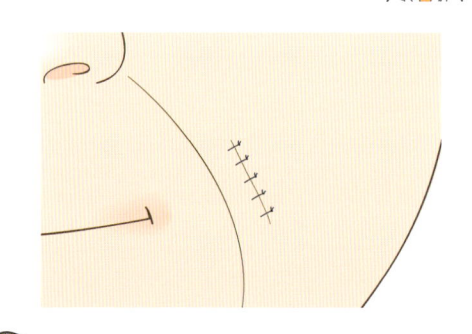

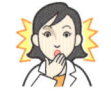

え？　もう1回縫い直したほうがいいかも…

Ⓐ 穴を大きくして顔全体が見えるように

顔のパーツが見えるように，ってことねー

Ⓑ 切除後の欠損って，形や軸の方向が変わったりするのよね

そうなんだ！

法令線をよく見て縫合して

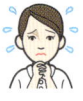

Ⓒ おー！　ぴったり法令線に平行！

> **POINT**
> - 穴あき滅菌覆布は，穴をアレンジしてメルクマールが見えるようにして手術を行おう。シールは一部残せば固定には十分である。
> - 小穴のまま手術を行うと，周囲との関係が確認できず，意外な失敗をすることがある。

❶穴あき滅菌覆布をそのまま使用
❷局所しか見えない
❸欠損だけ見て縫合
❹覆布を取り除いたときに，方向がずれていてびっくり

Ⓐ滅菌覆布の穴を大きくして顔全体が見えるようにして使用
Ⓑ顔の中での欠損の位置関係がわかる
Ⓒ顔全体と法令線を見ながら縫合

解説

- 穴あき滅菌覆布は穴の大きさが5cmほどで，小腫瘍の摘出そのものには十分な大きさであるが，穴に相当する狭い部位しか見えず周囲の構造が確認できないため，意外な失敗をすることがある。そのまま使わず，覆布を切って穴の大きさや形をアレンジして周囲のメルクマールが見えるようにして手術を行うのがよい。

- 穴周囲を全部切除して穴を拡大するのではなく，周囲のシール部分を一部残して穴を広げるのがコツで，シールを一部残せば固定は十分に可能である ☞ 技& Tips29（p.62）。

- 顔面のようにいろいろな構造物が近くにあり，その構造物に合わせた位置と方向と大きさに切開して傷あともきれいに仕上げたい部位では必須であるが，その他の部位でも，周囲の構造物（関節，臍，乳頭，踝，肛門など）を確認しながら手術を行うのは，予期せぬ医療過誤を予防する意味でも，きれいに仕上げる意味でも重要である。

- 例えば，丸い母斑を形どおりに丸く切除しても，周囲の緊張の方向が一様でないことが原因で，その結果できた欠損は，楕円形になるなど丸でなくなることは，よく経験することである。紡錘形に切除しても，軸が微妙にずれて見えるようになる場合もあるため，周囲の構造をよく確認しながらでないと，変形した欠損に合わせて手術を進めてしまうと縫い上がりが想定外になることもあるので，注意が必要である。

Ⅱ 手術

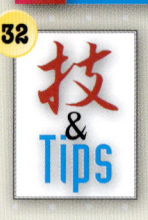

技&Tips ㉜ 高さ違いのある部分の紡錘形切開は，下側を先に切開する

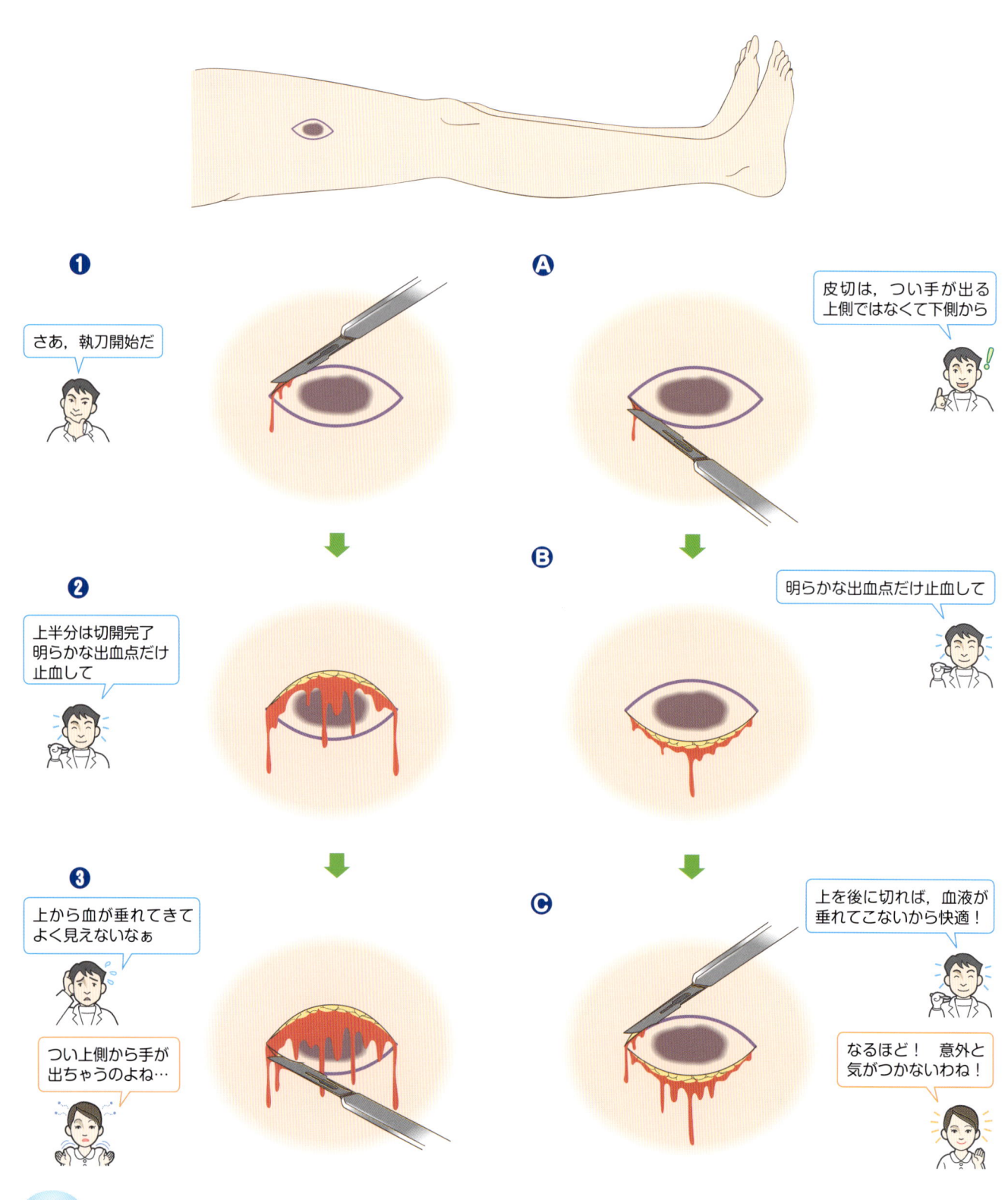

❶ さあ，執刀開始だ

❷ 上半分は切開完了 明らかな出血点だけ止血して

❸ 上から血が垂れてきてよく見えないなぁ
つい上側から手が出ちゃうのよね…

Ⓐ 皮切は，つい手が出る上側ではなくて下側から

Ⓑ 明らかな出血点だけ止血して

Ⓒ 上を後に切れば，血液が垂れてこないから快適！
なるほど！ 意外と気がつかないわね！

POINT

- 高さに差がある紡錘形切除は下側を先に切開しよう。上側を先に切開すると，血液が垂れてきて下側の切開がやりにくい。
- 手術操作は，血液の流れる先や奥側から，自由度の小さいものから行うのが原則である。

---

❶上側を先に切開すると
❷ある程度止血しても
❸下側を切るとき，上の切開部から血液が垂れてきて邪魔になる

Ⓐ下側を先に切開すると
Ⓑある程度止血して
Ⓒ上側を切るときに見やすく楽である

解説

- 高さに差がある2カ所の部位に切開を入れる場合（紡錘形切開に限らず），上側のほうが視野に入りやすくやりやすいので，つい上から先に切開してしまうのが人情である。しかし，上から先に切開すると，次に下側を切開するときに，上の切開部から出ている血液が下に垂れてきて術野を遮るので手術がしにくい。上から切開する気持ちを抑えながら一呼吸おいて，下側から切開しよう。
- 皮切に限らず，重力の影響で術野の上方での出血は術野の下方で操作を邪魔することになりうるので，手術操作の順序は，この点を考慮しながら（可能なら下や奥での操作を先にする）あらかじめシミュレーションを行い，実際の手術に臨むことが大切である ☞ 技&Tips67（p.144）。
- 一般的に，手術操作は，後にやるほど自由度が小さくなって，手技が難しくなることが多いので，はじめにやりにくいほう（下，奥など）を行ってからやりやすいほうに移ると滞りなく行えることが多い。二つのものを糸で結び付けて固定する場合も，糸をかけにくいほうから先に糸を通すことが原則である。

真皮からの出血は止血の必要なし＝焼灼止血すればⅢ度熱傷　　サプリメント — ⑮

ひどい擦過創や包丁で削いだ創では，真皮の中層まで欠損していて，その断面から出血が止まらないような状況に出会うことがあります ☞ 技&Tips54, 62（p.116, 132）。特に擦過創の場合，土砂などによる汚染を除去するために，ブラッシングをしながら生理食塩水でよく洗うと，真皮の表面から流れるように出血する場合もあります。この細かい出血点に対して，電気メスやバイポーラで焼灼止血しているところを見かけることがありますが，真皮からの出血に止血は不要です。洗い終わってガーゼを当てておけば，真皮からの出血はすぐに止まります。もちろん，洗浄後に軟膏を塗布して閉創してもいいですし，状況に応じた創傷被覆材を当てて閉創しても，自然に止血されます。焼灼止血は不要というよりむしろ禁忌に近いものと考えてください。真皮を電気メスやバイポーラで焼灼止血した部位はⅢ度熱傷になるわけですから，真皮のダメージが重篤になり創傷治癒が遅れるだけでいいことは何もありません。

Ⅱ 手術

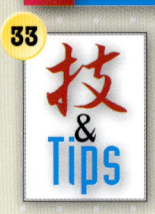

技&Tips 33 紡錘形切除術時は，切除する側の止血は不要

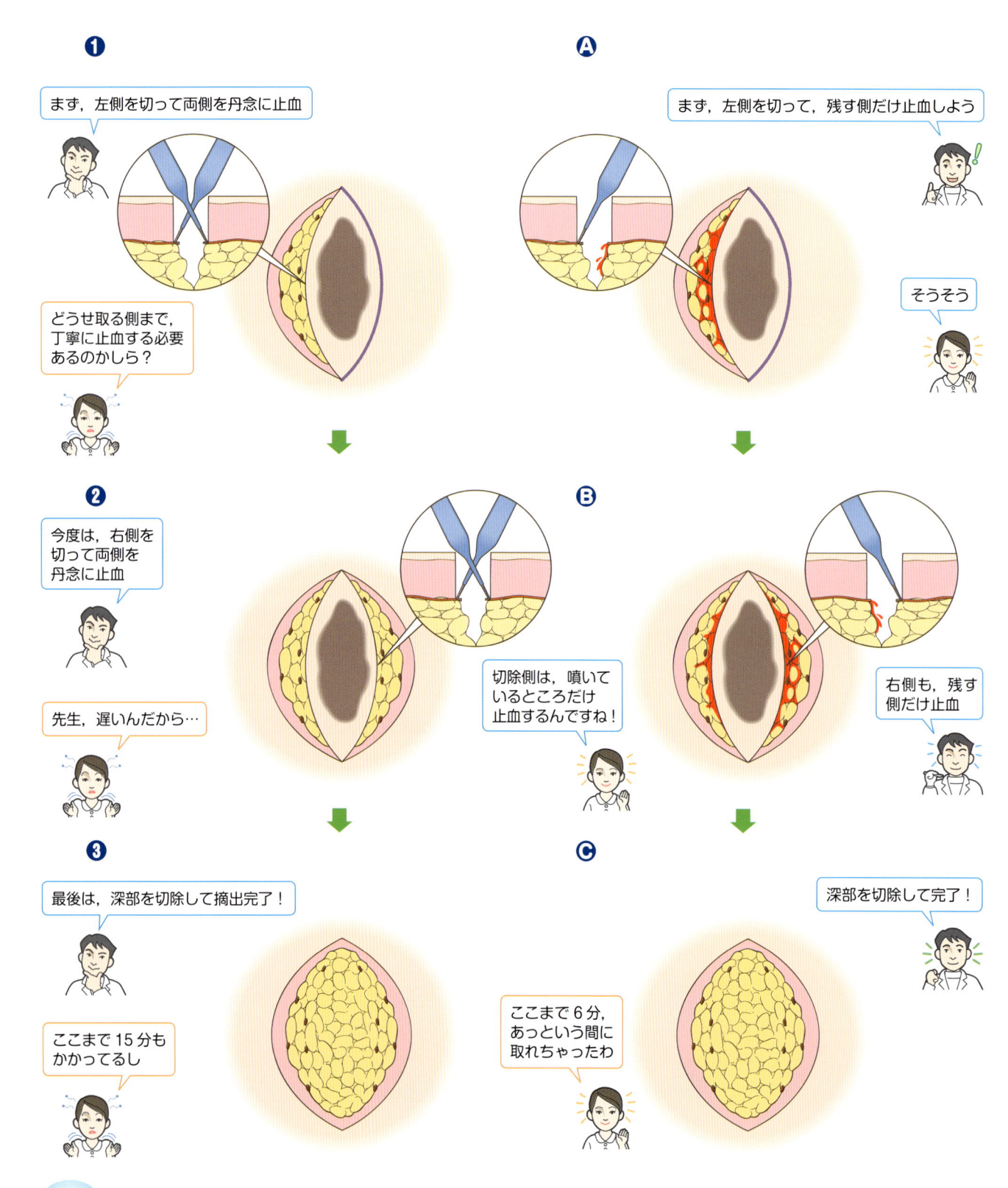

❶ まず，左側を切って両側を丹念に止血

どうせ取る側まで，丁寧に止血する必要あるのかしら？

❷ 今度は，右側を切って両側を丹念に止血

先生，遅いんだから…

❸ 最後は，深部を切除して摘出完了！

ここまで15分もかかってるし

Ⓐ まず，左側を切って，残す側だけ止血しよう

そうそう

Ⓑ 切除側は，噴いているところだけ止血するんですね！

右側も，残す側だけ止血

Ⓒ 深部を切除して完了！

ここまで6分，あっという間に取れちゃったわ

> **POINT**
> ● 母斑など，皮膚腫瘍の単純切除の場合，切除側は拍動性出血だけ止血すればよい（どうせ切除するから）。
> ● 止血に限らず，摘出される側には必要最小限の労力で済ます意識が重要である。

❶皮膚縁両側を丹念に止血
❷対側も，皮膚縁両側を丹念に止血
❸深部を切除して止血

Ⓐ残す側のみ丹念に止血
Ⓑ対側も，残す側のみ丹念に止血
Ⓒ深部を切除して止血

解説

- ほとんど笑い話の世界であるが，外科医の習性であろうか，組織からの出血を見ると，何も考えずに反射的にすべて丹念に止血している医師をよく見かける。例えば，母斑など，皮膚腫瘍の単純な切除の場合，（どうせ切除する）切除側を丹念に止血するのは，時間と労力を費やすだけの無駄な作業である。手術に数倍の時間がかかったりもするが，本人はよくても，患者や看護師にとってはいいことは何もない。キシロカイン®Eを使って手術をすれば，それほど出血しないため ☞ 技&Tips22（p.48），切除側は，拍動性の出血がある場合のみ止血すればよい。
- 皮膚腫瘍の切除では，出血するのは，基本的に皮下血管網の部位だけである。手際よく手術をすれば，長径4cm程度の皮膚を紡錘形に切除するのに，頭部顔面以外であれば切除側はまったく止血しなくてもいいくらいであり，3分以内に切除することも可能である。
- 止血に限らず，切除側にはできるだけ労力をかけない手順を考えることは，手術を手際よく進めるためのコツである。
- 同様の理由で，切除される組織，後でトリミングすることが決まっている組織を気を遣って愛護的に扱う必要もない。

II 手術

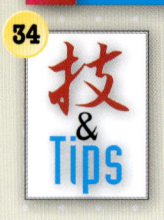

技&Tips ㉞ ぶにょぶにょした部位（ゆるんだ腹部など）紡錘形皮切は2段階で

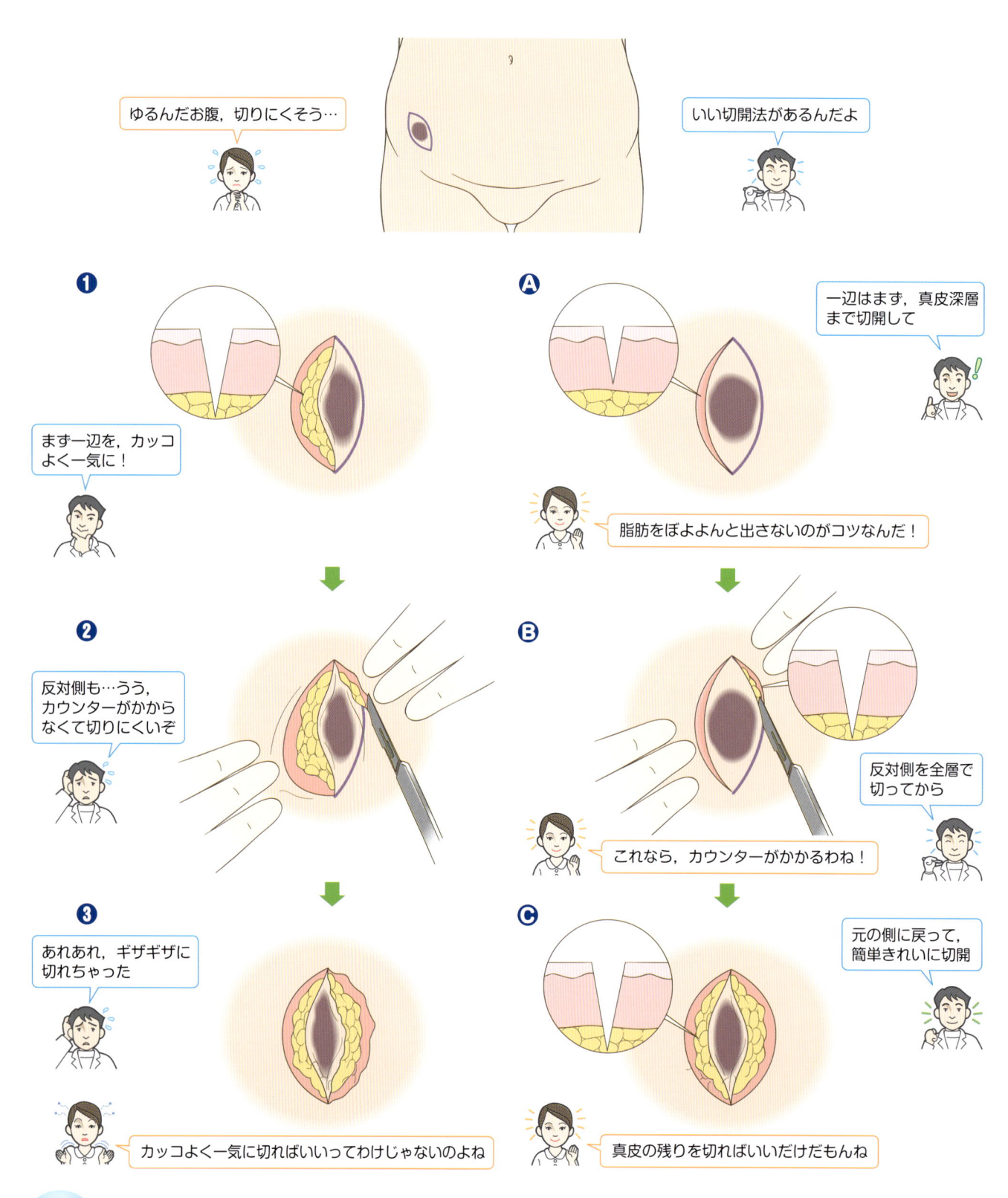

ゆるんだお腹，切りにくそう…

いい切開法があるんだよ

❶ まず一辺を，カッコよく一気に！

Ⓐ 一辺はまず，真皮深層まで切開して

脂肪をぼよよんと出さないのがコツなんだ！

❷ 反対側も…うう，カウンターがかからなくて切りにくいぞ

Ⓑ 反対側を全層で切ってから

これなら，カウンターがかかるわね！

❸ あれあれ，ギザギザに切れちゃった

Ⓒ 元の側に戻って，簡単きれいに切開

カッコよく一気に切ればいいってわけじゃないのよね

真皮の残りを切ればいいだけだもんね

POINT

● カウンターがかかりにくい部位の切開は，まず一辺を真皮深層まで切開し，もう一辺を全層切開した後に，元の側に戻って全層切開すると，きれいに切れる。

---

❶ 一辺を全層で切開してしまうと
❷ 反対側の辺は，きれいに切りにくい
❸ ギザギザの切開になってしまう

Ⓐ 一辺の切開を真皮深層までにすれば
Ⓑ 反対側の辺も，きれいに切りやすい
Ⓒ 元の辺に残った薄い真皮を軽く切開

解説

- 肥満のある患者の腹部など，ぶにょぶにょしている部位での紡錘形切開では，片側の皮切のときに全層で切ってしまって脂肪層が出てしまうと，もう一方の辺を切るときに，カウンターがかかりにくく，デザインどおりにまっすぐ切開しにくくなってしまう。結果としてギザギザの切開になってしまうばかりでなく，真皮も斜めに切れたりして，真皮縫合がきっちり寄らない原因にもなりうる ☞ 技&Tips09（p.18）。
- この場合，最初の辺の切開を，真皮深層までにして（真皮が薄く残っていて脂肪がぼよよんと出てしまわない層）おけば，反対側の皮膚切開を行うときにもカウンターがかかってきれいにまっすぐ切開することができる。この切開は脂肪が出る層まで到達して構わない。元の辺に戻ったときにカウンターが効かない状態になるが，最初にほぼ全層で切開してあるので，残りの一層の真皮をメスで軽くなぞるように切開するだけで容易に全層切開できる。
- この手技は，腹部の瘢痕修正術（手術創肥厚性瘢痕＋縫合糸瘢痕の切除・縫合）のときに威力を発揮する（瘢痕修正術で切開が乱れていたのではきれいな修正ができない）。もちろん，紡錘形切除のときに限らず，少し離れた2カ所を切開するとき，長い皮切を置く場合などでも，この手技を応用すれば，きれいに切開可能となる。

外来手術後に，「座らないように」「肘・膝を曲げないように」の指示を守るのはムリ　　サプリメント ⑯

外来日帰り手術で，関節部や殿部の小腫瘍を切除・摘出するなどの小手術を行う機会は多いものです。例えば膝関節部の皮膚腫瘍を切除・縫合した後に，患者さんに，「できるだけ膝を曲げないでください」と指示を出したりしますが，自分に引き合わせて考えてみれば，ほとんど不可能なことがわかると思います。椅子に普通に座ったときは，膝関節は80°は屈曲しますし，下腿を前に投げ出して座ったとしても50°くらいは屈曲状態になります。また，坐骨部の皮膚腫瘍を切除・縫合した後には「できるだけ座らないでください」と指示を出しても，日常生活で座らないことは不可能ですし，反対側の坐骨部にのみ荷重をかけて座るのにも限界があります。

ということは，患者さんがこのような指示を守れないことを前提に縫合しなければならないということです。つまり，傷あとがきれいになるための縫合法ではなく，座っても（正座はしないにしても，膝関節を90°くらいは屈曲しても）創が開かない縫合法を行わなければならないということになります ☞ 技&Tips07（p.14）。

Ⅱ 手術

35 技&Tips

粉瘤はまず紡錘形の頂点→辺で攻める

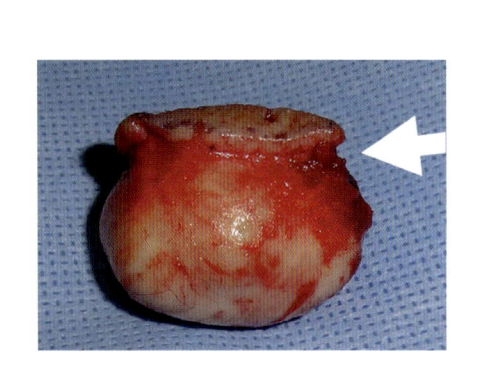

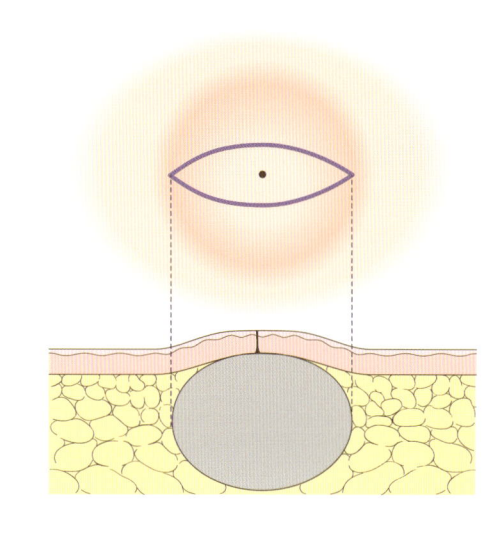

❶
- まだ袋が見えない破りそうで怖いなぁ
- メスがだんだん外側に向かってますよ

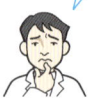

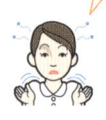

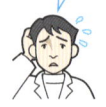

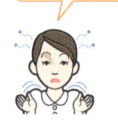

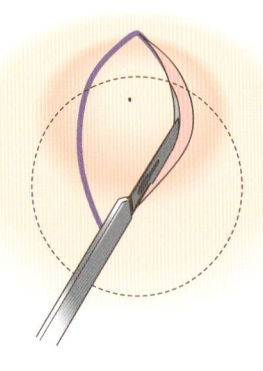

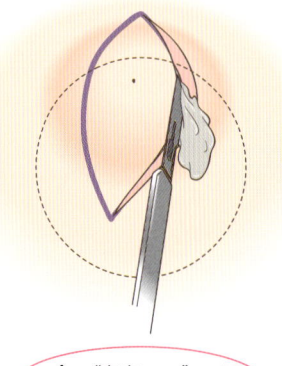

❷
- あちゃー，破れちゃった…
- あーあ
- 今，"あちゃー"って聞こえたんだけど…

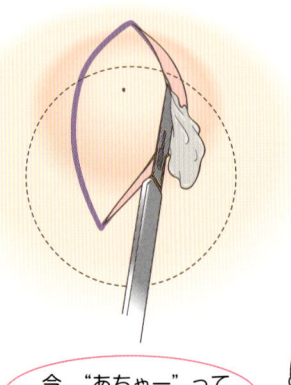

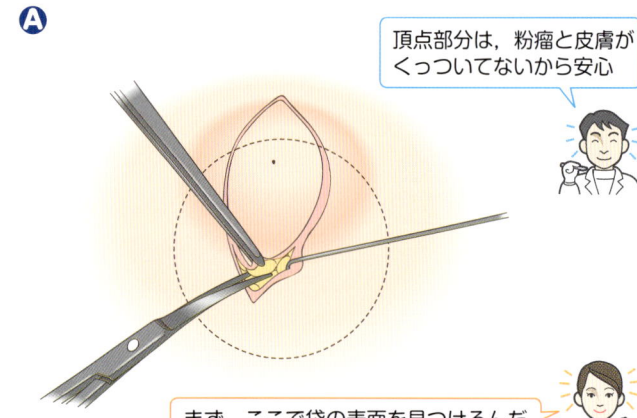

Ⓐ
- 頂点部分は，粉瘤と皮膚がくっついてないから安心
- まず，ここで袋の表面を見つけるんだ

Ⓑ
- お，脂肪の下に袋が見えたぞ 皮膚と袋の間にハサミを入れて剥離すれば楽々ー
- 攻め方しだいね

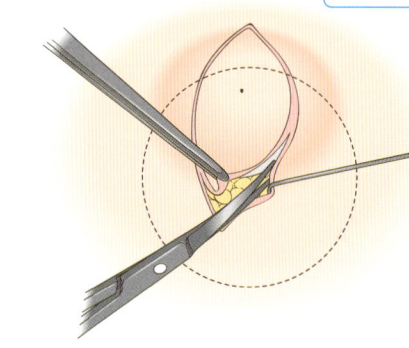

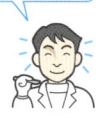

POINT

- ●粉瘤の摘出では，袋の表面が見えるまでが問題となるが，辺からではなく，紡錘形の頂点付近でまず袋を見つけるのが簡単な攻略法である。
- ●万が一，袋が破れた場合は，6-0 か 5-0 ナイロン糸で縫合すれば，穴からの内容物流出を防げる場合も多い。

❶辺から攻めると，袋を破るのが怖くて，どんどん斜めに切開しがち
❷それでも袋が破れることしばしば

Ⓐ紡錘形の頂点で袋を見つける
Ⓑ辺の部分も袋の表面まで切開し，袋と皮膚との間を剥離する

解説

- 粉瘤は最も普通に見られる皮下腫瘍であり，若手医師にとって摘出術の機会は多い。若手医師にとっては袋が見えるまでが大問題であり，メスで袋が見えるまで切開していく際，袋を破るのが怖くて，どんどん残し側の皮膚に斜めに入っていっているのは，よく目にする光景である。
- そもそも，紡錘形の辺では，真皮と粉瘤の袋が癒着していて，ベテラン医師が行っても境界を見つけるのは容易ではない。最初のアプローチは，辺からではなく紡錘形皮膚切除デザインの頂点付近から攻めるのがコツである。
- 紡錘形の頂点付近では，皮膚と袋の癒着がなく，脂肪を介して離れているので，袋の表面を見つけるのは容易である。その場所で袋の表面を見つけたら，そこから皮膚の深部端と袋の表面の間を剪刀で切り，中央に向かって攻めていけば容易に剥離できる。次に反対側の頂点からも同様な操作を行えば容易に摘出できる。
- それでも袋が破れた場合は，穴が小さければ，6-0 か 5-0 ナイロン糸（皮膚縫合のためにあらかじめ用意されているもの ☞ 技&Tips28（p.60））で 1 針縫合すれば，穴からの内容物流出を最小限に抑えられる場合も多い。内容物が持続的に流出していると，術野が汚染されることのほか，袋が萎んでしまうと，摘出する難度がさらに増すことになる。

II 手術

技&Tips 36 耳後部粉瘤の一人摘出術は"第3の手"を駆使して

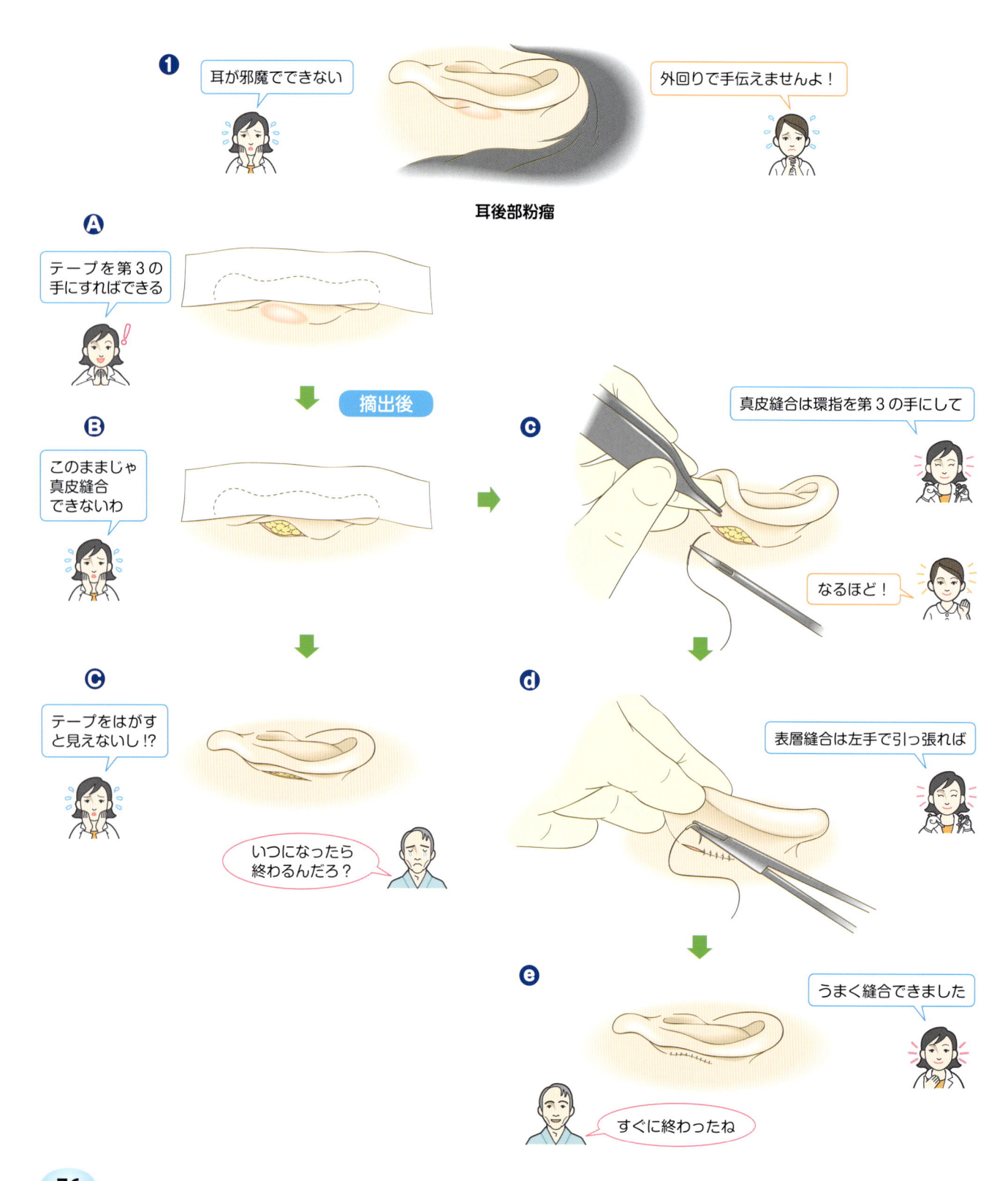

❶ 耳が邪魔でできない / 外回りで手伝えませんよ！

耳後部粉瘤

Ⓐ テープを第3の手にすればできる

→ 摘出後

Ⓑ このままじゃ真皮縫合できないわ

Ⓒ 真皮縫合は環指を第3の手にして / なるほど！

Ⓒ テープをはがすと見えないし!? / いつになったら終わるんだろ？

ⓓ 表層縫合は左手で引っ張れば

ⓔ うまく縫合できました / すぐに終わったね

POINT

- 耳後部の粉瘤摘出・縫合を一人で行うには第3の手が必要である。
- 摘出のときは覆布テープで耳を固定する。
- 縫合のときは左手を上手く使う。

❶耳介が邪魔

Ⓐテープ固定で見やすく
Ⓑテープ固定のままでは創が閉じない
Ⓒやはり耳介が邪魔
Ⓓ環指を耳介に引っかけて持ち上げる
Ⓔ摂子が不要のときは左手で耳介を引っ張る
Ⓔあっさり縫合できた

解説

- 粉瘤などの皮膚腫瘍を切除するときには，皮膚の張りが必要である 技& Tips34（p.72）。耳後部の腫瘍を切除する場合は，耳介を顔側に牽引することが必要となる。これは，助手が押さえるのが最適だが，一人で行う場合は覆布テープでしっかり止めると切除しやすい。
- 切除後の皮膚縫合のときには逆に，皮膚に張りがありすぎると糸が結べない。耳介は，皮膚に通糸するときには顔側に倒れていたほうがいいし，結紮するときには元の位置にあったほうがよい。一人で行う場合は，左手を上手く使って耳介の牽引を調節する必要がある。真皮縫合で摂子を使う場合は，左の環指を耳介に引っかけて傷が見えるようにする。表層縫合のときには，左手で耳介を引っ張り耳の前面から指で押すようにすると，皮膚の位置が調節でき，持針器だけでも皮膚に通糸できる。結紮時には左手を離す。
- 牽引糸をかける方法もある 技& Tips51（p.110）。ただし，かける部分に麻酔が必要である。
- 耳の手術をするときは，術者は椅子に座り，患者のベッド位置をなるべく高くする。そうしないと，術者の首や腰が痛くなる。
- 切除時は，大耳介神経を損傷しないように注意する 技& Tips46（p.96）。
- 耳後部の粉瘤は多発していることもあり，炎症が疑われる場合は真皮縫合を行わない。
- 皮膚が内反してしまうことも多く，マットレス縫合を適用することもある（通常は見えない部位であり，術後の縫合糸痕が問題になることはまれである）。

II 手術

技&Tips 37 炎症性粉瘤の切開排膿は，根治的摘出術を想定しながら長めに

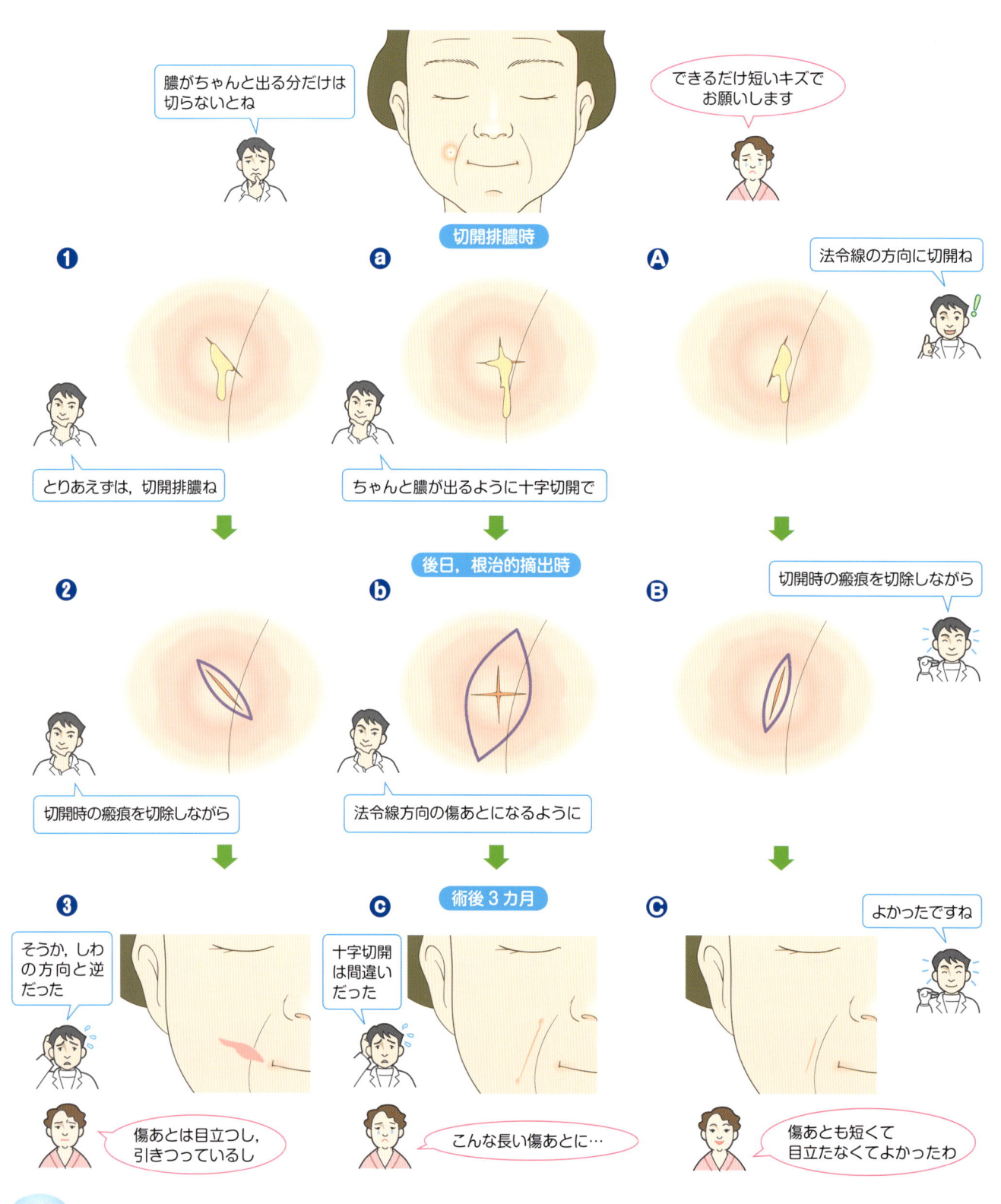

> **POINT**
> ● 炎症性粉瘤の切開排膿は，次回の根治的摘出術を意識しながら行う．
> ● 摘出時に必要となる長さまでは切開してよく，切開の方向は根治的摘出術後の瘢痕を考え，しわの方向に行う．

❶無頓着に法令線と直行する方向で切開排膿
❷切開時の瘢痕を切除する方向で摘出
❸きれいな瘢痕にはならない

ⓐ十字で切開排膿
ⓑ十字瘢痕を切除しながらしわの方向で摘出
ⓒ長い瘢痕は避けられない

Ⓐ法令線の方向で切開排膿
Ⓑ切開時の瘢痕を切除する方向で摘出
Ⓒ法令線の方向で，きれいな瘢痕

解説

- 炎症性粉瘤の切開排膿は，切開が小さすぎると，ドレナージが効かずに炎症が悪化することがあるので，ある程度長い切開を入れる必要がある．傷あとが目立たないように配慮してか（？）小さい切開を行われた状態を見かけることがあるが，どうせ次回の根治的摘出術後に長い瘢痕になるのであれば，切開排膿時に小さな切開にする意味はない．

- 切開排膿は，次回の根治的摘出術を意識したうえで，しわと平行な方向に十分な長さの切開を入れるのがよい 技＆Tips30（p.64）．摘出時に必要な切開分の長さ以内であれば，長めで切開してよいわけである．「とりあえず切開排膿」という安易な気持ちで，しわの方向以外で切開してしまうと，次回の摘出時に，切開方向で手術を行うと術後にきれいな瘢痕にはならず，切開方向と変えて摘出術を行うと，長い（場合によってはドッグイヤーも）瘢痕になってしまう．

- しばしば見かける十字切開は，ドレナージは十分に効くが，整容的な面からは最悪で，摘出術後の瘢痕は，長く（場合によってはドッグイヤーも）なってしまう．

- 穴が塞がらないように「コメガーゼ」なるものを挿入している場合も見かけるが，切開が短すぎるから創が閉じてしまってドレナージが効かなくなるのであって，小さい切開創にコメガーゼを入れるとドレナージどころか「タンポン」状に作用して，ドレナージが効かなくなってしまう．そもそも，十分に切開すれば，創が閉じる心配もないので，コメガーゼも不要である．

II 手術

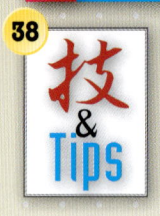

技&Tips 38 炎症性粉瘤切開排膿時の局所麻酔は，十分量を2ステップで

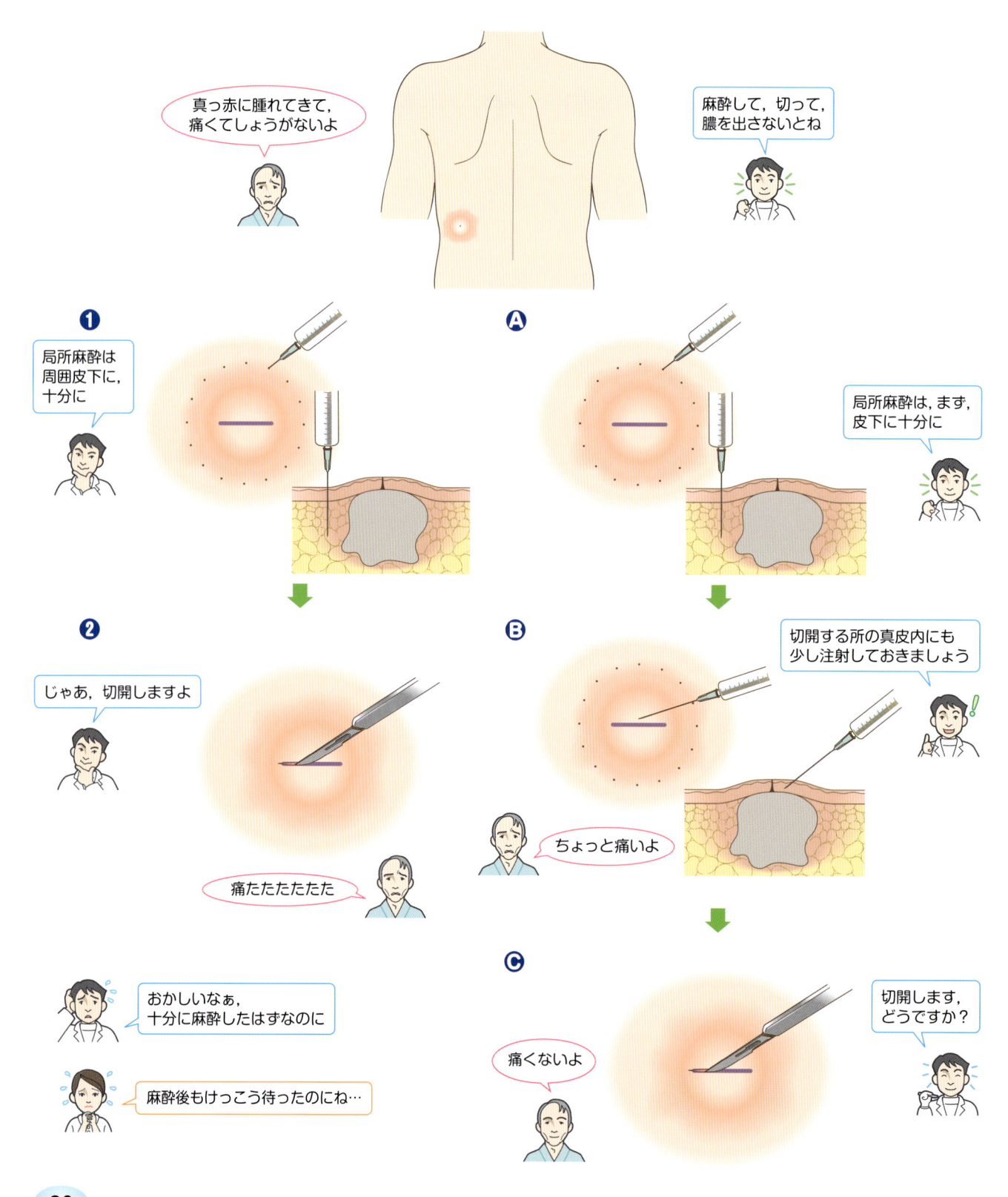

「真っ赤に腫れてきて，痛くてしょうがないよ」

「麻酔して，切って，膿を出さないとね」

❶「局所麻酔は周囲皮下に，十分に」

Ⓐ「局所麻酔は，まず，皮下に十分に」

❷「じゃあ，切開しますよ」

「痛たたたたた」

「おかしいなぁ，十分に麻酔したはずなのに」

「麻酔後もけっこう待ったのにね…」

Ⓑ「切開する所の真皮内にも少し注射しておきましょう」

「ちょっと痛いよ」

Ⓒ「切開します，どうですか？」

「痛くないよ」

POINT

● 炎症性粉瘤の切開排膿時には，局所麻酔が切開部皮膚まで効きにくい。
● 皮下〜脂肪層に十分量を注射するだけではなく，真皮内にも切開予定線に沿って少量麻酔注射を追加するとよい。

❶周囲皮下〜脂肪層に局所麻酔薬の注射
❷切開時に痛みを訴えることも多い

Ⓐ周囲皮下〜脂肪層に局所麻酔薬の注射
Ⓑ切開線に沿って真皮にも麻酔薬を注射
Ⓒ切開時に痛みを訴えない

解説

- ひどい炎症性粉瘤では，炎症によって境界が不明瞭になる。粉瘤近くに局所麻酔薬を注射すると，粉瘤内に入る可能性があるので，やや離れた部位の皮下〜脂肪層に注射することになるが，注射する半径が大きくなっても十分に麻酔が効くためには，通常より多くの局所麻酔薬を注射する必要がある。
- 炎症や皮下の腫れが強いと，皮下脂肪層に注射した麻酔薬は真皮には効きにくいため，皮膚切開を加えると，患者は激痛を訴えることがある。この痛みを回避するためには，皮下注射の後に少し待って，切開予定部位の真皮内に少量（1mLほど）の局所麻酔薬を追加注射するとよい。注射時に患者は多少の痛みを訴えるが，メスで切開したときの激痛は回避できる。特に真皮が厚い背部などでは炎症がなくても皮膚の麻酔が効きにくいため，注意が必要である ☞ 技& Tips22（p.48）。
- 通常の手術では，注入時の痛みが強い真皮内への注射は勧められないが，ひどい炎症性粉瘤における真皮内への少量追加注射は，患者の痛みをとる有用な手段である。

メス・ハサミ（剪刀）・電気メスの使い分け　　　サプリメント ー ⑰

手術において，組織を切開するのには，メス，ハサミ（剪刀），電気メスがありますが，皆さんは，どのように使い分けているでしょうか？

手術の最初に皮膚を切開する，これは例外なくメスを使います。問題は，皮膚の切開が終わり脂肪層になってからの道具の使い方です。私のなかでは次のようなイメージです。

「メスは剥離の道具，ハサミは切る道具，電気メスは止血の道具」

メスは，実は剥離に使うと非常に便利な道具です。剥離に使う場合は，メスの刃先に抵抗があれば手からポロリと落ちるくらいゆるゆるに持って，刃先を斜めに傾けながら，掃くように組織を剥離していきます。こうすると，切れるべき組織は切れて次の層に移っていきますが，切れてはいけない神経・血管などの構造物に当たると，メスでは切れずに温存されます。ついでにいうと，メスを「のこぎり状に」使うのはNGです。なぜなら，重要な構造物があっても，すべて残らず切れてしまうからです。

ハサミは切る道具です。ただ切るだけなら，最も速く簡単に切ることができます。ただし，何があっても有無をいわさず切れてしまうので，糸やドレーンなど人体組織以外を含めて「剥離操作の必要がない部位，絶対に重要な構造物がない部位」を切る道具として使えばうってつけの道具ということになります。

最後に電気メスですが，これは切開にしても凝固にしても，止血の道具と考えています。もちろん通常の止血にも使いますが，組織を切り進むのにも使います。電気メスで切開していけば，いちいち止血するのが億劫になるような出血点からの出血を避けることができるので，きれいな術野の確保と止血の手間の省略ができるというわけです。

II 手術

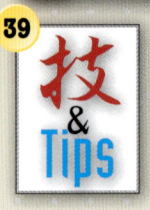

39 技&Tips 脂肪腫様腫瘍，術前評価が必要なわけ

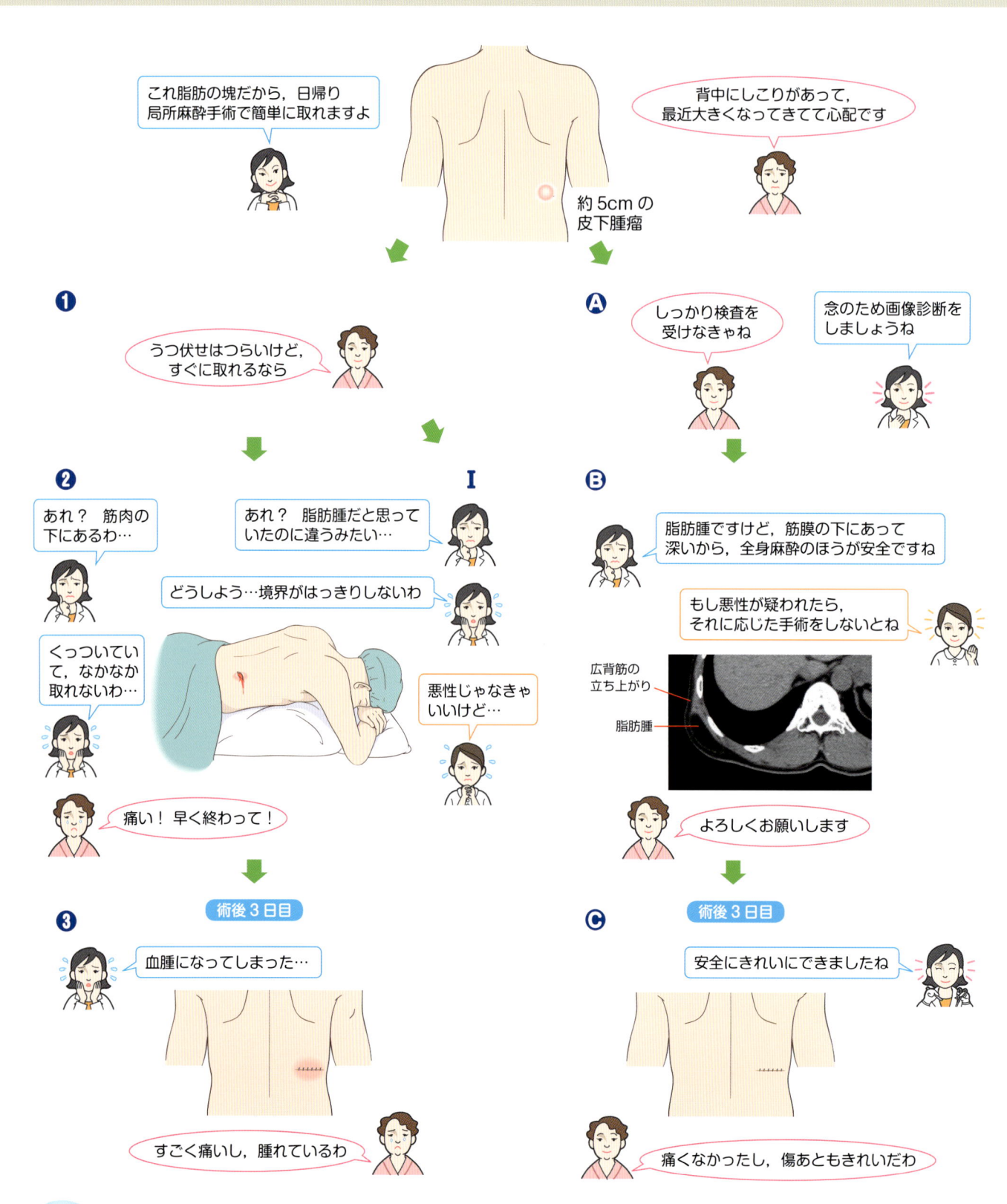

約5cmの皮下腫瘤

- 背中にしこりがあって，最近大きくなってきてて心配です
- これ脂肪の塊だから，日帰り局所麻酔手術で簡単に取れますよ

❶
- うつ伏せはつらいけど，すぐに取れるなら

Ⓐ
- しっかり検査を受けなきゃね
- 念のため画像診断をしましょうね

❷
- あれ？ 筋肉の下にあるわ…
- あれ？ 脂肪腫だと思っていたのに違うみたい…
- どうしよう…境界がはっきりしないわ
- くっついていて，なかなか取れないわ…
- 悪性じゃなきゃいいけど…
- 痛い！ 早く終わって！

Ⓑ
- 脂肪腫ですけど，筋膜の下にあって深いから，全身麻酔のほうが安全ですね
- もし悪性が疑われたら，それに応じた手術をしないとね

広背筋の立ち上がり
脂肪腫

- よろしくお願いします

❸ 術後3日目
- 血腫になってしまった…
- すごく痛いし，腫れているわ

Ⓒ 術後3日目
- 安全にきれいにできましたね
- 痛くなかったし，傷あともきれいだわ

POINT

- ◉ 脂肪腫様腫瘍は，高分化型悪性腫瘍やその他の腫瘍の場合もあるので，術前画像検査で質的評価を行ってから摘出術を行う。
- ◉ 実際に脂肪腫であっても，皮下にあるように見えて深筋膜下の場合もあるので，深さや周囲組織との関係の評価としても重要である。

---

❶ 術前検査なしで，手術に突入
❷ 深筋膜下では局所麻酔が効きにくく，止血もしにくい
❸ 止血が不十分で術後血腫となることも

Ⅰ 術中に脂肪腫ではないと気づく

Ⓐ まず画像検査で腫瘍の評価
Ⓑ 脂肪腫と考えられても，周囲の状況によって麻酔法を変える
Ⓒ 深筋膜下の場合は，全身麻酔のほうが痛みもなく安全に手術できる

解説

- 脂肪腫は日常の診療で多く見かける皮下腫瘍の一つであるが，視診・触診上，脂肪腫に見えても，高分化型の悪性腫瘍その他の別のものである場合があるので，比較的小さな腫瘍でも，念のため術前画像検査を行うことを推奨する。
- 脂肪腫であって，触診上，皮下にあるように見えても，深筋膜下や筋肉内にある場合もある。腫瘍の存在部位，周囲組織との関係を評価する意味でも，術前画像検査は重要である。
- 直径 5cm 程度でも，深筋膜の上にあれば局所麻酔で容易に摘出可能である（ただし，患者の脂肪層が著しく厚い場合はこの限りではない）。それ以上の大きさのものについては，術者の腕次第である。
- 摘出が容易であるかどうかは，可動性と指でつまみ上げられるかどうかでだいたい判断できる。可動性良好で脂肪腫の裏面に指が回り込み，簡単につまみ上げられるようなら，手術時にも剥離が簡単であることが多い。
- 画像検査には MRI と CT があるが，脂肪腫であることが濃厚であれば，CT のほうが位置関係がわかりやすい。ただし，MRI のほうが質的診断をしやすいので，脂肪腫以外の軟部腫瘍も疑われる場合は MRI を推奨する。CT は被ばくするのが欠点であるので，どちらにするかは，臨床所見と患者の希望を参考にして，同意を得てから選択する。
- 術前画像検査で脂肪腫と評価されても，深筋膜より深い場合は，局所麻酔で除痛が得られにくいので，全身麻酔で手術を行うことを推奨する。無理して局所麻酔で摘出術を行うと，筋肉内の止血が不完全になり，術後血腫の原因となる。
- 筋肉内脂肪腫には二通りあって，明らかに被膜に覆われている場合は，栄養血管以外の部位は用手的に簡単に剥離できて出血もほとんどない。筋肉内に霜降り状に入り込んでいるタイプの脂肪腫では境界がわかりにくく不完全な摘出により再発することになるので，注意深い摘出術が必要である。ただし，あくまでも脂肪腫という良性腫瘍である限りは，運動機能を障害してまで根治性を求めるのは避けるべきである。

II 手術

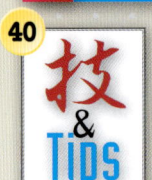

技&Tips 40 後頭・頸部の腫瘍（脂肪腫など）は，十分な切開で感覚神経に注意

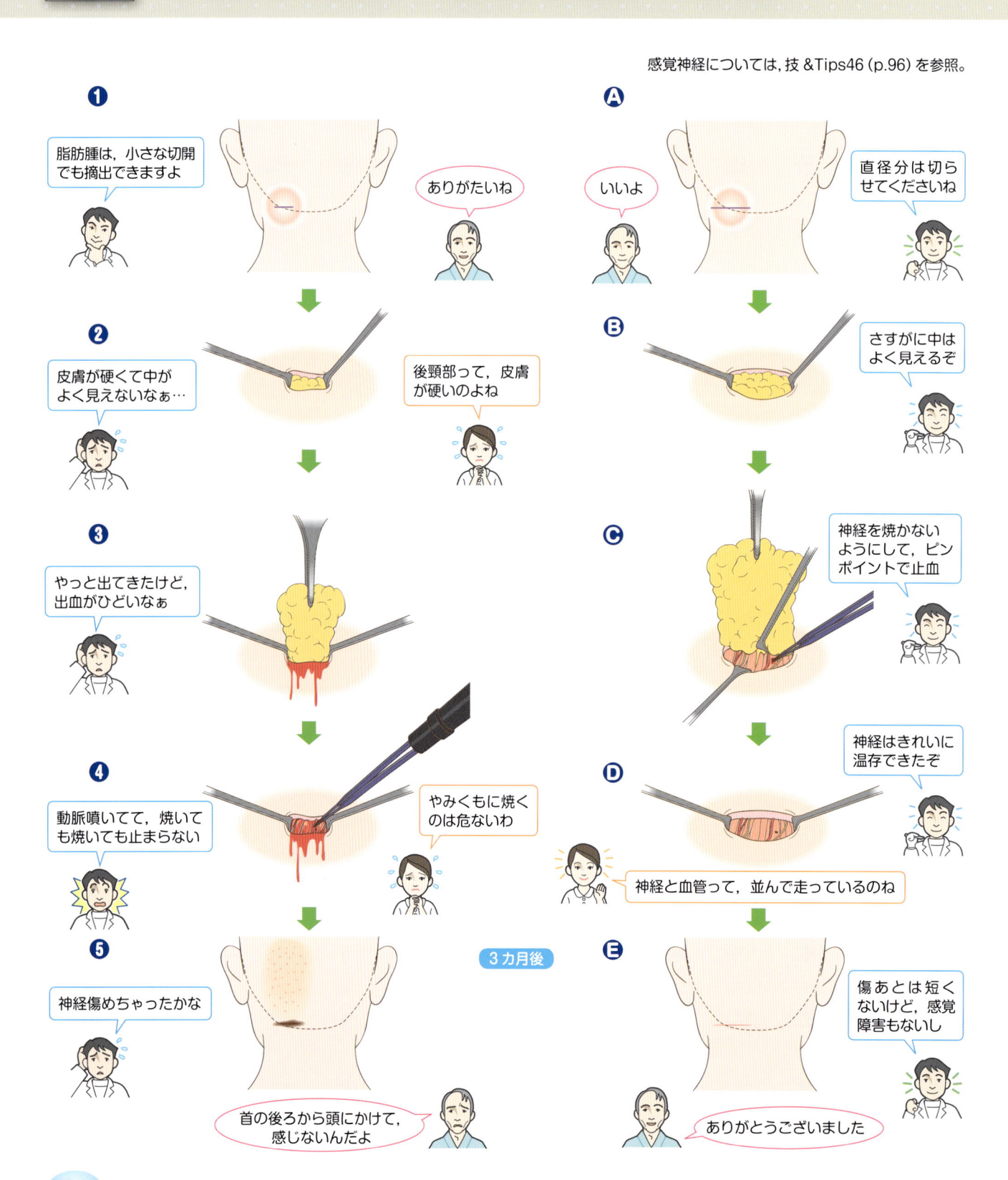

感覚神経については，技&Tips46（p.96）を参照。

❶ 脂肪腫は，小さな切開でも摘出できますよ／ありがたいね

❷ 皮膚が硬くて中がよく見えないなぁ…／後頸部って，皮膚が硬いのよね

❸ やっと出てきたけど，出血がひどいなぁ

❹ 動脈噴いてて，焼いても焼いても止まらない／やみくもに焼くのは危ないわ

❺ 神経傷めちゃったかな

3ヵ月後

首の後ろから頭にかけて，感じないんだよ

Ⓐ いいよ／直径分は切らせてくださいね

Ⓑ さすがに中はよく見えるぞ

Ⓒ 神経を焼かないようにして，ピンポイントで止血

Ⓓ 神経はきれいに温存できたぞ／神経と血管って，並んで走っているのね

Ⓔ 傷あとは短くないけど，感覚障害もないし／ありがとうございました

> **POINT**
> ● 後頭・頸部の脂肪腫は，直径分は切開して摘出しよう。
> ● この部の皮膚は厚くて硬いため，小切開では術野展開が難しい。
> ● 無理して小切開で摘出術を行うと後頭部の感覚神経を焼いてしまって無知覚野や異常知覚野が生じ，患者は不快感を訴える。

❶ 小さな皮切
❷ 皮膚が硬く術野展開が難しい
❸ 比較的太い動脈や静脈を損傷
❹ 血液の海の中を小切開からやみくもに止血
❺ 二次治癒による肥厚性瘢痕，異常知覚野

Ⓐ 直径分程度の長さの皮切
Ⓑ 術野展開も容易
Ⓒ 広い視野で確実に止血できる
Ⓓ 神経はきれいに温存
Ⓔ 長めの傷あとだがきれいに治癒

解説

- 一般的に，皮下脂肪腫の摘出術は，脂肪腫直径の半分程度の短い皮切でも可能であり，長く切りすぎてはいけないことが戒められているほどである。しかし，後頭・頸部に関しては別で，皮膚が厚く，硬くて伸展性に乏しいため，短い切開では術野確保が難しく，以下に述べるような合併症を生じやすいため，直径程度の切開から摘出術することを推奨する。
- 長めの皮切を推奨する大きな理由として，この部分は比較的太い血管が後頭神経と伴走して存在していることが挙げられる ☞ 技＆Tips46（p.96）。この血管が破綻した場合，かなりの出血が避けられないが，狭い術野では止血が困難で，慌てて止血をすると神経を一緒に焼いてしまって，術後に広範囲な無知覚野や異常知覚を生じることになる。この無知覚・異常知覚は患者にとってかなり不快なようで，著者は裁判沙汰になっている例を知っている。
- さらに，小切開から無理に摘出しようとすると，術中に強く筋鉤で引くので，皮膚縁が傷んで切開創がなかなか治癒しなかったり，そのせいで肥厚性瘢痕になりうる。よって，この部位に限っては，よほど腕に自信がない限りは，比較的長い直径程度の皮切で，神経を確認しながら摘出術を行うのがよい。

電気メスで皮下組織を切開していくことは…　　サプリメント⑱

　皮下組織（脂肪層など）を電気メスで切開していく医師は多いと思われますが，著者が電気メスでの切開を不満に思うことは，☞ サプリメント17（p.81）で述べた「止血するほどでもない」微細な血管からの出血が認識されなくなるため，組織の血流の方向性や程度を見ながら組織と対話する ☞ 技＆Tips68（p.145）ことができなくなってしまうことです。つまり，あえてメスで組織を剥離しながら切開することは，組織との対話を楽しむ手技であり，これによって微細血管走行の方向性や部位による差を確認すれば，組織血流の良し悪しを判断しながら手術が進むので良好な創傷治癒を目指すこともできますし，皮弁作成などの再建手術に応用ができると考えているわけです。

II 手術

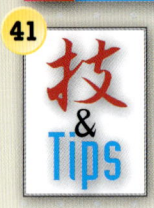

技&Tips 41 前額部の皮下腫瘍摘出，皮膚切開と皮下切開は90°変える

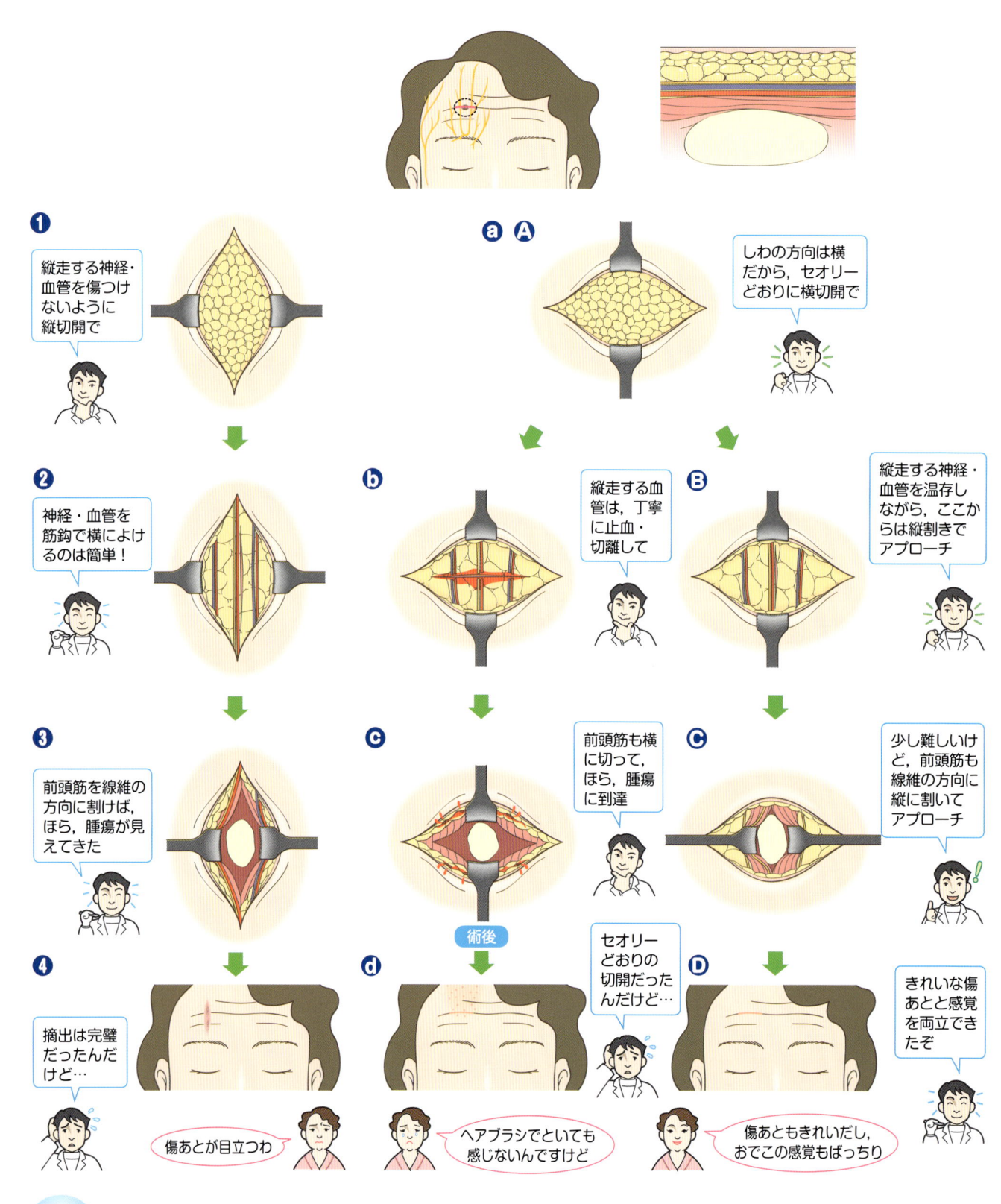

❶ 縦走する神経・血管を傷つけないように縦切開で

❷ 神経・血管を筋鉤で横によけるのは簡単！

❸ 前頭筋を線維の方向に割れば，ほら，腫瘍が見えてきた

❹ 摘出は完璧だったんだけど…
「傷あとが目立つわ」

ⓐ Ⓐ しわの方向は横だから，セオリーどおりに横切開で

ⓑ 縦走する血管は，丁寧に止血・切離して

ⓒ 前頭筋も横に切って，ほら，腫瘍に到達

ⓓ 術後　セオリーどおりの切開だったんだけど…
「ヘアブラシでといても感じないんですけど」

Ⓑ 縦走する神経・血管を温存しながら，ここからは縦割きでアプローチ

Ⓒ 少し難しいけど，前頭筋も線維の方向に縦に割いてアプローチ

Ⓓ きれいな傷あとと感覚を両立できたぞ
「傷あともきれいだし，おでこの感覚もばっちり」

86

POINT

● 前頭筋下の腫瘍を摘出する場合，皮切は横だが，神経・血管・前頭筋線維は縦走しているので縦に割いてアプローチする必要がある。
● 皮切と同じ横方向でアプローチすると，神経を切断することになるので，術後に前額～前頭部の感覚低下をまねく。

---

❶ 皮下には小さな脂肪粒の層
❷ その深層に縦走する神経・血管
❸ 前頭筋の線維も縦走している
❹ しわと直交する瘢痕は目立つ

ⓐ 皮下には小さな脂肪粒の層
ⓑ 横切開のままだと，下層の神経・血管を切断される
ⓒ 前頭筋線維も切断される
ⓓ 瘢痕は目立たないが，前額～前頭部に感覚低下が生じる

Ⓐ 皮下には小さな脂肪粒の層
Ⓑ 深層の神経・血管が見えたら，筋鉤の引く方向を90°変える
Ⓒ 筋鉤を横に引きながら前頭筋も線維の方向に割く
Ⓓ 瘢痕は目立たず，感覚低下もない

解説

- 前額部の前頭筋下脂肪腫や外骨腫はしばしばみられる良性腫瘍である。これらの腫瘍を摘出する場合，皮膚切開の方向は，セオリーに従えばしわの方向で横になる ☞ 技& Tips30（p.64）。しかし，感覚神経（眼窩上神経，滑車上神経などの枝）は縦走しているため，横切開のままで前頭筋下までアプローチすると，神経を切断することになるので，術後に前額～前頭部の感覚低下をまねくことになる。この感覚低下は患者にとっては非常に不快なものなので，回避しなければならない。また，前頭筋線維も縦走しているので，縦に割いて筋肉下に到達するのが望ましい。

- 最初から縦切開で手術をすれば，無理なく神経は温存できるが，縦切開の後に残った前額部の瘢痕は目立つことになる ☞ 技& Tips30（p.64）。

- 前額部では，皮膚を切開するとまず小さな脂肪粒の層がある。この層を越えると脂肪粒が大きくなるが，この層に，神経は血管を伴走しながら縦走する。神経も血管もかなり細いが，肉眼で普通に認知可能で，意外と多くの神経が縦走しているのに気がつくであろう。この小さな脂肪粒の下層で少し上下に剥離しておくと，以後の操作がやりやすくなる。ここからは神経血管をよけながら筋鉤を横に引き，その深層の前頭筋を線維の方向に縦割すれば前頭筋下に到達できる。

II 手術

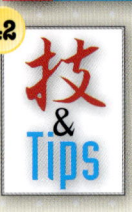

技&Tips 42 母斑の切除縫合のデザイン，しわの方向1本線の利点

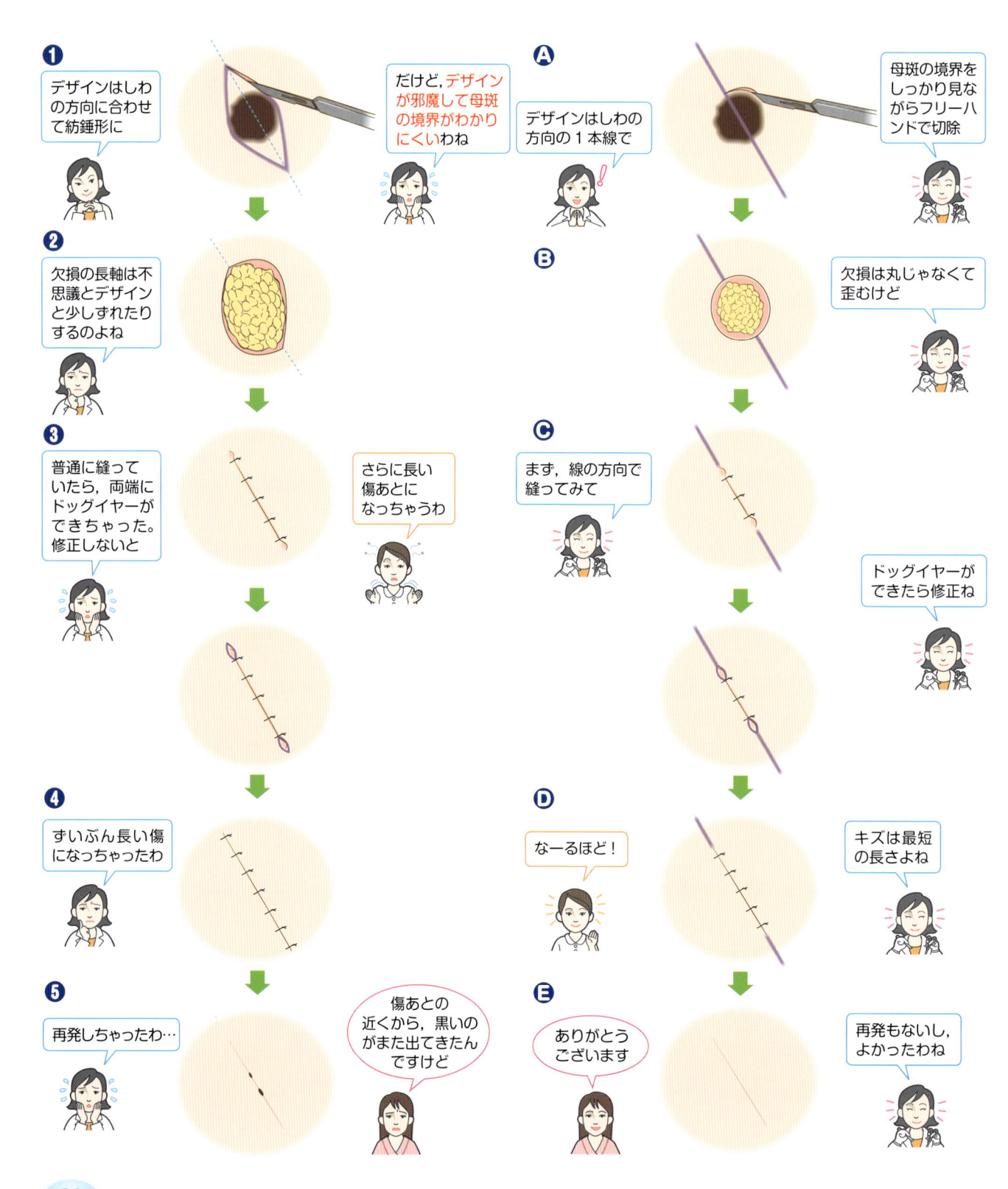

❶ デザインはしわの方向に合わせて紡錘形に

だけど，デザインが邪魔して母斑の境界がわかりにくいわね

Ⓐ デザインはしわの方向の1本線で

母斑の境界をしっかり見ながらフリーハンドで切除

❷ 欠損の長軸は不思議とデザインと少しずれたりするのよね

Ⓑ 欠損は丸じゃなくて歪むけど

❸ 普通に縫っていたら，両端にドッグイヤーができちゃった。修正しないと

さらに長い傷あとになっちゃうわ

Ⓒ まず，線の方向で縫ってみて

ドッグイヤーができたら修正ね

❹ ずいぶん長い傷になっちゃったわ

Ⓓ なーるほど！

キズは最短の長さよね

❺ 再発しちゃったわ…

傷あとの近くから，黒いのがまた出てきたんですけど

Ⓔ ありがとうございます

再発もないし，よかったわね

88

POINT

- 母斑の切除縫合は，しわの方向に1本線のデザインをして，母斑切除はフリーハンドで行う方法もある。
- この方法は，必要最短の瘢痕しか残さないほか，切除時に母斑の境界がわかりやすいため，再発が回避されやすい利点がある。

❶ デザイン線が邪魔で，境界がわかりにくい
❷ 欠損は歪んで，デザインどおりとは限らない
❸ 不注意に縫合すると，ドッグイヤーができてしまう
❹ ドッグイヤーを修正して長い瘢痕に
❺ 母斑は再発しやすい

Ⓐ しわの方向に1本線デザイン
Ⓑ どんな場合でも，必要最小限の欠損
Ⓒ 線方向に縫合しドッグイヤーを修正
Ⓓ 必要最低限の長さの縫い上がり
Ⓔ 傷あとも短く母斑の再発も少ない

解説

- 母斑の切除は，しわの方向を長軸とした紡錘形デザインがスタンダードであるが，紡錘形にデザインすると，デザイン線が邪魔をして母斑の境界がわかりにくくなることがあり，母斑を取り残す可能性が高くなる（後日，再発しやすい）。また，紡錘形切除では，最初から瘢痕の長さを決めてしまう欠点もある。
- しわの方向に沿った1本線デザインをすれば，デザインと母斑の境界に重なる部分はほとんどないので（あっても，ドッグイヤーとして切除される部分），母斑の境界をしっかり確認しながら「ものなり」に切除することが可能であるので，取り残しも少なくなる。この場合，小さな母斑は11番メスを立てて使うと切開しやすい。
- しわの方向を長軸とした紡錘形に切除しても，周囲の構造物と組織緊張の方向により，できた欠損は必ずしも，設定した長軸のままの紡錘形欠損になるとは限らない。歪んだ紡錘形を不注意に縫合していくと，さらにドッグイヤーが生じてしまったり，しわの方向のデザイン線が残っていないので，本来のしわの方向でない方向の縫い上がりになってしまったりもするので ☞ 技& Tips31（p.66），注意が必要である。生じたドッグイヤーを修正すると，さらに瘢痕は長くなってしまう。
- 1本線デザインでは，できた欠損が歪んだ形になったとしても，それは必要最小の欠損である。切除後は，両端に残っているしわの方向に書かれた1本線デザインを基準に，まずその方向に縫合していき，生じたドッグイヤーを1本線の方向に修正すれば，縫い上がりは，しわの方向に沿った必要最短の長さとなる。

＊世の中では紡錘形デザインが一般的であるため，本書の他の項目では，あえて紡錘形デザインを基準に話を進めている。

Ⅱ 手術

技&Tips 43 四肢の皮下腫瘍摘出の皮膚切開，横ではなくて縦もあり

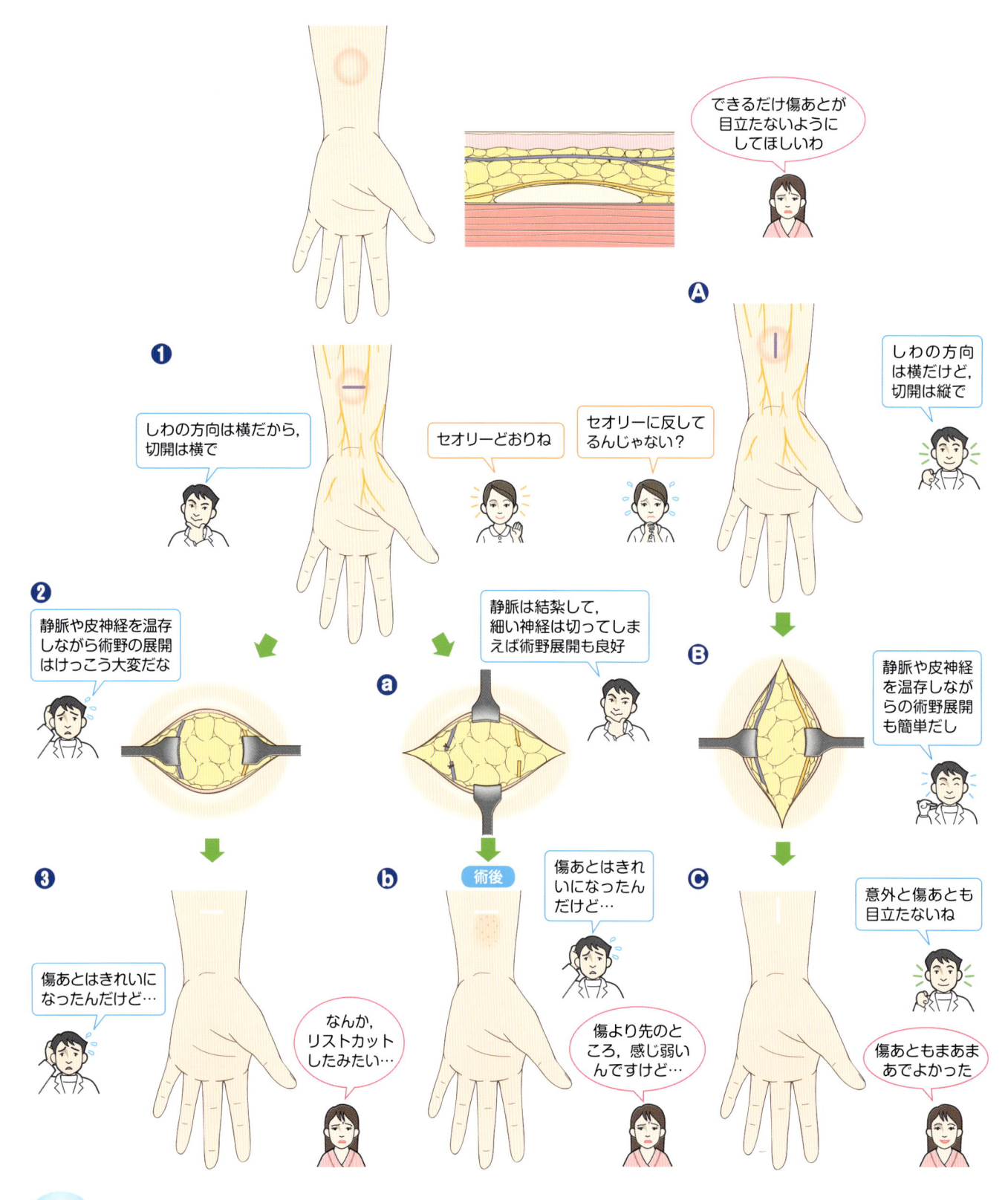

できるだけ傷あとが目立たないようにしてほしいわ

❶ しわの方向は横だから，切開は横で

セオリーどおりね

セオリーに反してるんじゃない？

Ⓐ しわの方向は横だけど，切開は縦で

❷ 静脈や皮神経を温存しながら術野の展開はけっこう大変だな

ⓐ 静脈は結紮して，細い神経は切ってしまえば術野展開も良好

Ⓑ 静脈や皮神経を温存しながらの術野展開も簡単だし

❸ 傷あとはきれいになったんだけど…

なんか，リストカットしたみたい…

ⓑ 術後　傷あとはきれいになったんだけど…

傷より先のところ，感じ弱いんですけど…

Ⓒ 意外と傷あとも目立たないね

傷あともまあまあでよかった

> # POINT
> - 四肢の手術において，セオリーどおりの皮切は横方向であるが，関節付近以外では，縦切開の選択肢もありうる。
> - 関節付近以外では，縦切開でも横でも術後瘢痕に差がない場合が多く，縦切開のほうが静脈・皮神経を温存しての術野展開が容易である。
> - 特に前腕の横切開では，第三者から見て自殺企図の傷あとを想像させる可能性がある点には留意すべきである。

❶セオリーどおりに横切開
❷神経や静脈を温存しながら筋鈎で術野展開
❸前腕の横瘢痕はリストカットを彷彿させる

ⓐ静脈を結紮し皮神経を切離しての術野展開
ⓑ横の瘢痕，術後に瘢痕より遠位の皮膚の知覚低下

Ⓐセオリーに反した縦切開
Ⓑ神経・静脈を温存しての術野展開が容易
Ⓒ縦の瘢痕でも意外に目立たない

解説

- 四肢の手術における皮膚切開の方向は，しわの方向を考慮すると，基本的には長軸と垂直な横切開が正しい。関節付近では横切開を基本とし，術後の傷あとは圧倒的に横切開がきれいであるが，関節付近以外では縦切開と横切開で術後の傷あとにあまり差がないことも多いので，縦切開の適応もありうる（横切開より縦切開がよいというわけではない）。
- 四肢を長軸方向に走行する皮神経を温存して腫瘍摘出術を行うのがセオリーであるが（静脈も温存するに越したことはない）。横切開を用いると皮神経を温存しての術野展開がやや煩雑になる。皮神経を切離してしまうと，術後に切開部以遠の知覚低下を生じることになる。一方で，縦切開ならば，皮神経や静脈を温存しての術野展開が比較的容易である。
- 四肢においては，視覚的にも縦切開は目立ちにくく，特に，前腕での横切開術後の傷あとは，他人から見て自殺企図（リストカット）後の瘢痕と思われる可能性がある点は留意すべきである。

II 手術

技&Tips 44 頭髪内のドッグイヤー，修正せずとも目立たなくなる

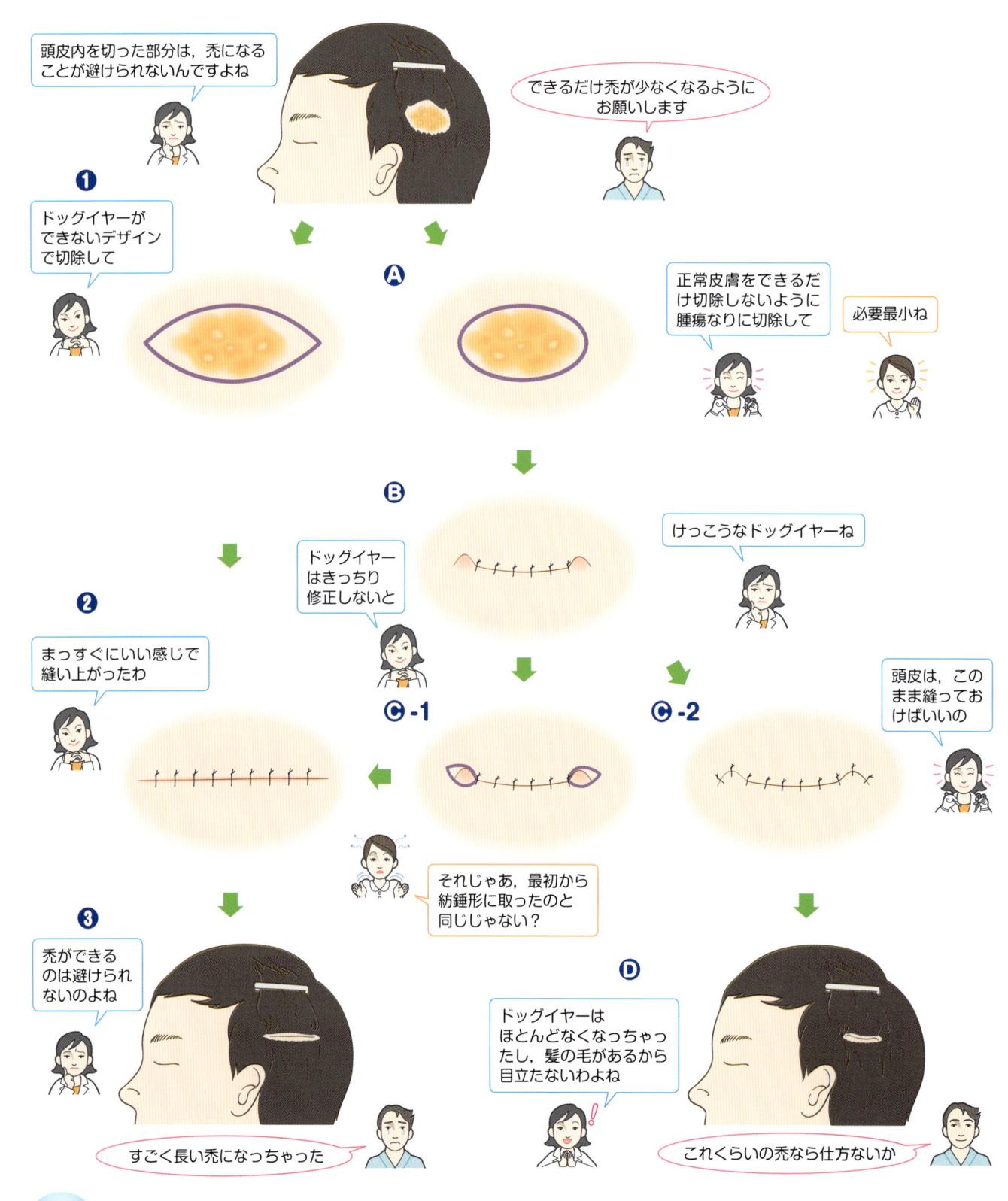

① 頭皮内を切った部分は，禿になることが避けられないんですよね

できるだけ禿が少なくなるようにお願いします

ドッグイヤーができないデザインで切除して

Ⓐ

正常皮膚をできるだけ切除しないように腫瘍なりに切除して

必要最小ね

Ⓑ

けっこうなドッグイヤーね

② ドッグイヤーはきっちり修正しないと

まっすぐにいい感じで縫い上がったわ

Ⓒ-1　　**Ⓒ-2**

頭皮は，このまま縫っておけばいいの

それじゃあ，最初から紡錘形に取ったのと同じじゃない？

③ 禿ができるのは避けられないのよね

Ⓓ

ドッグイヤーはほとんどなくなっちゃったし，髪の毛があるから目立たないわよね

すごく長い禿になっちゃった

これくらいの禿なら仕方ないか

> **POINT**
> ●頭髪内のドッグイヤーは時間が経つと小さくなり，さらに毛髪で隠れてほとんど目立たなくなるので，基本的には修正しないのがよい。
> ●ドッグイヤーの修正により創が長くなると禿も長くなる。

❶普通どおりの紡錘形切除のデザイン
❷ドッグイヤーはできないが創は長い
❸長い禿髪部が生じる

Ⓐ腫瘍なりの切除デザイン
Ⓑそのまま縫うとドッグイヤーは必発
Ⓒ-1 ドッグイヤーを修正
Ⓒ-2 ドッグイヤーを修正せず，そのまま縫合
Ⓓ禿髪部は短くドッグイヤーもほとんど消失している

解説

- 頭髪内のドッグイヤーは，かなり大きなものでも時間が経つとほとんど目立たなくなる。また，毛髪で隠れることもあるので，基本的には修正しないのがよい。
- 有毛部の皮膚全層切開創では，どれだけ注意して縫合しても，縫合部が一部禿になることは避けられないので，ドッグイヤーの修正により切開線が長くなると，禿髪部が長くなって目立つようになる。
- 以上より，頭髪内の皮膚腫瘍切除の場合，ドッグイヤーが生じないような紡錘形のデザインで切除するのは，いたずらに禿髪部を長くするだけなので，必要最小限のものなりに切除して，ドッグイヤーを修正しないのがよい。
- 頭皮の縫合は，真皮縫合により毛根の虚血から脱毛を助長する可能性があるので，真皮縫合は行わないで帽状腱膜の縫合により皮膚表面を合わせる。表層縫合も，密に行うほど毛根の虚血を助長するので，一周縫合しないスキンステイプラーを用いて慎重に表面を合わせることを推奨する ☞ 技& Tips53（p.114）。スキンステイプラーを用いる場合でも，必要最小限を目標にして，あまり多く用いないほうがよい。
- また，円形の頭髪内皮膚腫瘍があった場合，その縫合ラインはどのようにでも設定できるが，毛流や重力で毛髪が流れる方向に直行する方向で閉創すると禿が目立たなくなる ☞ サプリメント11（p.51）。

II 手術

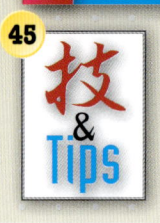

45 技&Tips 肩甲部〜上背部の皮膚皮下腫瘍摘出
側臥位の利点

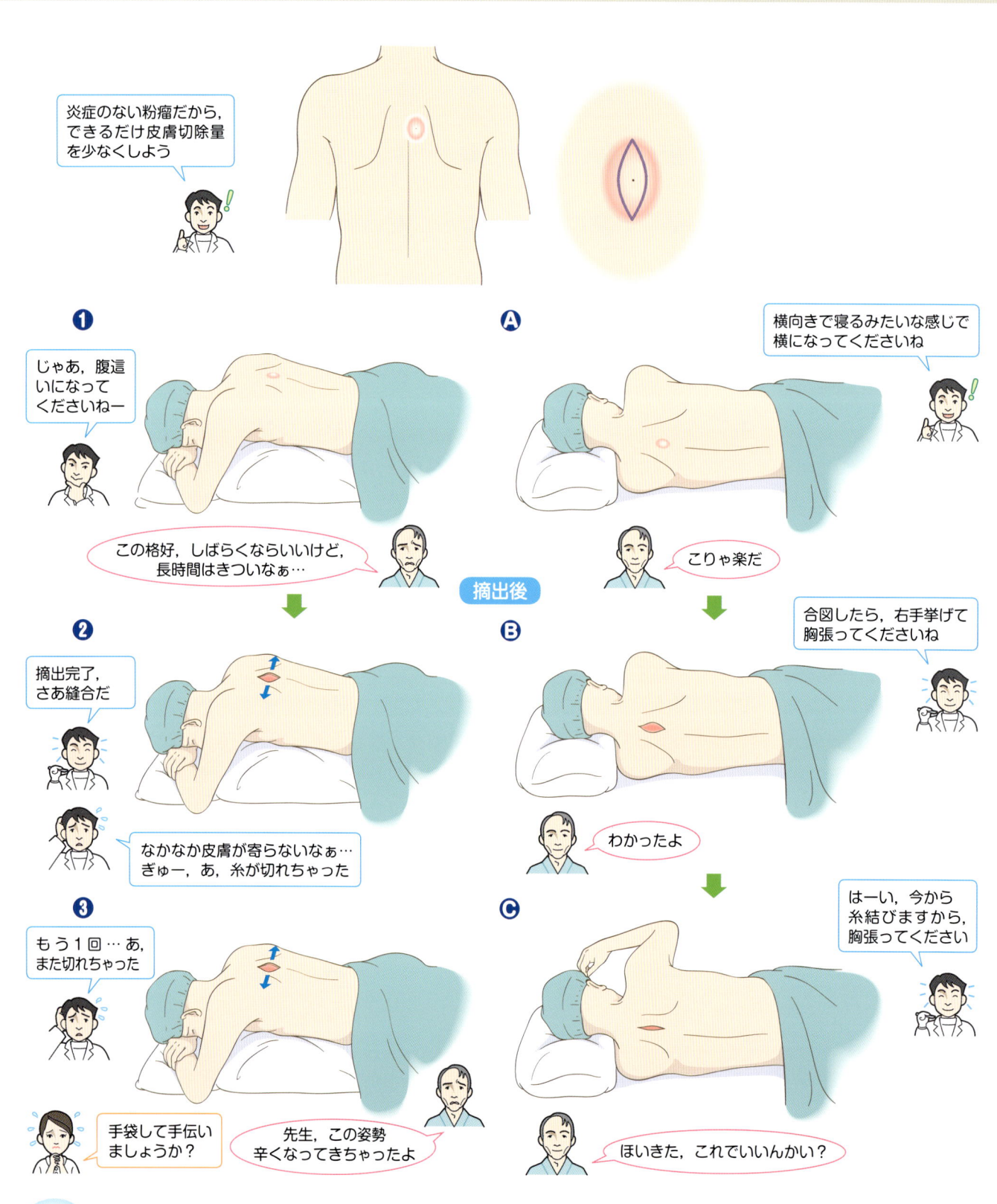

炎症のない粉瘤だから，できるだけ皮膚切除量を少なくしよう

❶ じゃあ，腹這いになってくださいねー

Ⓐ 横向きで寝るみたいな感じで横になってくださいね

この格好，しばらくならいいけど，長時間はきついなぁ…

こりゃ楽だ

摘出後

❷ 摘出完了，さあ縫合だ

Ⓑ 合図したら，右手挙げて胸張ってくださいね

なかなか皮膚が寄らないなぁ…ぎゅー，あ，糸が切れちゃった

わかったよ

❸ もう1回…あ，また切れちゃった

Ⓒ はーい，今から糸結びますから，胸張ってください

手袋して手伝いましょうか？

先生，この姿勢辛くなってきちゃったよ

ほいきた，これでいいんかい？

POINT

- 上背部の粉瘤や皮膚腫瘍の切除術は，側臥位で行うと医師も患者も楽である。
- 伏臥位だと，真皮縫合時に皮膚が寄らずに苦労するが，側臥位でやれば，糸を結ぶときだけ患者に胸を張ってもらえば簡単に寄る。

❶通常の伏臥位での手術
❷摘出後の真皮縫合時に創縁の緊張が強くて苦労する
❸糸結び時に，何度も糸が切れる場合も

Ⓐ側臥位での手術
Ⓑそのままでは創縁の緊張が強くて寄りにくいが
Ⓒ胸を張ってもらえば容易に寄る

解説

- 背部の粉瘤や皮膚腫瘍の切除術は，何気なく伏臥位で行っている医師が多いが，特に高齢者や腰の悪い患者にとって，伏臥位でいることは辛いことも多い。一方で，側臥位は，高齢者でも楽な姿勢である。医師にとっても，腰痛もちであると，前傾姿勢で行わなければならない伏臥位での手術では，腰が辛いことが多いが，側臥位なら腰への負担が少なく楽な体勢で手術ができる。

- 手術自体に関しても，腫瘍切除後に真皮縫合を行う際，伏臥位だと，皮膚切除量が少ない場合でも思った以上に創縁の緊張が強い。創縁がなかなか寄らずに，無理に寄せようとして糸が切れてしまった経験がある医師は多いのではないだろうか。側臥位であれば，糸を結ぶときだけ胸を張ってもらうと，皮膚の緊張がなくなり，容易に結ぶことが可能になる（伏臥位では，この動作はできない）。

- ただ，側臥位での手術にも欠点はあり，無影灯の当て方が難しく，摘出後の皮下ポケットが大きい場合は，切開部より上方の止血がやや困難である（床方向から上方向に光を当てることができないため。ただ，左手で筋鉤を使って皮膚を挙上し，バイポーラ型止血摂子で止血を行えば簡単に対応できる 技& Tips27（p.58）。

II 手術

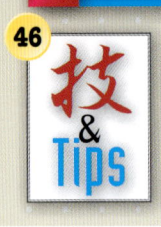

技&Tips 46 小手術・処置で損傷に気をつけなければならない神経10選

図A

こめかみの炎症後粉瘤は，こわいなぁ…

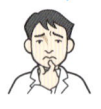

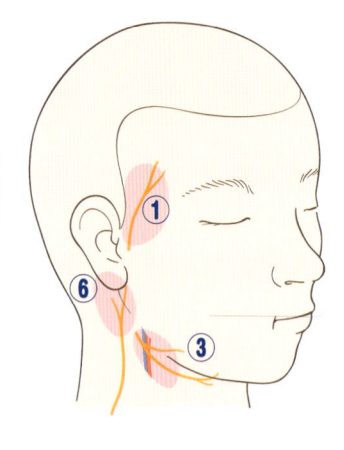

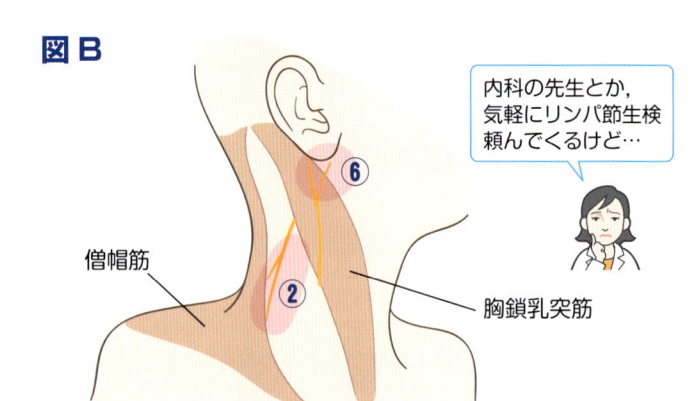

① ⑥ ③

図B

内科の先生とか，気軽にリンパ節生検頼んでくるけど…

⑥ ②

僧帽筋　胸鎖乳突筋

耳垂下の炎症性粉瘤は，取り残すと再発するし，がっちり取ると耳たぶ感じなくなるし…

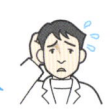

図C

この場所は，長めの切開で，よく見て止血だね！

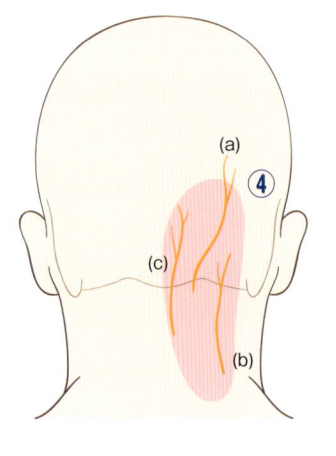

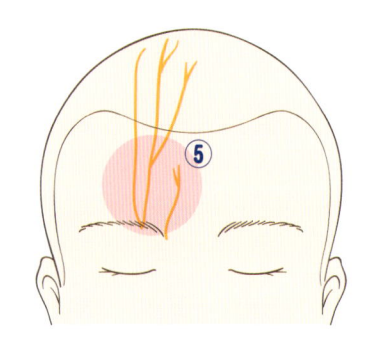

(a) ④
(c)
(b)

図D

⑤

皮切と皮下剥離を90°変えるんだね！

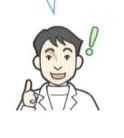

図E

感覚神経は，刺すだけでも異常知覚の後遺症が残るんだ

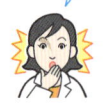

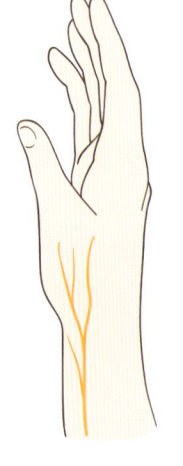

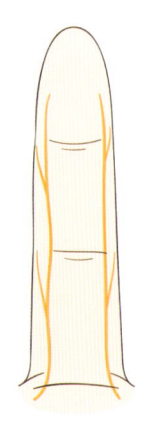

図F

針先は神経を目指さないで，手部で多めのキシロカイン®！

小手術・外傷処置などで損傷してトラブルになりやすい10神経を提示した。運動神経はいうまでもなく、感覚神経でも、手や顔など敏感な部位の神経が傷害されると、患者の訴えが強い場合があるので注意が必要である。

①顔面神経側頭枝

- 皮下腫瘍摘出で損傷されやすく、損傷すると回復が悪く顔面変形・視野狭窄などの後遺症を残しやすいので、最も注意すべき神経である（図A①）。
- 耳下腺の上縁から現れ、もみあげと眉毛外側縁の間を通って前額部に至る。脂肪層の薄い人では皮膚表面から5mmほどの深さを走行するため、剥離操作や焼灼止血操作で、損傷されやすい。特に頬骨弓の上ではかなり浅層を通るため、注意が必要である。

損傷した場合

顔の上半分が非対称になるほか、眉毛を挙上することができなくなるため、上眼瞼の皮膚が目にかぶってきて視野狭窄となる。専門医により神経縫合を行うべきであるが、切断されているのか、単なる一時的なダメージかの判断は難しく、神経縫合を行っても完全回復は期待できないので、損傷しないように細心の注意が必要である。

②副神経

- 胸鎖乳突筋の後縁から出て僧帽筋の下に入るまでは、横頸部の浅層を走行する（図B②）。
- 損傷する危険性がある手術としては、脂肪腫など皮下腫瘍の摘出や頸部リンパ節生検が挙げられる。
- 浅層を走行するわりには、リンパ節生検などで小切開から操作を行おうとすると深くて視野の悪い状況での確認温存を余儀なくされる。しわの方向に皮膚切開を置けば術後の瘢痕はきれいになる場合が多いので、無理せずやや大きめの切開で手術を行うことを推奨する。

損傷した場合

僧帽筋の麻痺を生じ、同側の肩は下がり、上肢の外側挙上は水平以上が困難になるので、患者はすぐに気づき、ADLは著しく低下する。

③顔面神経下顎縁枝

- 下顎角から下顎の下縁に沿って走行する（図A③）。広頸筋より深層を走行するため、粉瘤などの皮下腫瘍の摘出術では、基本的には損傷することはないが、炎症後粉瘤で広頸筋に癒着がある場合や、脂肪腫などが広頸筋より深層にある場合には注意が必要である。

損傷した場合

下顎縁では顔面動脈の拍動が触れるが、この拍動より内側（下顎縁枝の遠位）では、通常はいくつかの枝に分かれて走行しているため、一つの枝を損傷していったん下口唇が下に引けなくなっても、数カ月以内に回復する場合が多い。しかし顔面動脈より外側では分岐が少ないため、その神経損傷は回復しない場合も多く、特に注意が必要である。

④後頭神経

- 後頭部〜後頸部で、筋肉の直上を走行する感覚神経で、大後頭神経（a）、小後頭神経（b）、第3後頭神経（c）、その他の皮神経がある（図C）。
- 脂肪腫や粉瘤の摘出術やリンパ節生検の際に損傷されやすい。詳細は 技&Tips40（p.84） で述べられているが、この部位は真皮が厚くて硬いため、小切開から筋肉上の腫瘍を摘出しようとすると視野が十分に取れない。これらの神経はやや太めの動脈と伴走するため、この動脈を損傷して出血すると、視野の悪いなかでなかなか止まらない拍動性出血を焼灼止血しまくることになり、伴走する神経を焼灼することによって麻痺が生じる。

損傷した場合

患者は無知覚や異常知覚を訴え、特に後者で痛みを伴う場合は、患者の苦痛は強いので、注意が必要である。

⑤眼窩上神経，滑車上神経

- 眼窩上縁から出た後、前額部皮下をやや放射状に枝を出しながら上行する（図D）。皮下腫瘍や外骨腫の摘出時に損傷の危険性がある 技&Tips41（p.86）。

損傷した場合

無知覚野は頭頂部にまで及ぶため、患者は「ブラシで頭をといても感じない」と訴える。また、不完全なダメージでは、不快な異常知覚を訴える場合がある。

⑥大耳介神経

- 胸鎖乳突筋の表層を、後尾側から前頭側に耳垂方向に向かって走行する（図A⑥、図B⑥）。
- 現実的に問題になるのは、耳垂後縁〜耳垂の尾側に生じた腫瘍摘出時である。この部分では炎症性粉瘤がしばしば生じるが、炎症後に摘出を行う場合に、この神経と癒着していることが多い。

損傷した場合

耳介（特に耳垂部）に感覚低下をまねく。患者は，「耳たぶが感じない」と訴える。

⑦尺骨神経

- 尺骨神経は肘部で，短距離ではあるが浅層を走行する部位がある。机の角に肘をぶつけた場合に小指に向かって痺れが走る，肘のその部位に相当する。

損傷した場合

この神経を損傷することはめったにないが，この部位で尺骨神経が損傷され手内筋の麻痺が生じると，神経損傷の程度によっては麻痺の回復が困難であり，重篤な結果となるため，同部の腫瘍を摘出する場合には，注意が必要である。

⑧橈骨神経浅枝，⑨指・趾神経

- 橈骨神経浅枝は手関節部では橈側皮静脈と並行して何本かの枝が走行する（図E, F）。局所麻酔注射や点滴の針で神経を刺すと，深層には硬い橈骨があるためダメージが大きく，長期間にわたり異常知覚を訴える場合があるので注意が必要である。
- また，指神経ブロックの麻酔注射の針で指神経を損傷すると，やはり異常知覚が残る場合があるので，指神経ブロックは神経近傍を目指さないで麻酔を行うことを推奨する。

⑩前頸部の神経

- その他，前頸部深層には，上喉頭神経，頸神経ワナ，反回神経などの神経がある。通常は，局所麻酔でこれらの神経まで麻酔が効くことはないが，注射した麻酔薬の量が多い場合は，時間とともに深部に浸潤するとこれらの神経にまで麻酔が及び，「むせる」などの症状が出ることがあるので，注意が必要である。

指神経ブロックは手部で行い，指神経を狙い撃ちしない　　サプリメント ⑲

指神経ブロックとは，指の処置や手術を行う際に，局所麻酔薬を注射して指神経を根元でブロックし，指全体を麻酔する手技です。指神経は手掌側で指の両側に1本ずつ走行しているので，いきなり手掌側に注射針を刺してしまいがちですが，自分がされることを考えてみれば，いかに痛いか想像がつくと思います。指神経ブロックを行う場合は，手掌側に比べて痛覚が鈍い手背側から先に針を入れ背側枝から先に麻酔し，そのまま針を少し掌側に伸ばして手掌側にも局所麻酔薬を注入します。しばらく待てば掌側皮膚の痛覚がなくなるので，そこで改めて掌側に針を刺して指神経ブロックを行うのが患者さんにやさしい麻酔法です。

この場合，注意点がいくつかあって，①教科書的には麻酔薬はエピネフリンなしを用いる，②指部に麻酔薬を注入するのではなく，それより中枢側の手部で麻酔を行う，③背側に注射するときは皮静脈を避けて刺す，④指神経ブロックは指神経を目指さない，ことが大切です。①については，エピネフリン入りを用いることは教科書的には禁忌とされていますが，血管病変のある患者でなければ問題ないという最近の報告もあります[*1]。②については，指部で麻酔薬を注入すると腫れにより循環障害を生じる可能性があり，特に膠原病や糖尿病などの合併症をもつ患者では危険性が高いからです。④については，指神経を目指して上手に麻酔を行えば少量の局所麻酔薬で麻酔を効かせることができるのは確かで，それを特技にしているベテラン医師もいますが，誤って神経そのものを刺すと，術後長期間にわたって指の異常知覚を訴える患者さんがいるという報告もあるので，経験豊富な医師以外は，皮下の神経から離れた場所で針先を止め，局所麻酔薬を注入し，浸潤によって指神経を麻酔するのがよいでしょう。その場合少し多めの麻酔薬が必要になりますが，合計8mLほどで十分な麻酔を効かせることができます。基節部で腱鞘内に少量の麻酔薬を注入する方法も報告されていますが[*2]，初心者が行うと安定した麻酔効果を得るのが難しいので，採用は控えたほうがよいと考えています。

[*1]: Chowdhry S, Seidenstricker L, Cooney DS, et al. Do not use epinephrine in digital blocks: myth or truth? Part II. A retrospective review of 1111 cases. Plast Reconstr Surg 2010 ; 126 : 2031-4.

[*2]: Chiu DT. Transthecal digital block: flexor tendon sheath used for anesthetic infusion. J Hand Surg Am 1990 ; 15 : 471-7.

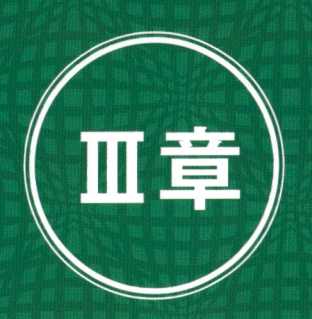

Ⅲ章 外傷に対する処置

　専門医をとるころまでの若い外科系医師は，研修病院において"外科系なんでも日直・当直"を任され，外傷に対応する機会も多いと思われます。翌日以降に創の専門医に任せるまでのプライマリケアを担当するわけですが，どうしておけばよいのか，意外に悩ましい場合も多いのではないでしょうか。外傷を受傷した患者さんとしては，老若男女を問わず"きれいに治してほしい"のですが，第Ⅲ章では，プライマリケアでは最低何をしておけばいいか，これをしてしまったら，きれいに治らないので，やってほしくはない内容はなにか，について述べたいと思います。

Ⅲ 外傷に対する処置

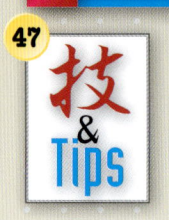

技&Tips 47 創処置，部位によってゴールデンタイムは異なる

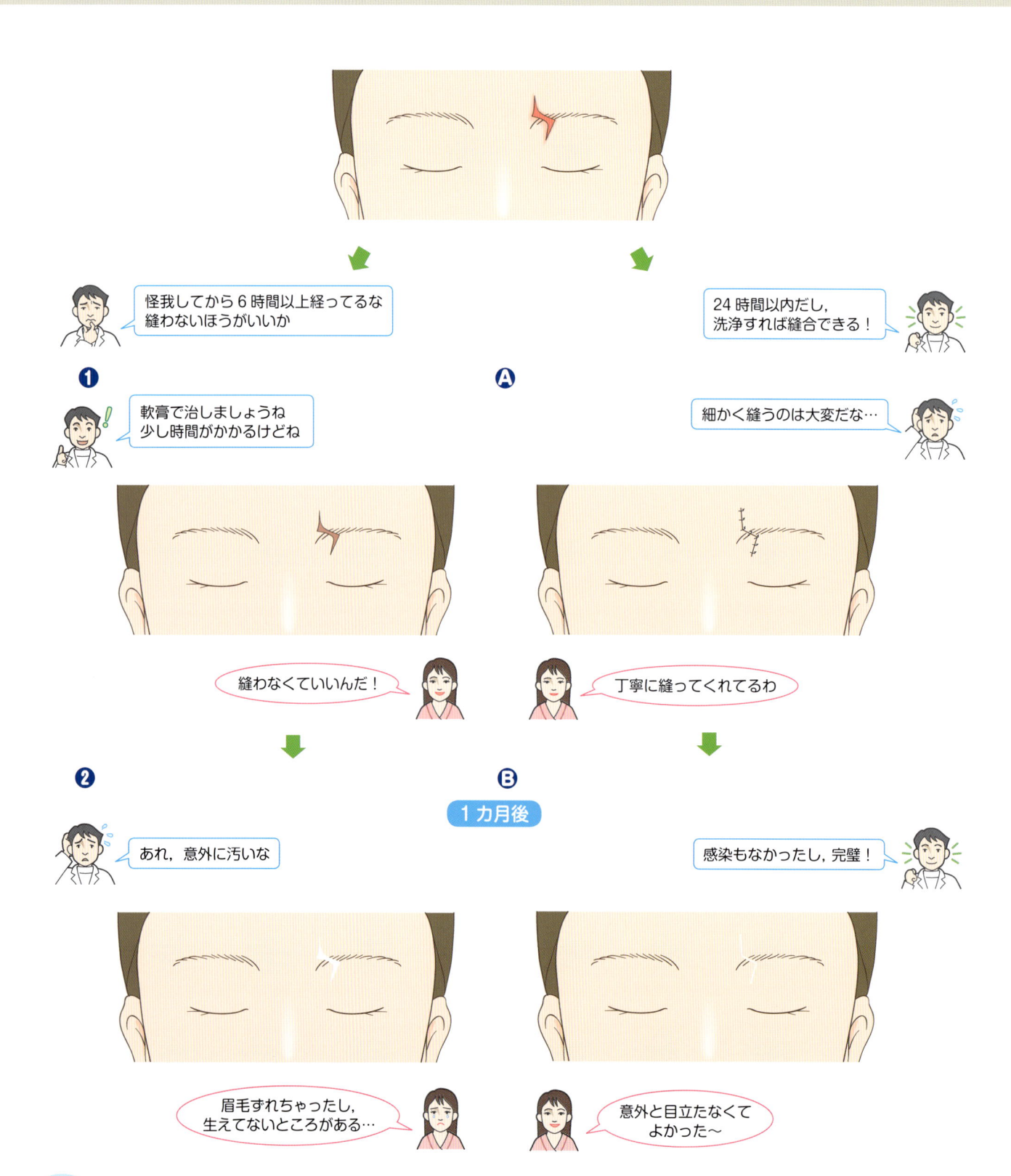

怪我してから6時間以上経ってるな 縫わないほうがいいか

24時間以内だし，洗浄すれば縫合できる！

❶

Ⓐ

軟膏で治しましょうね 少し時間がかかるけどね

細かく縫うのは大変だな…

縫わなくていいんだ！

丁寧に縫ってくれてるわ

❷

Ⓑ

1カ月後

あれ，意外に汚いな

感染もなかったし，完璧！

眉毛ずれちゃったし，生えてないところがある…

意外と目立たなくてよかった〜

POINT

● 顔の創のゴールデンタイムは 24 時間，他の部位は 6 〜 8 時間を目安とする。

❶縫わずに保存的に治す
❷幅が広く眉毛がずれた瘢痕
Ⓐ小さめのバイトで縫合
Ⓑきれいな線状痕

解説

- 一般的に，創を一期的に縫合処置できるゴールデンタイムは 6 〜 8 時間である。これ以上に時間が経過した創部では，細菌が増殖しているために一次閉鎖によって感染が生じやすくなるとされている。しかし，顔面領域に関しては血流が豊富であるため感染は生じにくく，ゴールデンタイムは 24 時間程度を目安としてよい。

- 受傷 20 時間後の挫創の場合

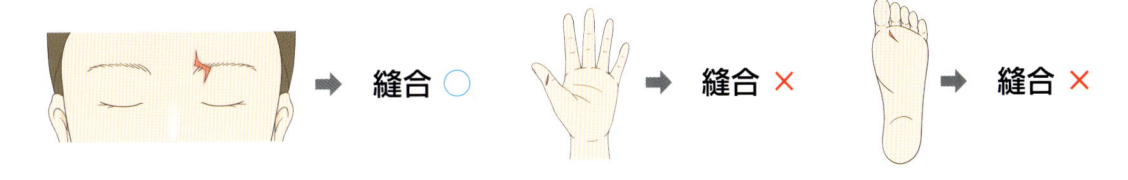

　縫合 ○ 　　縫合 ✕ 　　縫合 ✕

- 動物咬創は，手足の場合，縫合するな！　という医師もいるが，顔に関しては縫合しても問題がないことのほうが多い。ただし，縫合前に通常より多めの十分な洗浄を行い，ピッチ（縫合糸と縫合糸の間の距離）を大きめにとる，場合によってはペンローズドレーンを入れてドレナージを確保する，といった配慮が必要となる。また，もし感染を生じてきた場合は，抜糸して開創する必要があることは説明しておく。

- ゴールデンタイムを過ぎた後では，創縁を数 mm 幅でデブリードマンして縫合することもあるが，顔面では創縁数 mm 幅のデブリードマンでも変形がくることがあるので，顔面ではあまり推奨しない。

- 細かい土砂などの異物が残ると外傷性刺青になるが，土砂の混入については肉眼ではよくわからないことも多いため，疑わしい場合は，局所麻酔下にブラッシングする。

III 外傷に対する処置

48 技&Tips 顔面外傷，真皮縫合の適応あり しない場合は小さいバイトで一層縫合

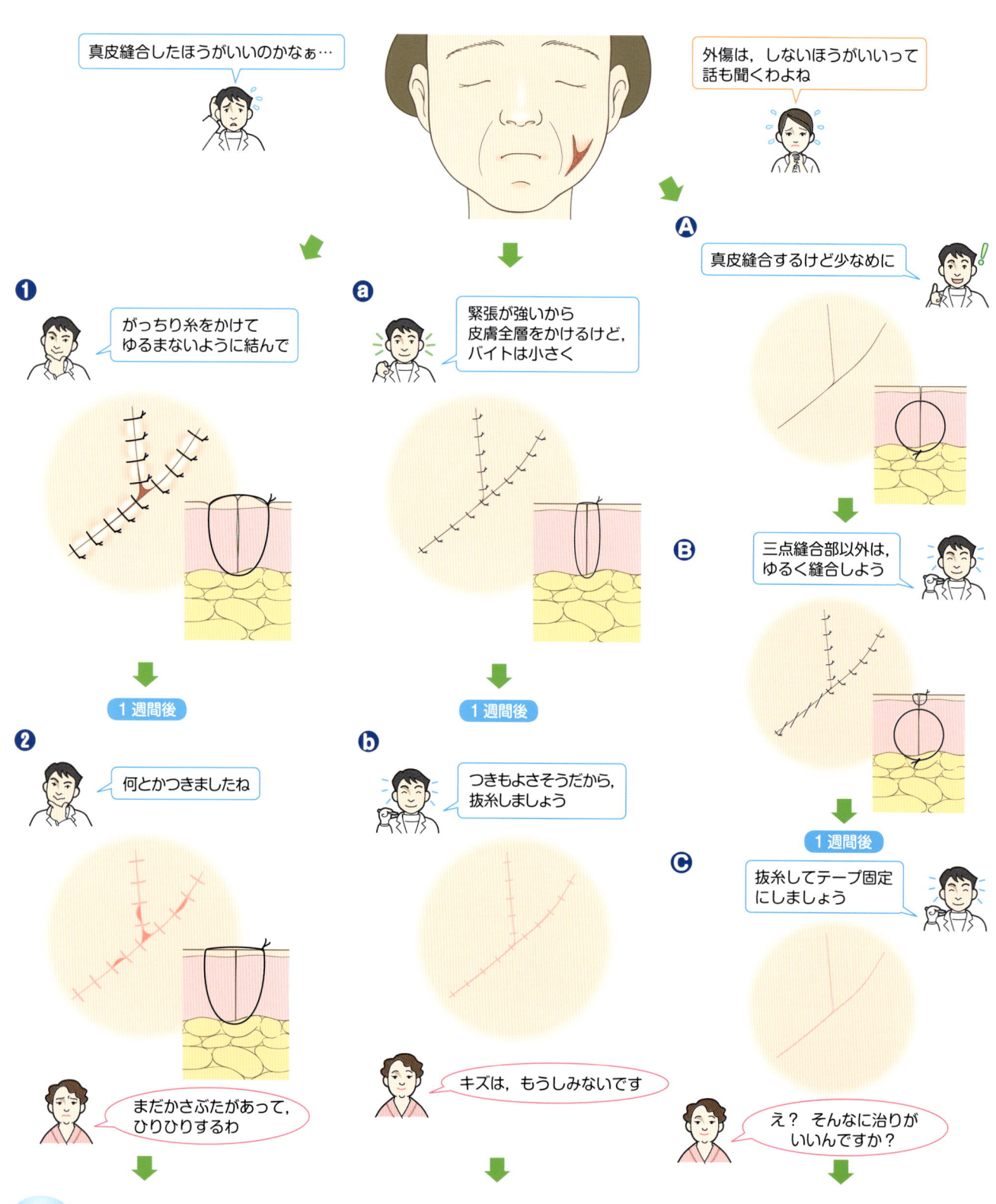

真皮縫合したほうがいいのかなぁ…

外傷は，しないほうがいいって話も聞くわよね

A 真皮縫合するけど少なめに

❶ がっちり糸をかけてゆるまないように結んで

ⓐ 緊張が強いから皮膚全層をかけるけど，バイトは小さく

B 三点縫合部以外は，ゆるく縫合しよう

1週間後

❷ 何とかつきましたね

1週間後

ⓑ つきもよさそうだから，抜糸しましょう

1週間後

C 抜糸してテープ固定にしましょう

まだかさぶたがあって，ひりひりするわ

キズは，もうしみないです

え？ そんなに治りがいいんですか？

3カ月後

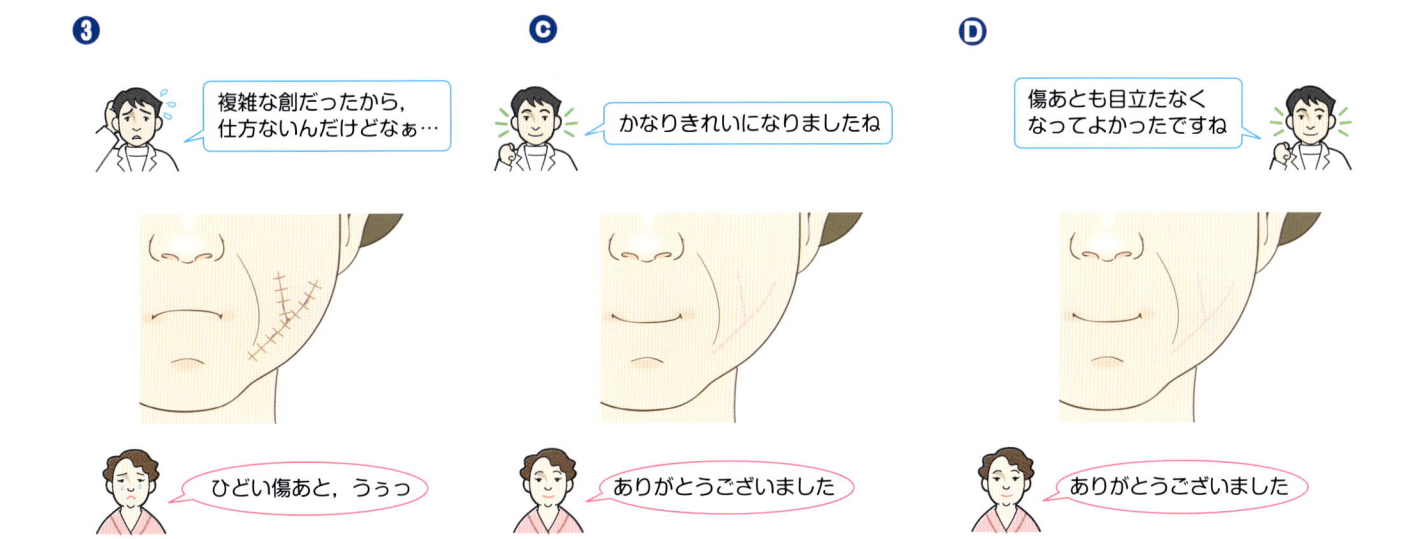

③ 複雑な創だったから，仕方ないんだけどなぁ…

ひどい傷あと，うぅっ

ⓒ かなりきれいになりましたね

ありがとうございました

Ⓓ 傷あとも目立たなくなってよかったですね

ありがとうございました

POINT

- 顔面外傷は，汚染創でないかぎり，真皮縫合＋表層縫合の二層縫合も適応可能である。
- 真皮縫合しない場合は，小さなバイトで皮膚全層を取って一層縫合を行う。

❶大きなバイトで縫合すると，複雑な創縁は合わせにくい
❷まだ痂皮が残っている
❸太い瘢痕とくっきりした縫合糸痕

ⓐ小さなバイトで皮膚全層縫合
ⓑ表面がよく治っている
ⓒ短い縫合糸痕は残るが，あまり目立たない

Ⓐ真皮縫合を行っている
Ⓑ表層はゆるく縫合
Ⓒ創し開の危険性がないので，止血していれば早めに抜糸してテープ固定も可能
Ⓓ細くて縫合糸痕のない瘢痕

> **解説**
> - 顔面の外傷は，単純な割創で可動部でなければ，テープ固定も適応可能である ☞ 技＆Tips52，60（p.112，128）。
> - 単純な1本線の割創ではない場合や可動部でテープ固定がすぐはがれてしまう可能性の高い場合は，縫合処置が必要である。汚染創でなくて縫合できる環境であれば（暴れる小児では難しい），真皮縫合＋表層縫合の二層縫合の適応もある。その場合は，表層は手術の閉創同様，小さなバイトでゆるく縫合する。連続縫合でもよい。真皮縫合がしてあれば開創の危険性がないので，縫合翌日か翌々日に出血が止まっているのを確認してテープ固定に変えることも可能である ☞ 技＆Tips15（p.32）。ただし，真皮縫合を行う場合は，糸による縫合糸膿瘍の可能性があること説明し，それでもきれいな傷あとで治してほしいという希望がある場合に限ったほうが無難である。
> - 一層で縫合する場合は，バイトを小さくしながら皮膚全層に縫合針をかけて縫合する。この場合，二層縫合の表層縫合のときのように，皮膚の表面近くのみ縫合すると，緊張ではじけたり，死腔ができやすかったりするので，皮膚全層に糸をかけることが肝要である。
> - 顔面外傷においては，一層縫合で大きなバイトで縫合することやマットレス縫合を行うことは避けるべきである ☞ 技＆Tips02，05，サプリメント13（p.4，10，57）。大きなバイトで縫合すると，複雑な創では創縁が合いにくいことも重なり，抜糸時には痂皮を形成してすっきり治らない場合が多い，痂皮の部位は幅広い瘢痕になることは避けられず，大きな縫合糸痕が重なって，きれいな傷あとにはなりにくい。また，大きな縫合糸痕が残ると，後日，患者が修正術を希望しても，きれいになりにくい ☞ 技＆Tips06（p.12）。
> - 糖尿病や膠原病などの合併症のある患者の場合は，縫合糸膿瘍のなどの感染の可能性が高くなるので，その適応を十分に考える必要がある。

ペンローズの固定はペンローズの端で

サプリメント — 20

ペンローズドレーンには，インフォメーションとしての役割もありますが，体表外科では，創内に血腫ができないようにすることが大きな役割です。血腫が形成されると感染を生じやすくなるほか，大きな血腫の圧により皮膚が壊死に陥る場合もあります ☞ 技＆Tips57，58（p.122，124）。ペンローズドレーンの固定は，ついつい無頓着にしてしまいがちですが，ペンローズの真ん中に固定すると，ドレナージが十分に効かないので（図1），ちょっと気をつけて端を固定したいところです（図2）。ドレーンが入っていた穴が大きいと，術後にきれいな傷あとにならないため，細く切って使用する場合もありますが，細い分ドレナージが効きにくくなるため，いっそうの注意が必要です。筒状に挿入するときは，1辺を裂いておけばドレナージが効きやすく（図3），さらに裂いた辺の対側に小孔をあけておくのも有用です（図4）。

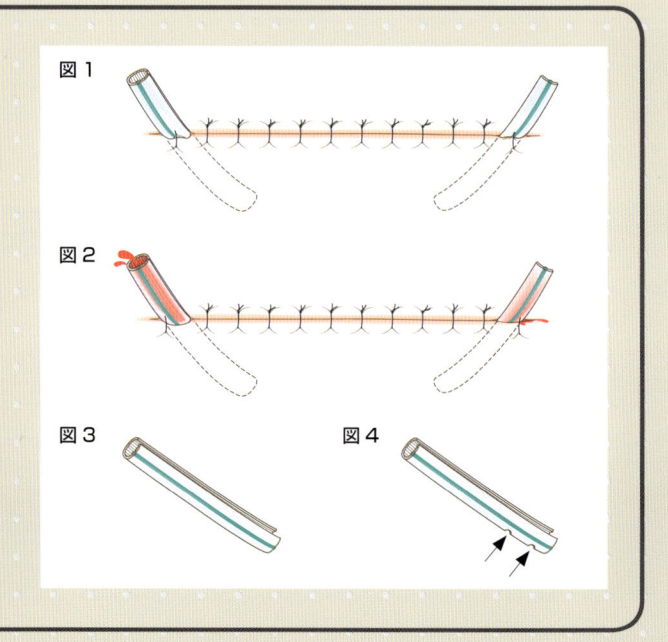

目立たなくても人工的だと奇異な傷あと

サプリメント—㉑

　少し形成外科的な話になりますが，手術の切開部位と方法を凝るあまり，かえって奇妙な印象を与える傷あとになったりすることがあります。いわゆる「人工的な瘢痕」です。

　例えば，頬部のホクロを切除した後にLimberg flapで再建したとしたら，余分に切除する正常皮膚を少なくできる可能性はありますが，頬部に「北斗七星」みたいな変な傷あとが残ります（図1）。正常皮膚の切除量が多くなって，ツッパリ感は増えるとしても，患者さんは通常の紡錘形切除を希望するかもしれません。また，女性化乳房の患者さんに対して皮下乳腺全摘術を行う場合，世間で一般的に行われているのは乳輪縁切開によるアプローチで，これを用いると，一番目立たない傷あとになるといわれています（図2）。ただ，目立たない傷あとになるとしても，もし至近距離で乳輪縁に沿った瘢痕を誰かにみつけられてしまったら，「なにをしたんだろ？　この変な傷あと？」と思われてしまう可能性があり，それを指摘されなくても，患者さんによっては，そう思われることが耐えられないかもしれません。だったら，いっそのこと，患者さんの指定するぜんぜん関係ないところを切開すれば（ランダム切開），どうでしょうか？　目立つ傷あとにはなりますが，人工的で奇異な傷あとにはならないため，誰の注意も引かない可能性が高いと考えられます（図3）。

　「目立たない」「見えにくい」というのも，観点を変えると最良とはいえない場合もあるので，手術で切開する部位を選ぶときには術者の勝手な価値観で選ぶのではなく，患者さんとよく相談して決めることが重要です。

図1

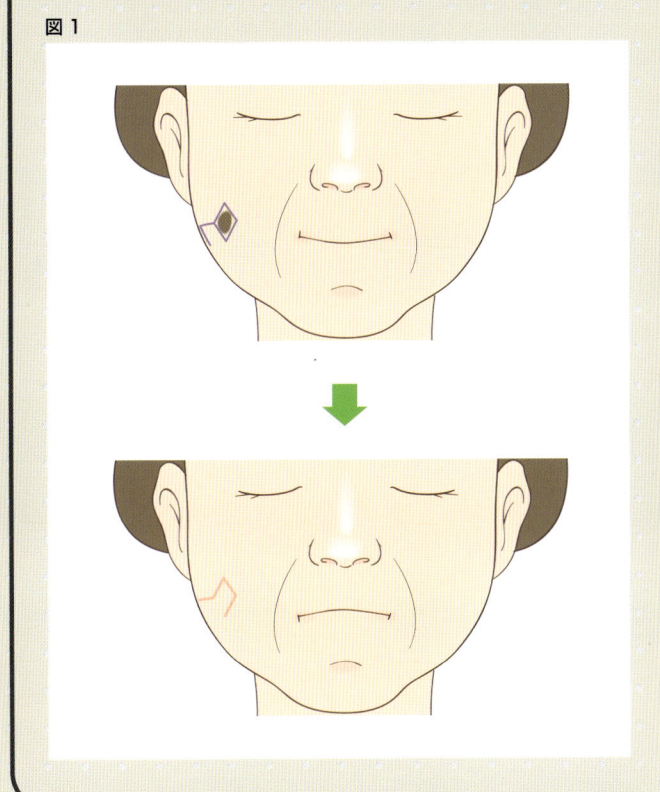

図2

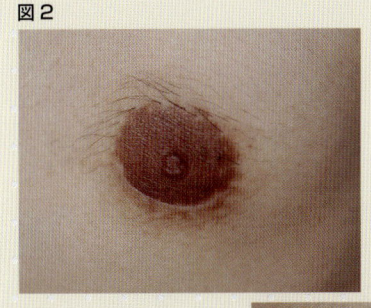

図3

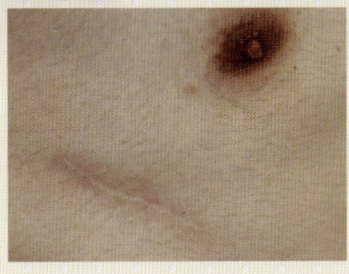

Ⅲ 外傷に対する処置

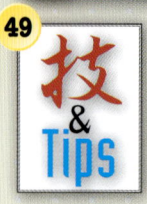

技&Tips 49 顔面の挫滅創，組織が取れそうでも，洗浄して，まずは元の場所に縫合

けっこう激しい外傷だ，口唇も耳も取れかけているし，頬部も弁状創が取れかけているし

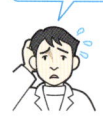

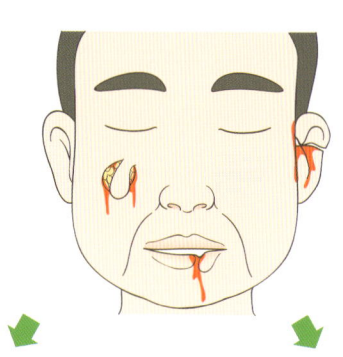

できるだけきれいに治してください

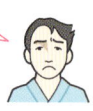

❶ 取れそうな組織は，感染の原因になるからデブリードマンして

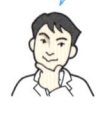

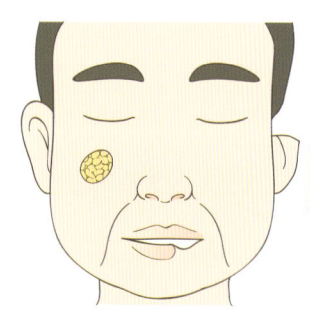

こんなに取っちゃっていいのかしら

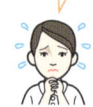

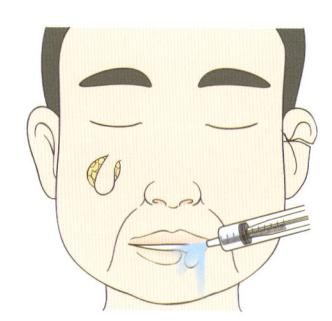

Ⓐ 取れそうな組織もできるだけ温存して，生理食塩水で洗おう

❷ 残った組織同士を，なんとか縫うしかないな

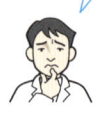

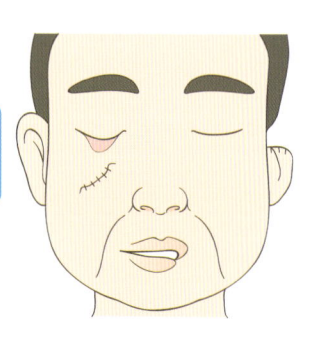

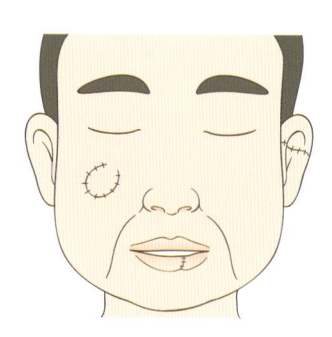

Ⓑ とりあえずは，元あった場所に戻して縫っておこう

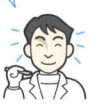

❸ しっかりデブリードマンしたから，すぐに治ったぞ

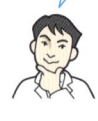

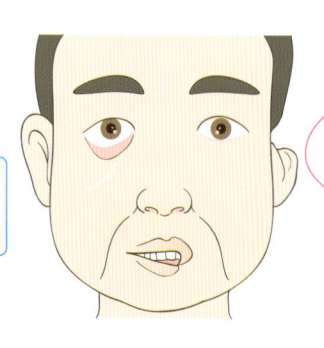

キズは早く治ったけど，こんな顔じゃ，家の外へ出られないよ

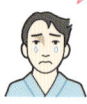

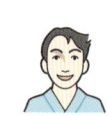

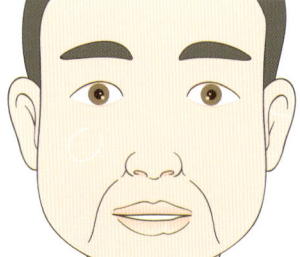

Ⓒ 一部壊死して治るのに時間かかったけど，結果的にはよかった

ひどい変形にならずに，ほっとしました

> **POINT**
> ◉顔面の挫滅創は，挫滅がひどくて血流が悪そうでも，デブリードマンを最小限にして，元の場所に縫合しておくのが原則である。
> ◉組織欠損が大きいと，目立つ醜状になり，顔面組織は部位特異性が高いので，再建も難しい。

❶血流が悪そうな組織をすべてデブリードマン
❷組織欠損部は無理やり寄せて縫合
❸組織欠損が大きく，顔面は大きく変形

Ⓐ血流がよくなさそうでも，生理食塩水洗浄後にできるだけ温存
Ⓑ元あった場所に戻して縫合
Ⓒ大部分が生着して顔の変形は最小限

解説

- 顔面領域は血流が非常によいので，細長く切れていて壊死になりそうな挫滅創でも，デブリードマンせずに元の位置に戻しておけば，思った以上に壊死にならずに生着するものである。口唇や耳介は，口唇全体や耳介全体が5mmほどの部分でつながっているだけでも，全体が生着することがありうる。また，縫合によって，縫合先の血流のよい組織からの血流再開が，3日後くらいからは期待できる。
- 顔面外傷では，デブリードマンは最小限にして，生理食塩水で十分に洗浄後，少しでも生着する可能性のある組織は，いったんは元あった場所に縫合しておくのが原則である。1～2週間，経過を観察して，壊死に陥った組織のみを待機的にデブリードマンすることになる。
- 壊死の可能性がある組織をすべてデブリードマンしてしまうと，組織の欠損が大きく，顔面の変形をきたす。顔面は，組織の特異性が高いので，同じように見える皮膚でも，体の他部位とは色調や性状が違うので，後に，体の他部位から移植しても，パッチワークのように目立つことが多く，整容的に大きな問題を残すことになる。
- 特に，口唇，眼瞼，耳介などは，体の他部位で似たような性状・色調の組織はなく，他から移植して再建するのが困難な，かけがえのない組織であり，できる限り温存することを配慮すべきである。

III 外傷に対する処置

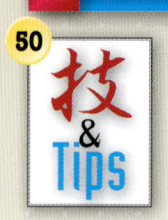

技&Tips 50 口唇貫通創は，皮膚側だけ縫合する

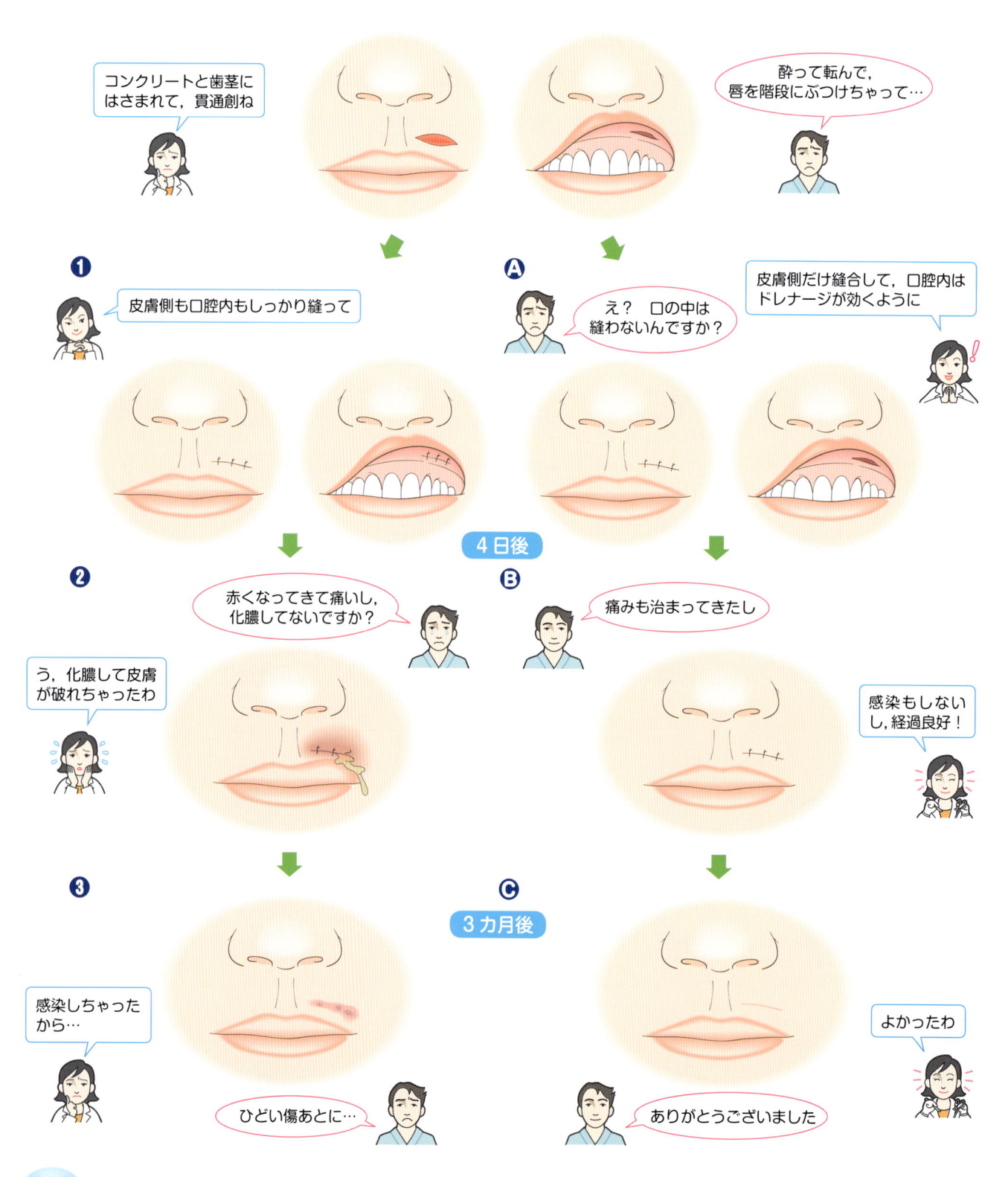

「コンクリートと歯茎にはさまれて，貫通創ね」

「酔って転んで，唇を階段にぶつけちゃって…」

❶ 「皮膚側も口腔内もしっかり縫って」

Ⓐ 「え？ 口の中は縫わないんですか？」 「皮膚側だけ縫合して，口腔内はドレナージが効くように」

4日後

❷ 「赤くなってきて痛いし，化膿してないですか？」 「う，化膿して皮膚が破れちゃったわ」

Ⓑ 「痛みも治まってきたし」 「感染もしないし，経過良好！」

3カ月後

❸ 「感染しちゃったから…」 「ひどい傷あとに…」

Ⓒ 「ありがとうございました」 「よかったわ」

POINT

- 口唇貫通創は，洗浄した後，皮膚側だけを縫合し口腔内は開けておくのが安心である。
- 膿瘍を生じても，口腔内にドレナージが効けば重症化せず，皮膚側には破れず，感染の軽快とともに口腔内も治癒する。

❶皮膚側も口腔側も縫合
❷膿瘍が皮膚側に破れて出てくる
❸醜状痕として残る

Ⓐ皮膚側だけ縫合して口腔内は開放
Ⓑ感染しても，口腔内にドレナージが効く
Ⓒ皮膚側はきれいな瘢痕で治癒する

解説

- 転倒して顔面強打の口唇貫通創は，救急外来でよく見かけるパターンであるが，打ちつけた先と歯茎や歯にはさまった組織が全層挫創となるのが機転である。膿瘍を予防するために生理食塩水で中までよく洗浄した後，口腔側は縫合せずに皮膚側だけを縫合するほうが安心である。
- 屋外の打ちつけた先も口腔内も細菌が多く存在しているので感染を生じやすく，口腔内も縫合すると，皮下で感染を生じた場合に，皮膚側に破れて排膿してくる場合がある（口腔内のほうに破れれば大したことにはならないが）。皮膚側に破れて数日間排膿を続けていると患者にとってストレスも大きいばかりではなく，口唇という目立つ部位に醜状痕を残すことになる。
- 口腔内を縫合せずに開放させておくことにより，口腔内にドレナージを効かせれば，感染が膿瘍を形成するほど重篤化することが少ないので，皮膚側に破れることが少なく安心である。もちろん，口腔内の縫合が禁忌というわけではないが，糖尿病などの易感染病態を合併している患者では特に，口腔内を縫合しないほうが安全である。

軽微な外傷でも，必ず，抗血小板薬・抗凝固薬の服用の有無を問診しよう

サプリメント—㉒

　近年の超高齢社会と予防医学の意識向上により，抗凝固薬や抗血小板薬を服用している患者さんが増加してきています。文字どおり，これらの薬剤を服用している患者さんは，出血が止まりにくいので，手術を行う際には，その服薬の有無をチェックすることが重要です。数年前までは，手術を行うときは（小さな手術でも），（薬の種類に応じて）手術何日か前からこれらの薬剤の服用をやめてもらって手術を準備していましたが，近年，小さな手術ではこれらの薬剤を止めることなく手術を行うことが多くなりました。休薬中に生じた血栓が脳梗塞などの重篤な疾患を発症するのを避ける意図が強いものと思われます。

　抗血小板薬の服用では，新しい部位を切開するたびに出血が止まりにくい傾向があります。丁寧に止血するので，術後出血や血腫などのトラブルを生じることは比較的少ないのですが，抗凝固薬のほうは，術中には，それほど出血が止まりにくいというような印象はなくて通常どおりに手術を行えても，術後出血や血腫で痛い目をみることが多く，より注意が必要です。

　それより問題なのは，救急外来での外傷に対する対応時です。軽度な外傷でも，抗血小板薬や抗凝固薬の服薬の有無を尋ねるのを忘れて，服薬していない患者さんと同様に処置すると，帰宅後に出血が止まらず大変なことになる危険性があります。軽度の外傷患者さんであっても，必ず服薬の有無を聴取し，服薬が確認された場合は慎重に対応しなければなりません。

| Ⅲ | 外傷に対する処置 |

51 技&Tips 耳介外傷は，まず耳輪をしっかり合わせる

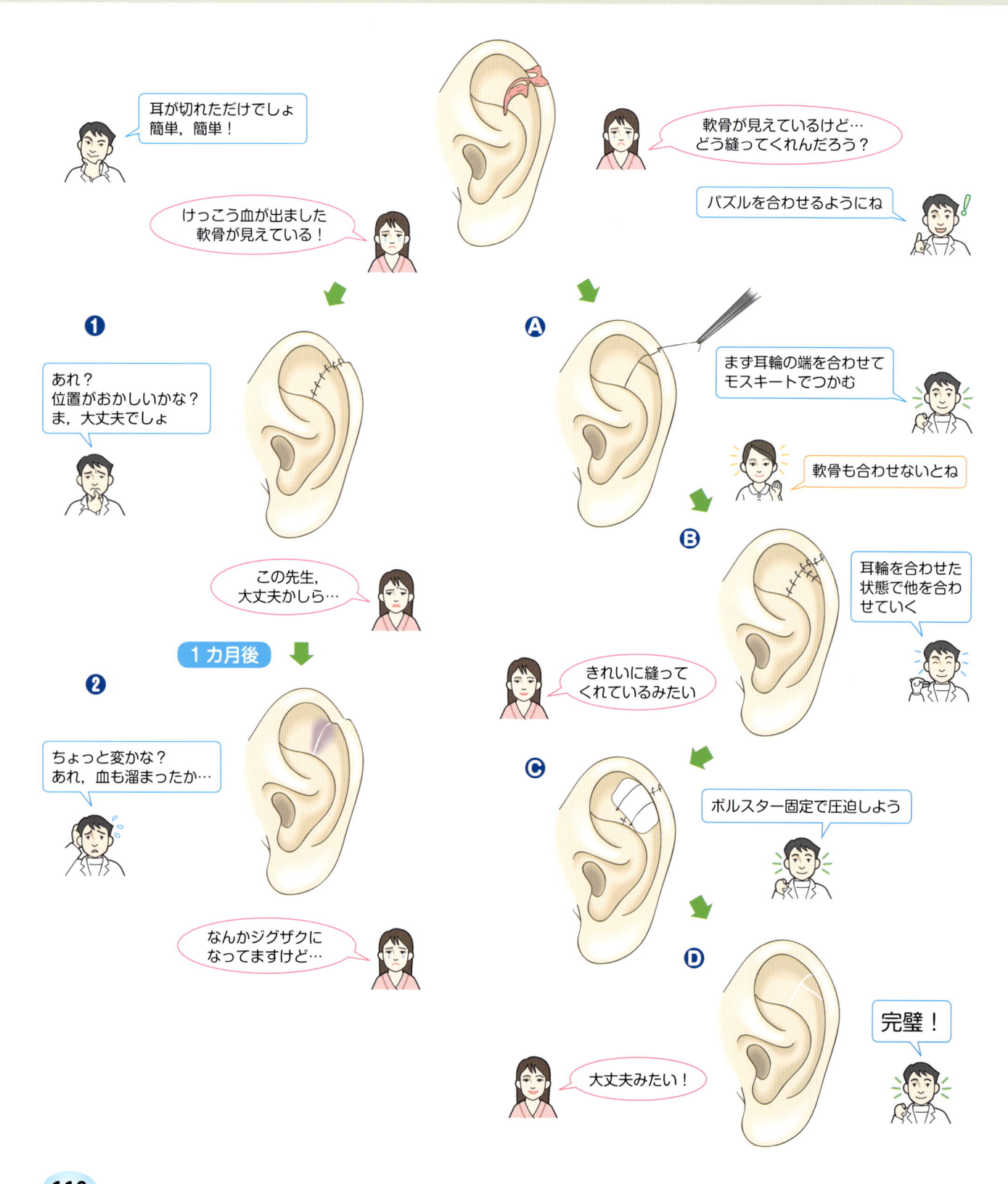

耳が切れただけでしょ
簡単，簡単！

軟骨が見えているけど…
どう縫ってくれんだろう？

けっこう血が出ました
軟骨が見えている！

パズルを合わせるようにね

❶

あれ？
位置がおかしいかな？
ま，大丈夫でしょ

Ⓐ

まず耳輪の端を合わせて
モスキートでつかむ

軟骨も合わせないとね

この先生，
大丈夫かしら…

Ⓑ

耳輪を合わせた
状態で他を合わ
せていく

1カ月後

❷

きれいに縫って
くれているみたい

ちょっと変かな？
あれ，血も溜まったか…

Ⓒ

ボルスター固定で圧迫しよう

なんかジグザクに
なってますけど…

Ⓓ

大丈夫みたい！

完璧！

110

POINT
- 耳の外傷は，耳輪の辺縁をまず合わせて，耳介軟骨も縫合する。
- 皮下血腫が生じると，変形が残るので，予防的に圧迫する。

❶内側から１本線と思い込んで縫合している。耳輪の辺縁がずれている
❷皮下に血腫ができており，ずれた形になっている

Ⓐまず一番外側（耳輪縁）を合わせ，糸はモスキートペアンでつかむ
Ⓑ裏表を縫合
Ⓒ血腫予防でボルスター固定
Ⓓ辺縁の不整もなく血腫形成もなく治癒

解説

- 耳はとても血流がよい組織である。皮弁状に引き裂かれていても，丁寧に合わせて縫合すれば壊死に陥ることはほとんどない。
- 軟骨を露出させてしまうと軟骨炎を引き起こすことがあるので注意を要する。
- 実際の処置では，まず耳輪の辺縁をkey sutureとして縫合し，全体の位置関係を合わせた後，最小限の（軟骨の位置関係が合えばよい）軟骨縫合（6-0モノフィラメント吸収糸丸針）を行う。
- 真皮縫合は行わず，バイト１〜2mm，ピッチ３〜4mmで，6-0ナイロンを用いて皮膚縫合を行う。ジグザグに切れている場合も，その形を元に合わせる位置を考えながら縫合する。耳介外傷の多くは組織欠損がないので，デブリードマンは最小限にして，組織をできるだけ温存する 技&Tips49（p.106）。
- 縫合後は，ソフラチュール®を枕状に丸めたものか綿球に少量の生理食塩水を加えたものを耳介前面の形に合わせて詰め込み，処置後皮下血腫を予防することが肝要である。取れてきそうなら，糸で固定する。皮下血腫を生じると，それが基質化して耳介変形を残すことがある（いわゆる「柔道耳」，「餃子耳」）ので，注意を要する。
- 完全に耳介が切断されていても，血管吻合により耳介を生かすことができる場合もあるので，耳介の完全切断，明らかに血流がないほどの切断の場合は，形成外科医に依頼する。

前医の悪口をいって受診してきた患者さんは…

サプリメント — 23

自分の外来に初診で訪れた患者さんで，「今までかかっていた医者はとんでもなかった」と悪口を並べる人にときどき出会います。日常の生活でも，他人の悪口をいいながら近よってきた人と知り合いになっても，そのうち今度は自分が悪口をいわれるようになってしまった，というのはよくある話です。通常の人付き合いでは，このような人とは深くかかわらないようにするという選択肢もありますが，患者さんとして自分の初診外来を受診してきた以上は，医師として「付き合わないで済ます」選択肢はありません。

前医の悪口をいって受診してきた患者さんは，その不満がたとえ正当なものであっても，満足できるレベルがとても高いために潜在的クレーマーになっている可能性があるので，対応には特に注意が必要です。受診に至るまでの経過を聞き，その患者さんの「悪口」が正当なものかどうかを客観的に判断し，「悪口」が正当であれば，その愁訴に応えるように，正当でなくても，患者さんを納得させられるように，医師として善処する必要があります。

III 外傷に対する処置

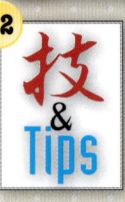

技&Tips 52 小児でよくある前額・下顎の裂創，テープ固定の利点

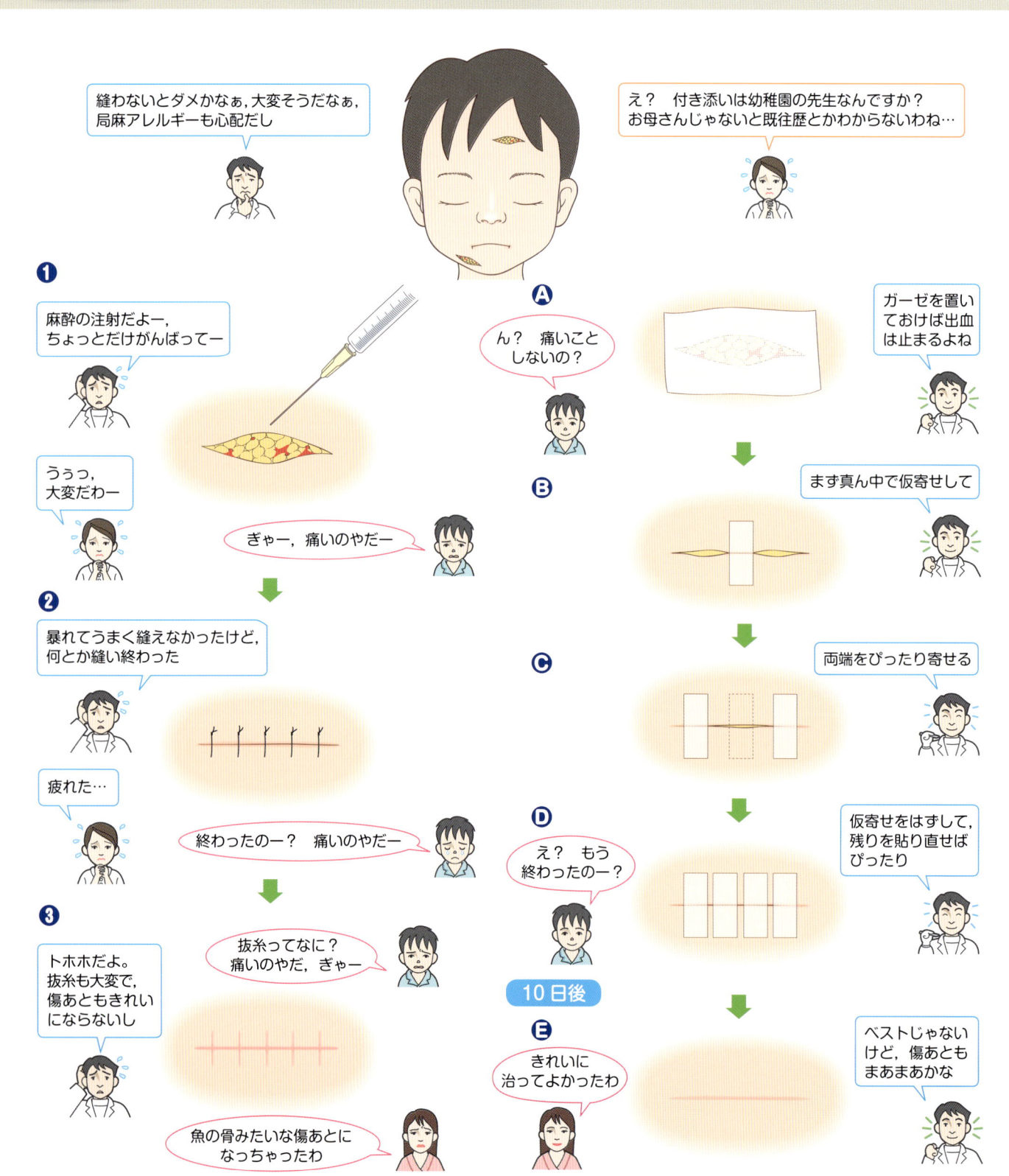

❶
- 縫わないとダメかなぁ，大変そうだなぁ，局麻アレルギーも心配だし
- 麻酔の注射だよー，ちょっとだけがんばってー
- うぅっ，大変だわー
- ぎゃー，痛いのやだー

❷
- 暴れてうまく縫えなかったけど，何とか縫い終わった
- 疲れた…
- 終わったのー？ 痛いのやだー

❸
- トホホだよ。抜糸も大変で，傷あともきれいにならないし
- 抜糸ってなに？ 痛いのやだ，ぎゃー
- 魚の骨みたいな傷あとになっちゃったわ

- え？ 付き添いは幼稚園の先生なんですか？ お母さんじゃないと既往歴とかわからないわね…

Ⓐ ん？ 痛いことしないの？
- ガーゼを置いておけば出血は止まるよね

Ⓑ まず真ん中で仮寄せして

Ⓒ 両端をぴったり寄せる

Ⓓ え？ もう終わったのー？
- 仮寄せをはずして，残りを貼り直せばぴったり

10日後

Ⓔ きれいに治ってよかったわ
- ベストじゃないけど，傷あともまあまあかな

> **POINT**
> ● 小児でよくある前額・下顎の裂創は，縫合するよりテープ固定のほうが，局所麻酔不要，簡単，抜糸不要，縫合糸痕が残らない，局所麻酔薬アレルギーの可能性を回避できるなど利点が多い。
> ● ただし，ちょっとした外的衝撃で創し開しやすいこと，感染を生じたら開いてしまうことを説明したうえで採用することが原則である。

❶縫合には局所麻酔が必要
❷動いて暴れるなか，一層に縫合
❸抜糸も大変で，縫合糸痕も残りやすい

Ⓐガーゼを置いて止血を確認
Ⓑ緊張が強い場合は，まず中央を仮寄せする
Ⓒ緊張の弱い状態で，端からテープ固定し
Ⓓ仮寄せをはずして，残りの部分を寄せる
Ⓔやや瘢痕幅が広くなるが，縫合糸痕はない

解説

- 小児の前額・下顎部の裂傷は救急外来でよくある外傷である。縫合しようとすると，局所麻酔が必須になるが，泣いて暴れる子どもに注射をするのは簡単ではなく，人手も必要である。また，付き添いが幼稚園の先生など，親以外の場合も多く，局所麻酔薬に対するアレルギーの既往や家族歴などの情報が得られない場合も多い。
- このような場合は，局所麻酔なしで処理できる傷テープ固定は便利である。子どもが動いて，局所麻酔注射の針や縫合針で眼球などを傷める危険性も回避できる，がっちり縫合するより縫合糸痕が残りにくい点も利点である。テープがゆるむと少し幅の広い創痕になるが，縫合糸痕がなければ，将来，瘢痕形成術を行うことになっても容易である☞ 技& Tips06 (p.12)。
- 出血は，ガーゼをしばらく置いておけば，通常は止まる。創縁の緊張がある場合は，まず真ん中にテープを貼って仮寄せして緊張をなくした後，それ以外の部分をテープ固定し，仮寄せをはずしながら緊張のない状態で中央を固定するなど，一度で決めようとせず，緊張を取りながら貼り換えるとよい。テープを重ねて貼ると，テープの下に出血して創が開いたりテープがはがれやすかったりするため，テープ間を微妙に離して貼るとよい。
- 汚染創の場合は，局所麻酔を行って創洗浄する必要があるが，その場合でも，がっちり一層で縫合するよりは，テープ固定のほうが，縫合糸痕が残りにくく，抜糸が不要という利点もある。
- テープ固定する場合の注意点として，術後早期に何かがちょっと当たっただけで創が開いてしまう可能性があること，感染が生じた場合は完全に開いてしまうことをしっかり説明したうえで行うことが重要である。顔面は血流が豊富であるので，入浴することにより，再出血を起こしてはがれてしまう場合があるので，2～3日湯船に入るのは避ける（シャワーは可）のが望ましい。
- テープ固定をした場合は，ついでに軟膏を塗らないよう注意する☞ サプリメント24 (p.115)。また，テープ固定は利点も多いが，適応が難しい部位もあるので，注意が必要である☞ 技& Tips60 (p.128)。

Ⅲ 外傷に対する処置

技&Tips 53 頭皮裂創，毛根部の止血は最少限にして，スキンステイプラーで縫合

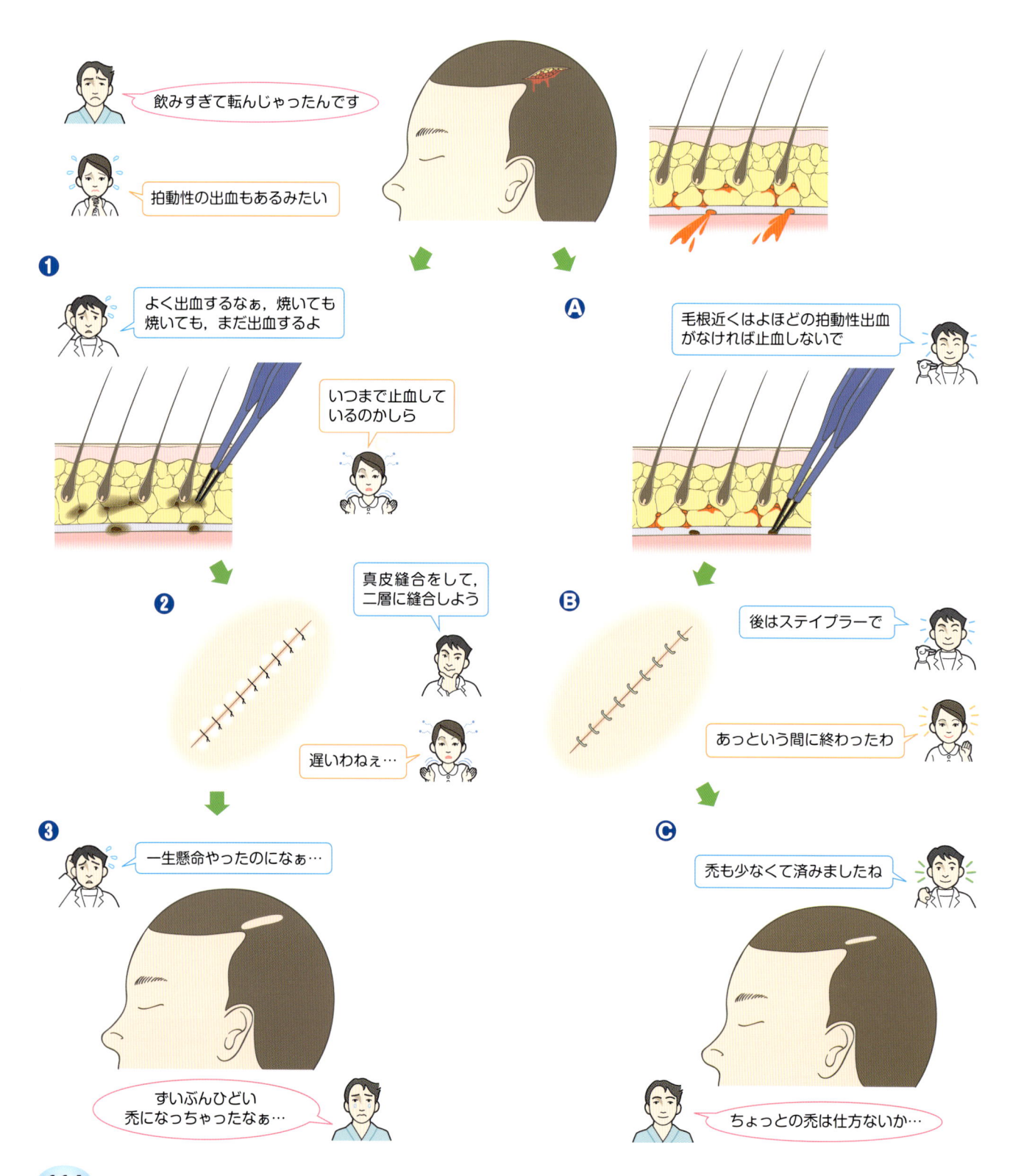

飲みすぎて転んじゃったんです

拍動性の出血もあるみたい

❶ よく出血するなぁ，焼いても焼いても，まだ出血するよ

Ⓐ 毛根近くはよほどの拍動性出血がなければ止血しないで

いつまで止血しているのかしら

❷ 真皮縫合をして，二層に縫合しよう

遅いわねぇ…

Ⓑ 後はステイプラーで

あっという間に終わったわ

❸ 一生懸命やったのになぁ…

ずいぶんひどい禿になっちゃったなぁ…

Ⓒ 禿も少なくて済みましたね

ちょっとの禿は仕方ないか…

POINT

- 頭皮の裂創は，帽状腱膜付近の層の拍動性出血点だけを止血し，皮下の毛根付近の出血は基本的に焼灼止血しないのが原則である。
- 真皮縫合はしないで，表層のみをスキンステイプラーで縫合する。

---

❶毛根付近も含めて，多数丁寧に焼灼止血
❷真皮＋表層の二層で閉創
❸幅広い禿が残った

Ⓐ帽状腱膜付近の拍動性の出血のみを止血
Ⓑステイプラーで一層縫合
Ⓒ禿の幅は狭くて済んだ

解説

- 頭皮の裂創は，帽状腱膜付近の層で噴いている動静脈の出血点だけを止血し，皮下の毛根付近の出血点は，よほど勢いよく出ていない限りは焼灼止血しないのが原則である。なぜなら，毛根付近からの出血は，断面全体からだらだら出ている場合が多く，これをすべて止血していたら，毛根が広範に焼かれてしまうからである。毛根付近からの出血は，拍動性のもの以外はステイプラーで縫合すると止血される。
- 縫合は，原則的に真皮縫合はしないでスキンステイプラーで一層縫合する。汚染創でなければ，緊張が強い場合には帽状腱膜の層をモノフィラメント吸収系で寄せる場合もある。真皮縫合を行うと，毛根が広範に締められて，虚血による毛根のダメージのために禿の範囲が広くなる可能性があるからである。同様に，細かく表層縫合を行うと毛根のダメージが大きくなるため，創縁を合わせながら，スキンステイプラーで，必要最少の数を縫合する。

テープ固定した場合の意外なピットフォール　　サプリメント⓴

救急外来での割創に対する対応で，ステリストリップ™を用いた固定は，適応さえ間違えなければ大変便利なものです☞技＆Tips52, 60（p.112, 128）。ただ，適応が合っていても，もう一つ注意点があります。救急外来の先生がステリストリップ™によって割創を固定した翌日，形成外科を受診して創を見ると，テープが全部はがれていて創が開き，あっと驚くことがあります。

何が原因だったと思いますか？

よく観察すると，テープ固定の上から軟膏が塗られていました。ナイロン糸で縫合した場合と同じように，気を利かして軟膏を塗ったつもりなのでしょうが，テープの上から軟膏を塗ればテープがはがれてしまうのは当然のことです。テープ固定の場合は，ついつい軟膏を塗ってしまわないように注意しなければなりません。ちなみに，鼻部は脂腺がきわめて豊富なので，皮脂の分泌が軟膏と同じ作用をもたらし，テープ固定を行っても２～３日であっさりはがれてしまうことがあるので注意が必要です☞技＆Tips60（p.128）。

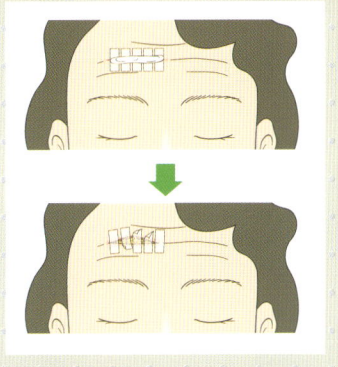

III 外傷に対する処置

技&Tips 54 指尖皮膚欠損，電気メスでの焼灼止血しない，皮膚があれば乗せておく

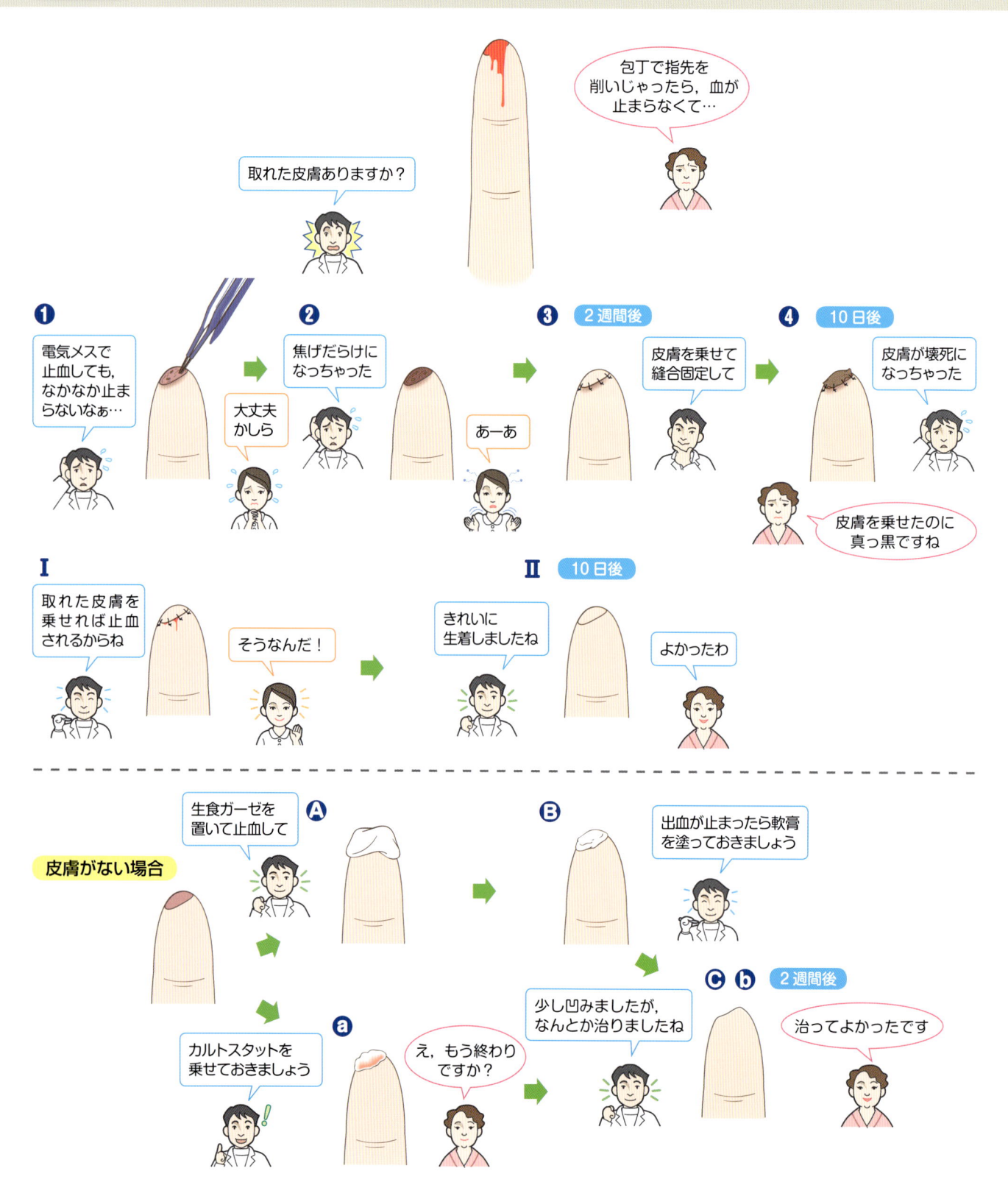

包丁で指先を削いじゃったら，血が止まらなくて…

取れた皮膚ありますか？

❶ 電気メスで止血しても，なかなか止まらないなぁ…

❷ 焦げだらけになっちゃった　大丈夫かしら

❸ 2週間後　皮膚を乗せて縫合固定して　あーあ

❹ 10日後　皮膚が壊死になっちゃった　皮膚を乗せたのに真っ黒ですね

Ⅰ 取れた皮膚を乗せれば止血されるからね　そうなんだ！

Ⅱ 10日後　きれいに生着しましたね　よかったわ

皮膚がない場合

Ⓐ 生食ガーゼを置いて止血して

Ⓑ 出血が止まったら軟膏を塗っておきましょう

ⓐ カルトスタットを乗せておきましょう　え，もう終わりですか？

Ⓒⓑ 2週間後　少し凹みましたが，なんとか治りましたね　治ってよかったです

POINT

- 包丁で削いだ指尖皮膚欠損部は，電気メスで焼灼止血しない。生食ガーゼを当てて患肢挙上しておけば自然に止血される。
- 削いだ皮膚があれば，欠損部に乗せて縫合しておけば生着する。
- 削いだ皮膚がなければ，創傷被覆材を用いるか，軟膏で保存的に治療すれば，小さな変形で上皮化する。

---

❶電気メス（or バイポーラ）で止血をしても止まりにくい
❷止血部は黒焦げになる
❸皮膚を乗せておいても
❹移植床が黒焦げ壊死なので生着しにくい

Ⅰ皮膚片を乗せれば簡単に止血される
Ⅱ一週間後には皮膚はきれいに生着する
Ⓐ生食ガーゼを乗せて止血を待ち
Ⓑ軟膏を乗せて被覆する
ⓐ止血効果のある創傷被覆材を乗せる
ⓒⓑ 2〜3週後には拘縮と上皮化で治癒する

解説

- 「指先を包丁で削いでしまって出血が止まらない」といって救急外来を受診する患者は多いが，皮膚欠損の大きさはせいぜい数 mm × 1cm ほどまでの場合がほとんどである。電気メスなどで止血を行ってもなかなか止まらず，止まるまで止血すると，焼け焦げて真っ黒になる場合もある。この場合，止血せず，生食ガーゼを乗せておけば，数分で止血される（そもそも，患者が創部にガーゼを乗せて来院したときには出血は止まっていることが多い）。

- 削いでしまった皮膚があれば，それを皮膚欠損部に乗せれば止血される。そのまま皮膚を創部に縫合固定すれば，1週間後には皮膚は生着して創治癒してしている。しかし，電気メスなどで止血して黒焦げになってから皮膚を乗せて固定すると，移植床が壊死組織であるため，きれいに生着しにくい。

- 皮膚を乗せる場合は，針数多く縫いすぎないようにすることがコツである。縫いすぎて出血が皮下に溜まると生着しにくいので，ドレナージが効くように縫合固定する。

- 削いでしまった皮膚がなければ，二通りの対処法がある。一つは，カルトスタットなどの止血効果のある創傷被覆材を乗せて指を挙上しておけば創部は止血される。以降，2〜3日に1回，外来で創部をみながら経過を観察する。感染を生じていない限り創傷被覆材はそのままにしておき（感染がなければ，創部に固着して簡単にははずれない。無理にはずそうとすると出血する），2〜3週後には収縮と上皮化により創治癒が確認される。ただし，創傷被覆材の貼りっぱなしが勧められない創もあるので，注意が必要である ☞ 技＆Tips62（p.132）。

- もう一つは，生理食塩水ガーゼによっておおよそ止血された時点で軟膏を塗り，シリコンガーゼ＋ガーゼもしくは非固着性創傷被覆材でカバーする。2〜3日後に創を観察して，軟膏（＋フィブラストスプレー®）で処置する。このころには出血は止まっており，以降，2〜3日に1回指を普通に洗って同様の処置を繰り返せば，2〜3週後には収縮と上皮化により創治癒が確認される。

- 欠損が1cm四方以上ほどになると，上皮化に時間がかかり，上皮化しても皮膚が弱いため，専門医に相談して，手掌などからの分層植皮を行ったほうがよい場合もある。

Ⅲ 外傷に対する処置

技&Tips 55 指尖切断，高さ7mm以内なら生着しうる 安全重視なら脂肪除去＆植皮で

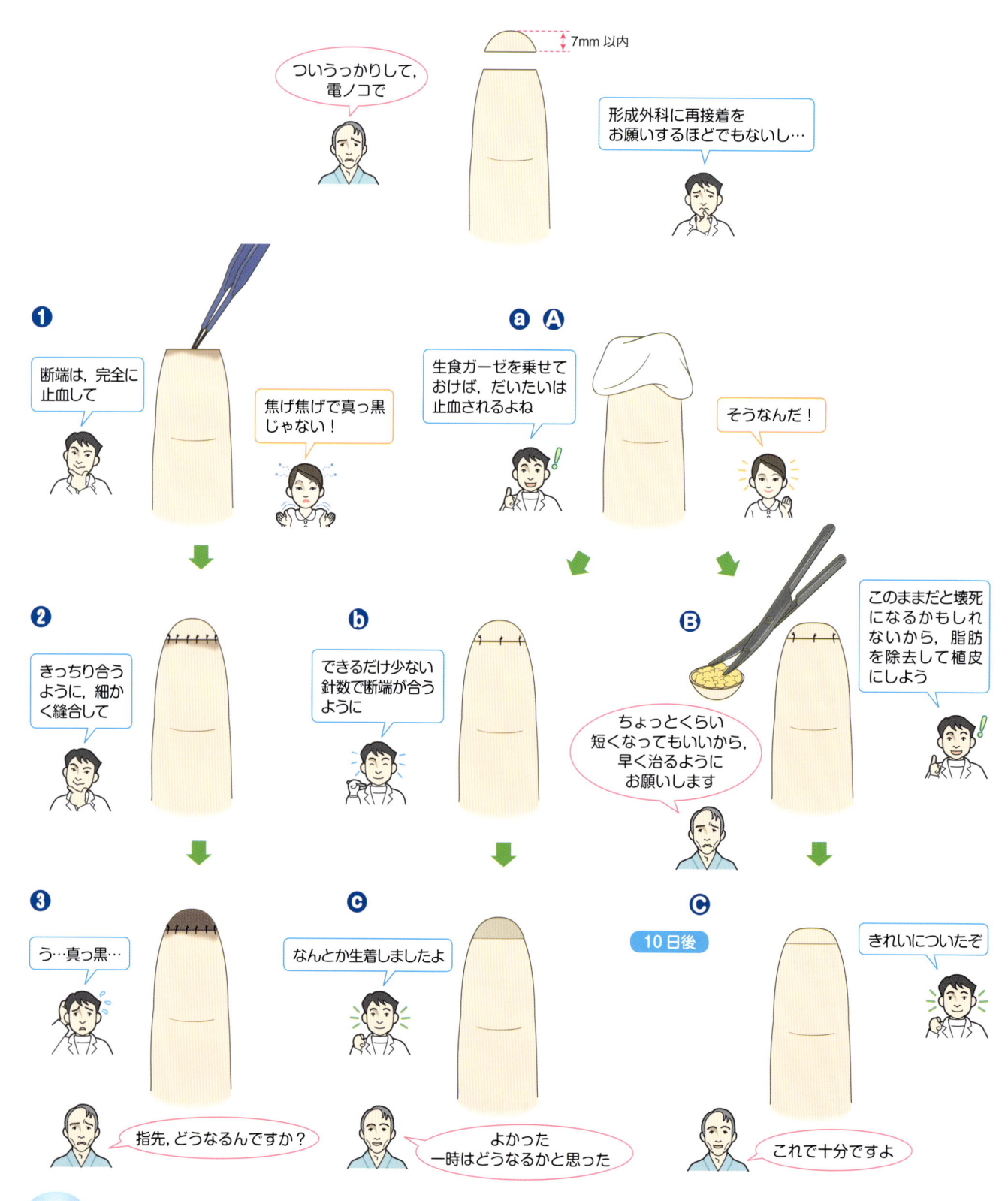

7mm 以内

「ついうっかりして，電ノコで」

「形成外科に再接着をお願いするほどでもないし…」

❶ 断端は，完全に止血して

ⓐ Ⓐ 生食ガーゼを乗せておけば，だいたいは止血されるよね

「そうなんだ！」

「焦げ焦げで真っ黒じゃない！」

❷ きっちり合うように，細かく縫合して

ⓑ できるだけ少ない針数で断端が合うように

Ⓑ このままだと壊死になるかもしれないから，脂肪を除去して植皮にしよう

「ちょっとくらい短くなってもいいから，早く治るようにお願いします」

❸ う…真っ黒…

ⓒ なんとか生着しましたよ

Ⓒ 10日後 きれいについたぞ

「指先，どうなるんですか？」

「よかった　一時はどうなるかと思った」

「これで十分ですよ」

POINT

- ●指尖部の切断指は，高さがおおよそ7mm以内であれば，生着しうる。安全策をとるなら，脂肪を除去して植皮状態にする選択肢もある。
- ●そのまま戻すにしても植皮にするにしても，拍動性の出血点以外は，止血しないことと，針数少なく表面を合わせるのがコツである。

❶断端をくまなく焼灼止血
❷細かく丁寧に縫合・固定
❸全体が壊死になっている

ⓐⒶ生食ガーゼを断端に当て
ⓑできるだけ少ない針数で断端を合わせて固定
ⓒ全体が生着

Ⓑ脂肪を除去して植皮状態に
Ⓒ指が短くはなったが，生着

解説

- 尖部がスパッと切れた小さな切断指は，高さがおおよそ7mm以内であれば，適切な処置により生着しうる。止血は最少限とし，できるだけ少ない針数でぴったり断端を合わせるのがコツである。
- 手技だけではなく，術後の患指挙上を徹底すること（下垂すると断端と切断指との間に血腫が生じ，微小血管の新生が悪くなる），周囲に軟膏をたっぷり塗って乾燥を避けること，1週間前後はガーゼ交換をしないこと（縫合部の組織がずれ動かないように）が重要である。取れた側に骨がついていても同様である。
- 長さが7mm以内であれば必ず生着するというわけではないので，早く創治癒を得るという安全策をとるなら，脂肪を除去して植皮にするほうが，生着率は高くなる。指は少し短くなるが，そのまま戻して生着した場合でも，ある程度の萎縮は避けられないので，長期の経過では，結果にそれほど違いはない。
- 上記のどちらの方法を選ぶかは，生着率の違いや，指が短くなる点などを説明し，患者の希望を聞きながら同意を得て行う必要がある。
- 断端からはかなりの出血があるが，そのまま戻す場合も植皮状態にする場合でも，拍動性の出血点以外は，止血しないことが肝要である。焼灼止血部位はⅢ度の熱傷であり，当然，血管新生は悪くなる。
- 毛細血管の吻合や血管再生は，断面全体から均等に生じるのではなく，皮膚・皮下部分が中心となる。針数多く縫合するとそれが妨げられるので，必要最小限の針数で，断端をぴったり合わせることがコツである。
- およそ1週間後に開いてみて，黒くなったり，萎んだりしていなければ生着している。
- おおむね8mm以上の長さでの切断であれば，そのまま乗せて縫合しておいても生着する可能性はきわめて低くなるのと，マイクロサージャリーによる血管吻合が可能になる長さになってくるので，最寄りの形成外科医に対応を求める。

III 外傷に対する処置

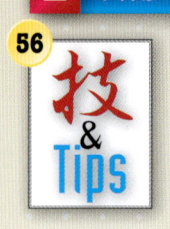

56 技&Tips　指の外傷，焼灼止血しないで縫合

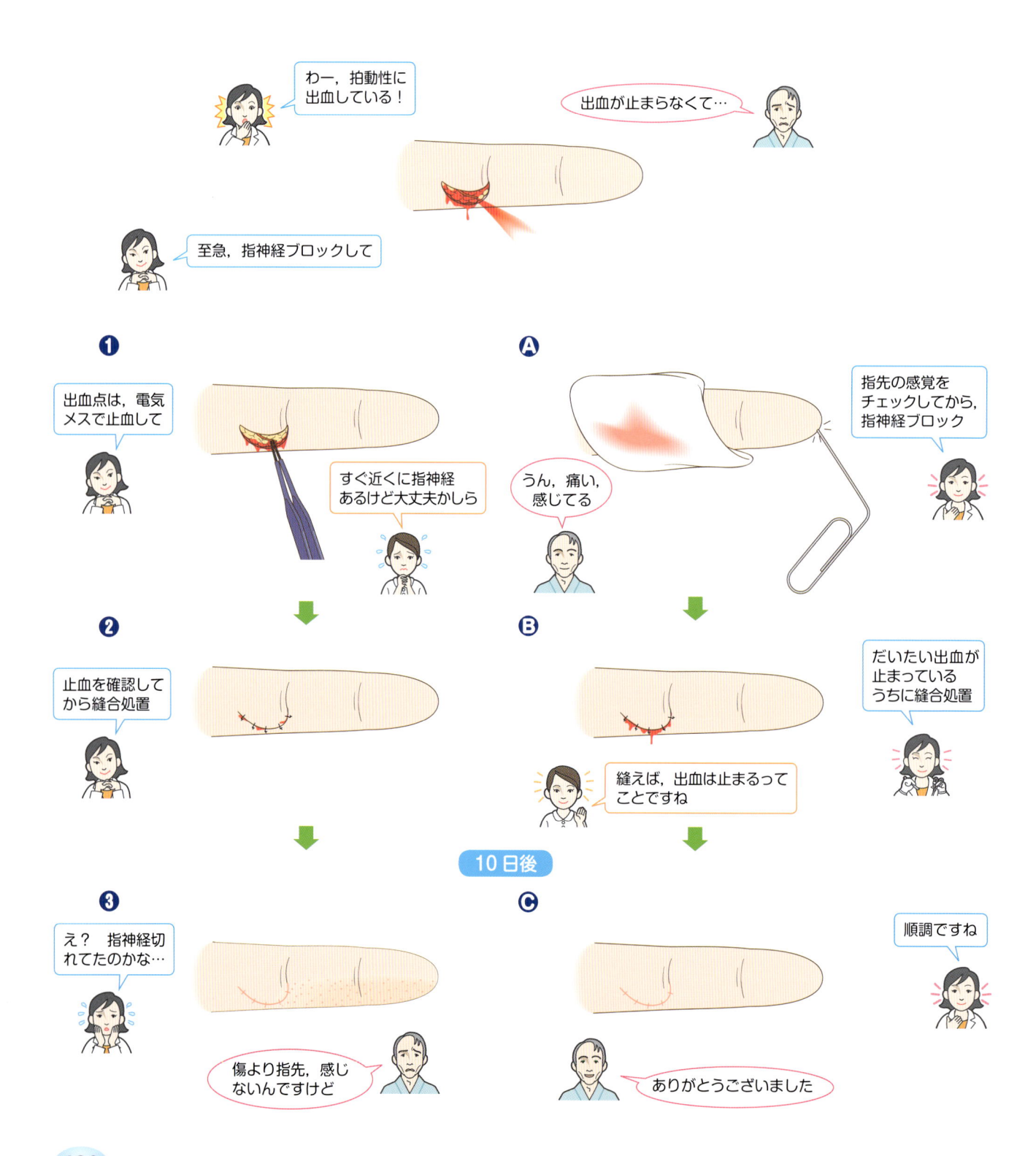

「わー，拍動性に出血している！」

「出血が止まらなくて…」

「至急，指神経ブロックして」

❶「出血点は，電気メスで止血して」

「すぐ近くに指神経あるけど大丈夫かしら」

Ⓐ「指先の感覚をチェックしてから，指神経ブロック」

「うん，痛い，感じてる」

❷「止血を確認してから縫合処置」

Ⓑ「だいたい出血が止まっているうちに縫合処置」

「縫えば，出血は止まるってことですね」

10日後

❸「え？　指神経切れてたのかな…」

「傷より指先，感じないんですけど」

Ⓒ「順調ですね」

「ありがとうございました」

120

POINT

- 指の挫創で拍動性の出血がある場合，電気メス（バイポーラ）で止血すると，並走する指神経も焼灼する可能性がある。
- 拍動性出血でも，ガーゼを当てて患肢挙上をしておけば，ほどなく止血されるので，その後に縫合すればよい。
- 指の麻酔は，指の知覚を評価した後に，指基部の手側で行う。

❶ 慌てて，感覚の評価前に麻酔を行う　電気メスやバイポーラで焼灼止血
❷ 縫合処置
❸ 止血した部位より末梢の知覚脱出

Ⓐ 指神経ブロック前に，指の感覚を評価
Ⓑ 縫合処置
Ⓒ 創は治癒し，知覚脱出もない

解説

- 包丁やカッターなどによる指の切傷・挫創は，救急外来でよく見かける外傷である。特に創が掌側にかかる場合は指動脈の損傷により拍動性出血が見られるときがある。この出血を慌てて電気メスやバイポーラで止血すると，指動脈に並走する指神経も一緒に焼灼してしまう恐れがあるので，注意が必要である。指神経が切断されていなくても，神経を焼灼すると知覚脱出になる。
- 指の場合，拍動性出血があっても，背側の静脈が切れていても，ガーゼを乗せて挙上しておけば，出血はほどなく止まるので，その後に縫合処置すればよい。
- 指神経まで焼灼してしまうと，翌日以降に専門の医師が神経縫合する際にも，焼灼された神経の部位をデブリードマンする必要が生じるため，長さが足りなくなって，指の知覚が良好に戻らないことになる。
- また，指部の麻酔ではEなしキシロカイン®を用い ☞ 技&Tips22（p.48），指神経ブロックで指全体を麻酔するのが原則であるが，指神経の切断の有無の評価は，麻酔を行う前に行う必要がある。患者が「感じている」というのは神経がつながっていることの証明にはならない。針で刺してみて痛みがあれば神経の切断はないが，患者がかわいそうなので，ゼムクリップの先などの適度な痛みで評価するとよい。神経や腱の切断が疑われたら，専門の医師を受診するように勧める。夜間などですぐに専門医を受診できない場合は，とりあえず閉創して翌日に受診してもらう。神経切断にしても腱切断にしても，縫合は早いほうが回復はよい。
- 指がなんとかつながっていても，2本の指動脈が切れていて指先のほうまで血流がない場合もある。このような場合，中枢側の指動脈からの出血を焼灼止血すると，専門医に転送して動脈吻合を行う（再接着）際に，動脈が短くなり血管移植が必要になり，手術の難度が上がる。焼灼止血はせず，生食ガーゼを当てた後に患肢挙上で自然止血しながら転送する。

Ⅲ 外傷に対する処置

技&Tips 57

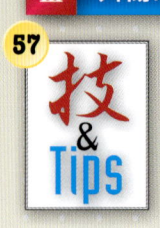

四肢剥脱創は剥脱された深さに注目

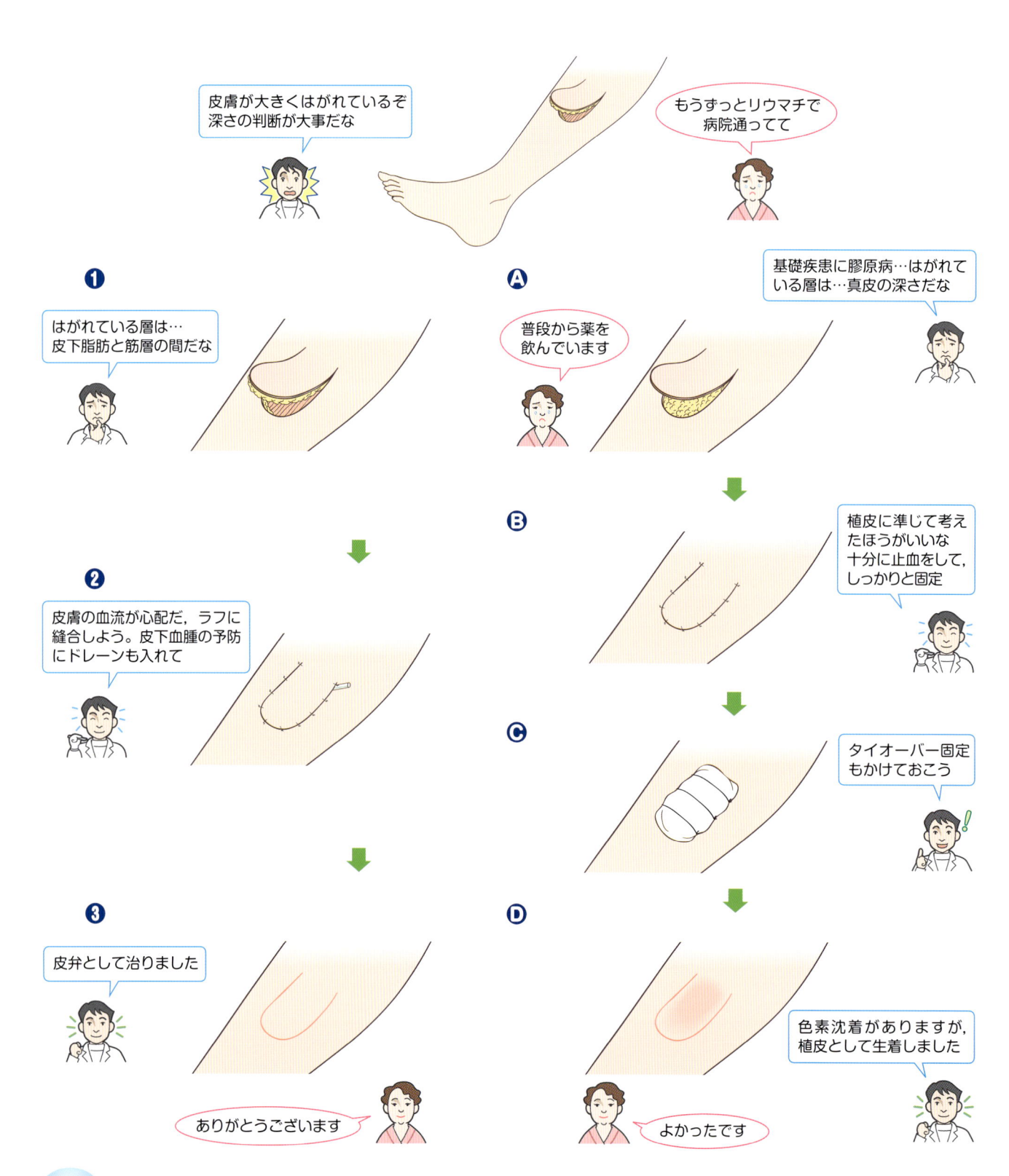

皮膚が大きくはがれているぞ 深さの判断が大事だな

もうずっとリウマチで病院通ってて

❶ はがれている層は…皮下脂肪と筋層の間だな

Ⓐ 普段から薬を飲んでいます

基礎疾患に膠原病…はがれている層は…真皮の深さだな

❷ 皮膚の血流が心配だ，ラフに縫合しよう．皮下血腫の予防にドレーンも入れて

Ⓑ 植皮に準じて考えたほうがいいな 十分に止血をして，しっかりと固定

Ⓒ タイオーバー固定もかけておこう

❸ 皮弁として治りました

ありがとうございます

Ⓓ 色素沈着がありますが，植皮として生着しました

よかったです

POINT

- 転倒などで四肢にはがれるような皮膚損傷（剥脱創；deglobing injury）を起こすことがある。通常は皮下脂肪層と筋膜の間で剥脱されることが多い。
- 高齢者や膠原病などで長期ステロイド使用者などでは，皮膚が脆弱でありもっと浅い真皮層で剥脱されることがある。
- どの層ではがれているかを見極め，より治癒に適した処置をすることが大切である。

---

❶通常の皮膚剥脱創は筋膜の上ではがれることが多い
❷大きくはがれると皮膚の血流が十分でないことがある。縫いすぎないこともポイントになる
❸皮弁として治癒する

Ⓐ比較的浅い真皮の層での剥脱創。高齢者や長期ステロイド使用者など皮膚が脆弱な人に起こりやすい
Ⓑずれないようしっかりとした固定が大切。血腫は皮膚が生着しない原因になる
Ⓒタイオーバー固定などを使用するのもよい手段である
Ⓓ植皮として生着する

解説

- 四肢の剥脱創では，広範囲に剥脱された皮膚は血流障害が起こりやすいことを念頭に処置するべきである。その処置内容ははがれた層を見極めて決定する。
- 通常の剥脱創でははがれた皮膚成分を皮弁ととらえて扱うとよい。明らかに挫滅汚染が強いところ，明らかに壊死しているところはデブリードマンし，残った皮膚は縫合する。血流を考慮して縫いすぎないように留意する。圧迫処置は不要である。ペンローズドレーンの留置なども検討する。
- 高齢者やステロイド長期使用者など皮膚が脆弱な患者の浅い剥脱創では，はがれた皮膚成分を植皮としてとらえるとよい。ドレーンの留置はできないので十分に止血する，しっかりとした固定が重要で，ときにタイオーバー固定の使用も考慮する。
- いずれの場合でも，術後の創部の安静も創傷治癒のために重要である。可動性の大きい部位であれば必要に応じてシーネ固定も考慮する。下肢の場合には歩行が血腫形成の原因にもなるため，入院しての経過観察もときに必要である。
- 薄くはがれた皮膚は治癒した後にはかえって膨らんだような醜状変形（trap door変形）をきたしやすい。また植皮として傷が治癒した場合にも皮膚の質感は受傷前とは変化する。このような治癒後の変化についても事前に説明しておくほうがトラブルが少ない。
- 十分に気をつけて処置をしても，部分的に潰瘍が残存することも多い。その場合にはある程度長期間の軟膏治療や追加手術が必要となる可能性があることも，事前に説明しておくほうがよい。

III 外傷に対する処置

技&Tips 58 高齢者・ステロイド長期服用者の四肢弁状創，皮膚が極薄の場合は，細かく縫わずにテープ併用

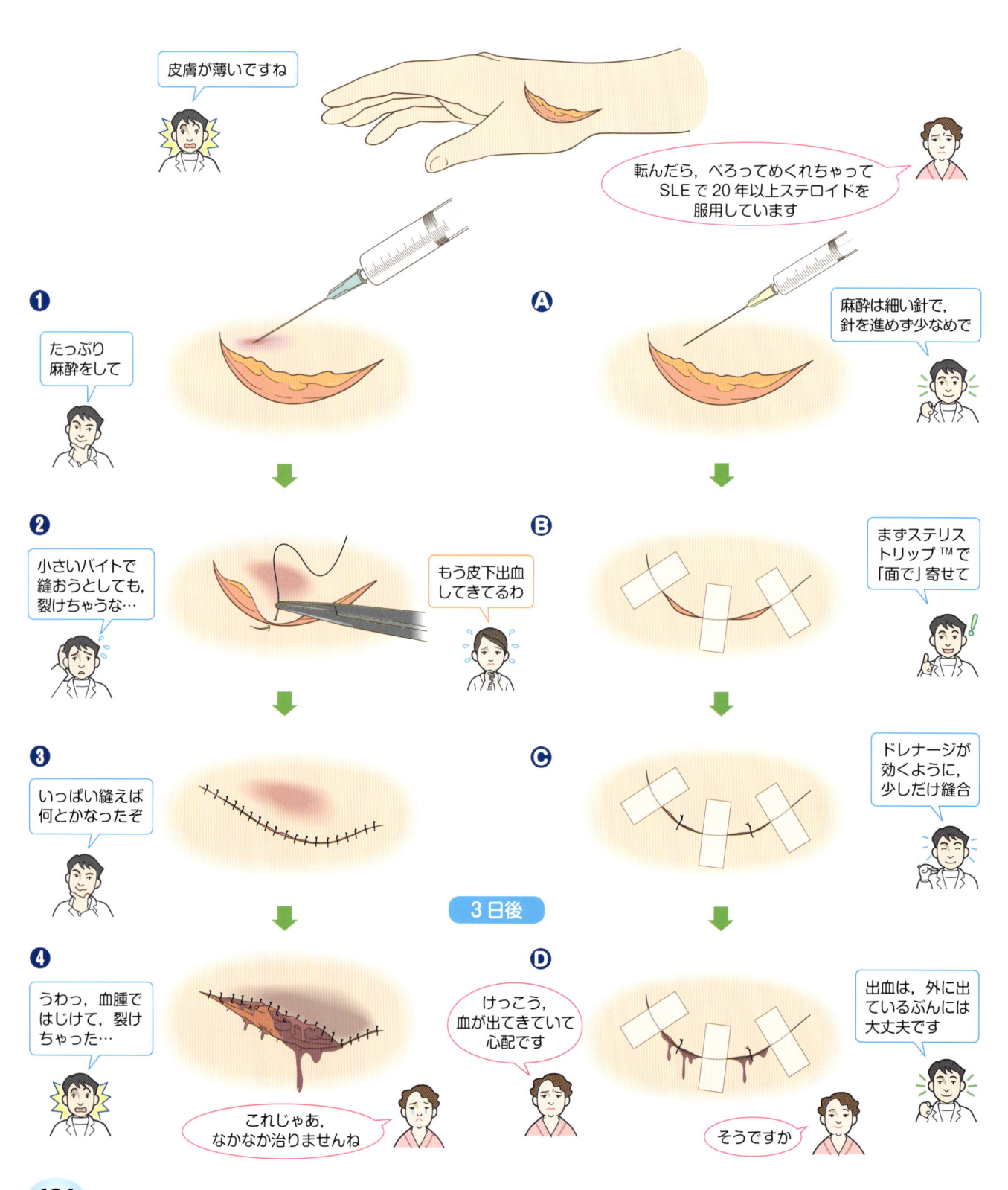

❶ たっぷり麻酔をして / 皮膚が薄いですね

Ⓐ 転んだら，べろってめくれちゃってSLEで20年以上ステロイドを服用しています / 麻酔は細い針で，針を進めず少なめで

❷ 小さいバイトで縫おうとしても，裂けちゃうな… / もう皮下出血してきてるわ

Ⓑ まずステリストリップ™で「面で」寄せて

❸ いっぱい縫えば何とかなったぞ

Ⓒ ドレナージが効くように，少しだけ縫合

3日後

❹ うわっ，血腫ではじけて，裂けちゃった… / これじゃあ，なかなか治りませんね / けっこう，血が出てきていて心配です

Ⓓ 出血は，外に出ているぶんには大丈夫です / そうですか

POINT

- 高齢者・ステロイド長期服用者の四肢弁状創は，きれいに治すより確実に治りやすくする処置法が必要である。
- 麻酔注射は細い針を用いて，針を進めず少なめの注射で創縁を麻酔し，大きめのバイトで，ドレナージが効くように間隔をあけて縫合する。
- テープを用いて面で寄せてから，間を縫合する方法も有用である。

---

❶ 23G 針で針を進めてたっぷり局所麻酔
❷ 小さなバイトで縫合しても皮膚が裂ける
❸ 数多く密に縫合
❹ 弁状創下血腫により縫合が裂けてはずれる

Ⓐ 27G 針で針先だけ入れて創縁を局所麻酔
Ⓑ まず，テープを使って面で寄せる
Ⓒ 大きめのバイトでラフに寄せる
Ⓓ 血液は溜まらず，縫合もはずれていない

解説

- 高齢者・ステロイド長期服用者でよくある四肢弁状創には，2つのタイプがあることを前項で述べた☞技& Tips57（p.122）。これらの患者のなかでも，皮膚がきわめて薄くてすぐ裂けてしまう患者の場合，きれいに治すより確実に治りやすくする処置法が必要である。
- このような患者の場合，血管も脆くて容易に破綻して出血する場合が多いので，局所麻酔の注射は，27G 程度の細い針を用い，針を進めず創縁のみを少なめに麻酔したほうがよい。局所麻酔注射を 23G 程度の太い針で，針を進めながら行うと，さらに皮下の血管を破綻させて皮下出血を生じ，後の血腫の原因になりうる。
- 局所麻酔を行わず，テーピングだけの処置法でも，十分に目的を達することができる場合が多い（図1）。
- 小さなバイトで縫合しようとしても，皮膚が裂けてしまいやすい。それでも，端から順番に縫合していけば何とか閉創できる場合が多いが，細かく縫いすぎると，皮膚辺縁の血流が障害されるほか，弁状創の皮下出血がドレナージされないために血腫となり，2～3日後には縫合がはじけたり，はじけなくても，弁状創皮下の圧が高くなることによる灌流障害により，弁状創全体が壊死になる場合がある。
- このような患者では，大きめにバイトをとってゆっくり寄せて，ドレナージが効くように間隔をあけて縫合するのがよい。ステリストリップ™を用いれば，点ではなくて面で皮膚を寄せられるので，テープで何カ所か寄せてから，間隔をあけながら間を縫合する方法も有用である。脂肪層での剥離の場合は，ペンローズドレーンを入れてドレナージを効かせる方法もある☞技& Tips57（p.122）。
- このような四肢弁状創は，1週間で完全に治す処置法よりも，1週間で弁状創の生着をまず確保して，その後1～2週かけて，少し開き加減の創縁を治すくらいの感覚がよい。

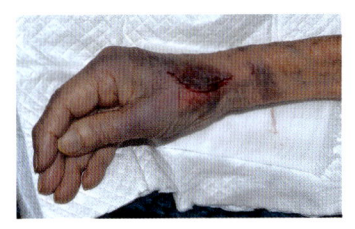

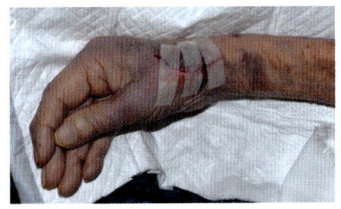

図1 高齢者の弁状創と，ステリストリップ™を用いて「面」で寄せたところ。テープとテープの間をあけ，ドレナージが効くようにしている点に注意。

Ⅲ 外傷に対する処置

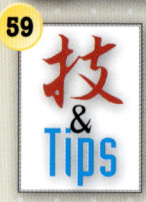

技&Tips 59 手掌・足底の異物，安易に小切開はドツボにはまる

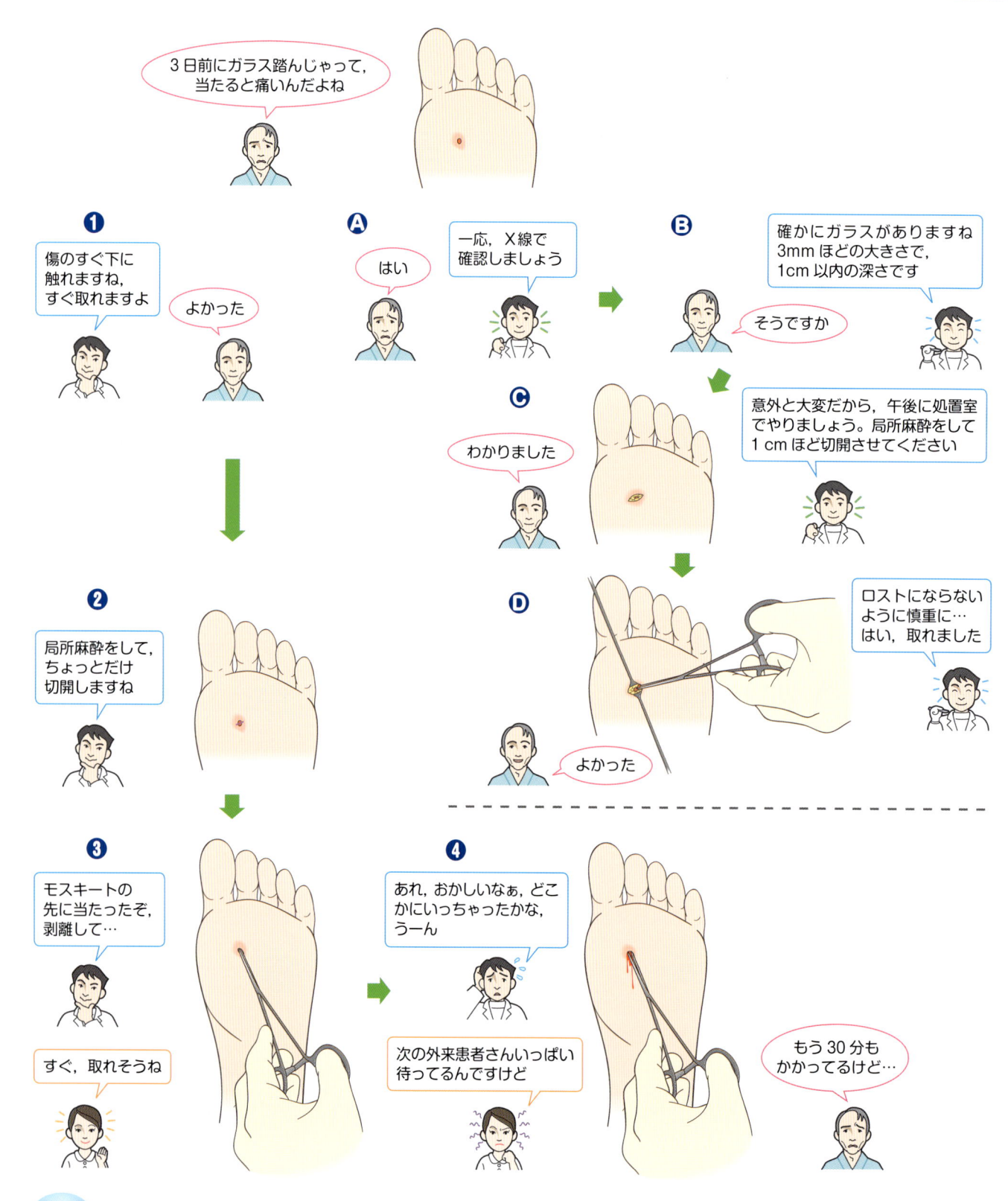

3日前にガラス踏んじゃって，当たると痛いんだよね

❶ 傷のすぐ下に触れますね，すぐ取れますよ

よかった

Ⓐ はい

一応，X線で確認しましょう

Ⓑ 確かにガラスがありますね 3mmほどの大きさで，1cm以内の深さです

そうですか

Ⓒ わかりました

意外と大変だから，午後に処置室でやりましょう。局所麻酔をして1cmほど切開させてください

❷ 局所麻酔をして，ちょっとだけ切開しますね

Ⓓ ロストにならないように慎重に…はい，取れました

よかった

❸ モスキートの先に当たったぞ，剥離して…

すぐ，取れそうね

❹ あれ，おかしいなぁ，どこかにいっちゃったかな，うーん

次の外来患者さんいっぱい待ってるんですけど

もう30分もかかってるけど…

POINT

- 足底・手掌の異物摘出は意外に難しいので（特にガラス片），外来中に安易に行おうとせず，時間と場を改めて慎重に行ったほうがよい。
- ガラス片は，X線で存在と深さを確認し，無影灯のある部屋で，切開を延長して，小筋鉤を用いながら落ちついて摘出する。

❶皮下に触れると，簡単に取れると思う
❷少しだけ切開して
❸モスキートペアンでガラス片の探索
❹なかなか見つからず迷宮入り

Ⓐ X線撮影で，存在の有無と深さを検査
Ⓑ ガラス片は X 線撮影で映る
Ⓒ 外来中に行わず，時間と場を改める
Ⓓ 筋鉤で引きながら慎重に探索

解説

- 足背・手背の異物摘出と，足底・手掌の異物摘出では，難易度がまったく異なる。足底・手掌の皮下脂肪は特殊で，層が厚く硬い線維性組織が縦横に入り込んでいるので，脂肪層にある異物を見つけるのは意外に苦労する。特に透明なガラス片を足底・手掌の脂肪組織内で見つけるのは相当に難しいと知るべきである。皮下に触れていて，簡単に摘出できるように見えても，小切開からモスキートペアンなどを用いて脂肪層を剥離しながら異物を摘出しようとすると，意外に見つからないことがあり，いったんペアンの先に「カチッ」と当たっても，見失うことも多い。
- 多くのガラス片はX線撮影で映ってくるので（図1），まずはX線撮影で，本当に埋入しているか，埋入しているのは何個で，どのくらいの深さにあるかを確認しておくとよい。
- 外来中に，傷口から安易に摘出しようとして，30分以上かけても見つからず，外来がストップしてしまった話も珍しくないので，時間を改め，無影灯のある部屋で行うことを推奨する。摘出術は，必ず切開を延長し，筋鉤などで術野を確保しながら，落ち着いて探す。
- 木片はX線撮影で映ってこない場合が多いが，ガラス片と異なり透明ではないので，やや見つけやすいが，足底・手掌ではやはり注意が必要である。木片は壊れる場合もあるため，残さない注意も必要である。

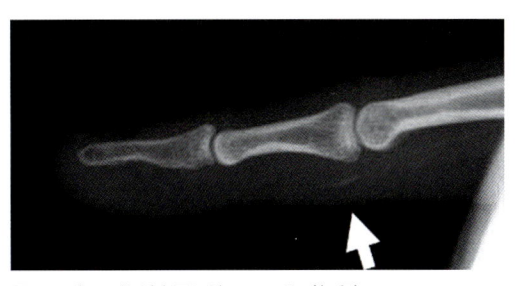

図1　ガラス片が皮下に映っている（矢印）。

III 外傷に対する処置

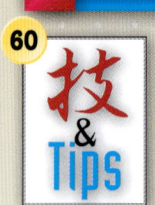

技&Tips 60 テープ固定が不適当な部位
外傷および手術創

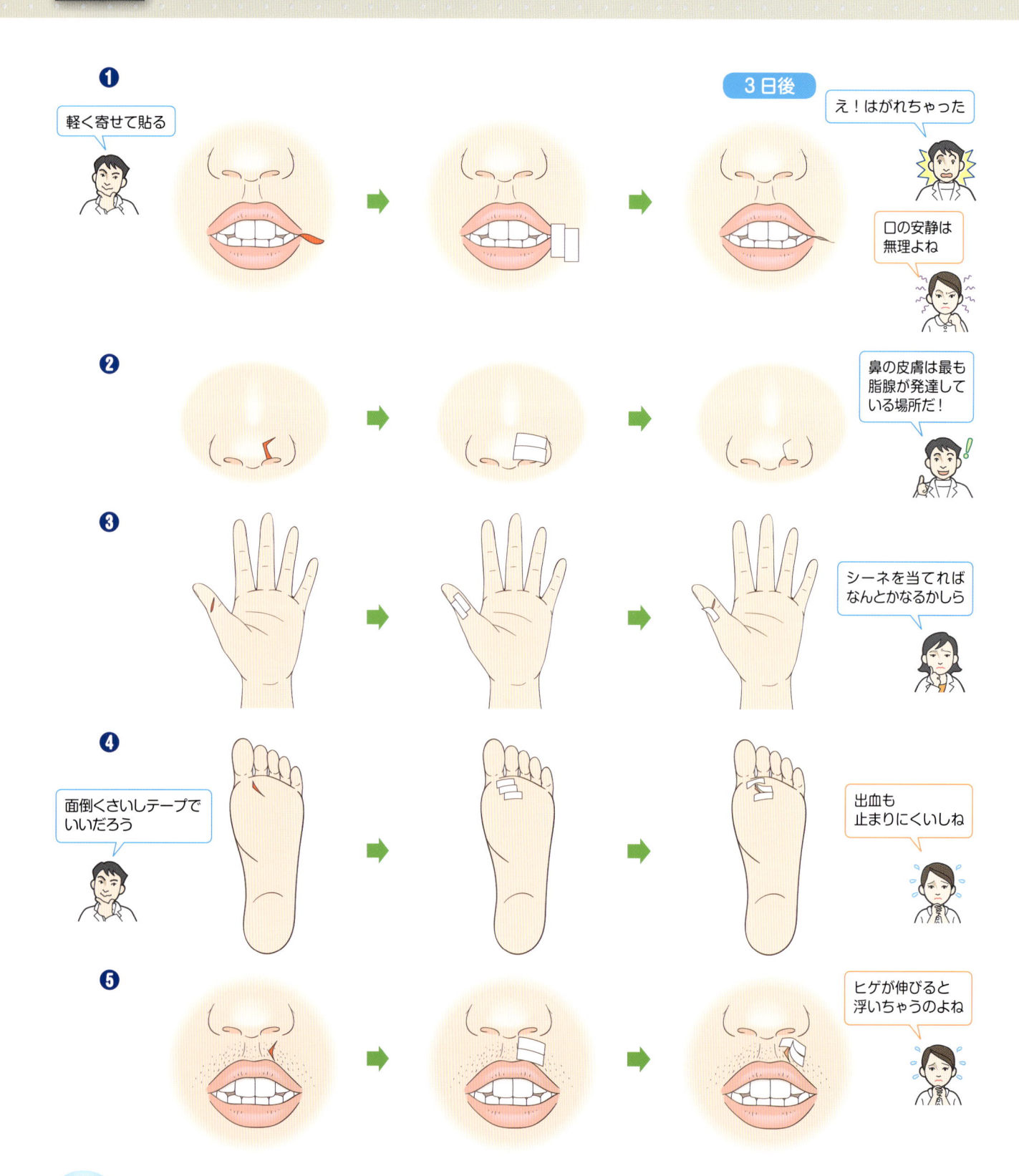

❶ 軽く寄せて貼る　3日後　え！はがれちゃった
口の安静は無理よね

❷ 鼻の皮膚は最も脂腺が発達している場所だ！

❸ シーネを当てればなんとかなるかしら

❹ 面倒くさいしテープでいいだろう　出血も止まりにくいしね

❺ ヒゲが伸びると浮いちゃうのよね

POINT

● 汚染されやすいところ，関節部，荷重部，有毛部，遊離縁はテープ固定ではなく皮膚縫合を行うべきである。

❶口唇縁は動きが大きく汚れやすい
❷鼻孔縁は脂，鼻汁ではがれやすい
❸関節部は動きが大きくはがれやすい
❹荷重部はテープがずれやすい
❺有毛部はテープが浮きやすい

解説

- 条件が整えば，皮膚縫合を行わずテープ固定でよい結果が得られ，特に幼小児の外傷では患児・医療者双方のストレスが少なくなる ☞ 技&Tips52（p.112）。しかしながらテープ固定では不適切な部位が存在する。

〈テープ固定・合成皮膚表面接着剤が難しい部位〉
①汚染されやすいところ（陰部，口唇，鼻など）
②有毛部（眼瞼，頭部，眉毛部など）
③動き，ずれが大きいところ（関節部，荷重部）
④遊離縁（口唇縁，眼瞼縁など）

　このような部位はテープがはがれやすい，もしくは，ずれて治ると問題が大きいので，皮膚縫合を通常どおり行うことを推奨する。

頭部外傷で，顔面骨折が疑われる場合　　サプリメント―25

　夜間救急外来で，交通事故や転倒，喧嘩などにより頭部外傷を受傷し，顔面骨折が疑われる患者さんを診察する機会も多いと思いますが，近くに形成外科医がいない場合の対応についてお話しします。

　まず，顔面骨折では，それ自体で緊急手術の適応となる症例は，後述の眼窩底骨折以外はないと考えてよいでしょう。顔面骨折を受傷するような大きな外傷の患者の診察で大切なことは，全身の診察を行いバイタルサインを確認することと，頭部外傷による頭蓋内病変，顔面深部での大量出血，眼科的な外傷の有無を確認することです。たとえ開放骨折であっても，顔面骨ではそれだけで緊急手術の適応はなく，洗浄して皮膚を縫合し，翌日に専門医を受診してもらえば十分です。緊急手術が必要になる可能性のある骨折は，外眼筋の強いトラップを伴った眼窩底骨折があります。若年者が眼窩底骨折を受傷すると，眼窩底骨がスパッと吹き抜けないで，若木骨折となって微妙な変位から主として下直筋をトラップすることがあります。この場合，眼球を上転することはまったくできなくなり，ひどい吐き気を訴えるのが特徴です。このような場合は，早期に手術を行い，外眼筋のトラップをはずして整復しないと永続的な眼球運動障害を残すことになりうるので，緊急で形成外科医の診察を受ける必要があります。

　夜間・休日の外科系当直を行っている場合の画像検査ですが，頭部外傷で脳内病変の除外のためにCTを撮る場合でも，顔面骨折が疑われたら，顔面部までオーダーしてもらえると助かります。それも，通常のhorizontal平面だけでなく，coronal平面も撮っておいてもらえると，眼窩底骨折を含めてさまざまな顔面骨折の評価がしやすくなります。脳のCTを撮って顔面を撮らなかったり，horizontal平面だけ撮って，coronal平面を撮ってなかったりすると（翌日にでも違う平面を再構築できるシステムがある場合は別です），翌日，患者さんにもう一度CTを撮り直してもらうことが必要になり，患者さんの不満もあるようですので，是非よろしくお願いしたいと思います。

Ⅲ 外傷に対する処置

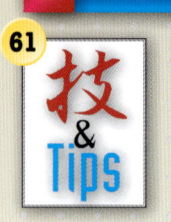

技&Tips 61 ダーマボンド®は良いか悪いか

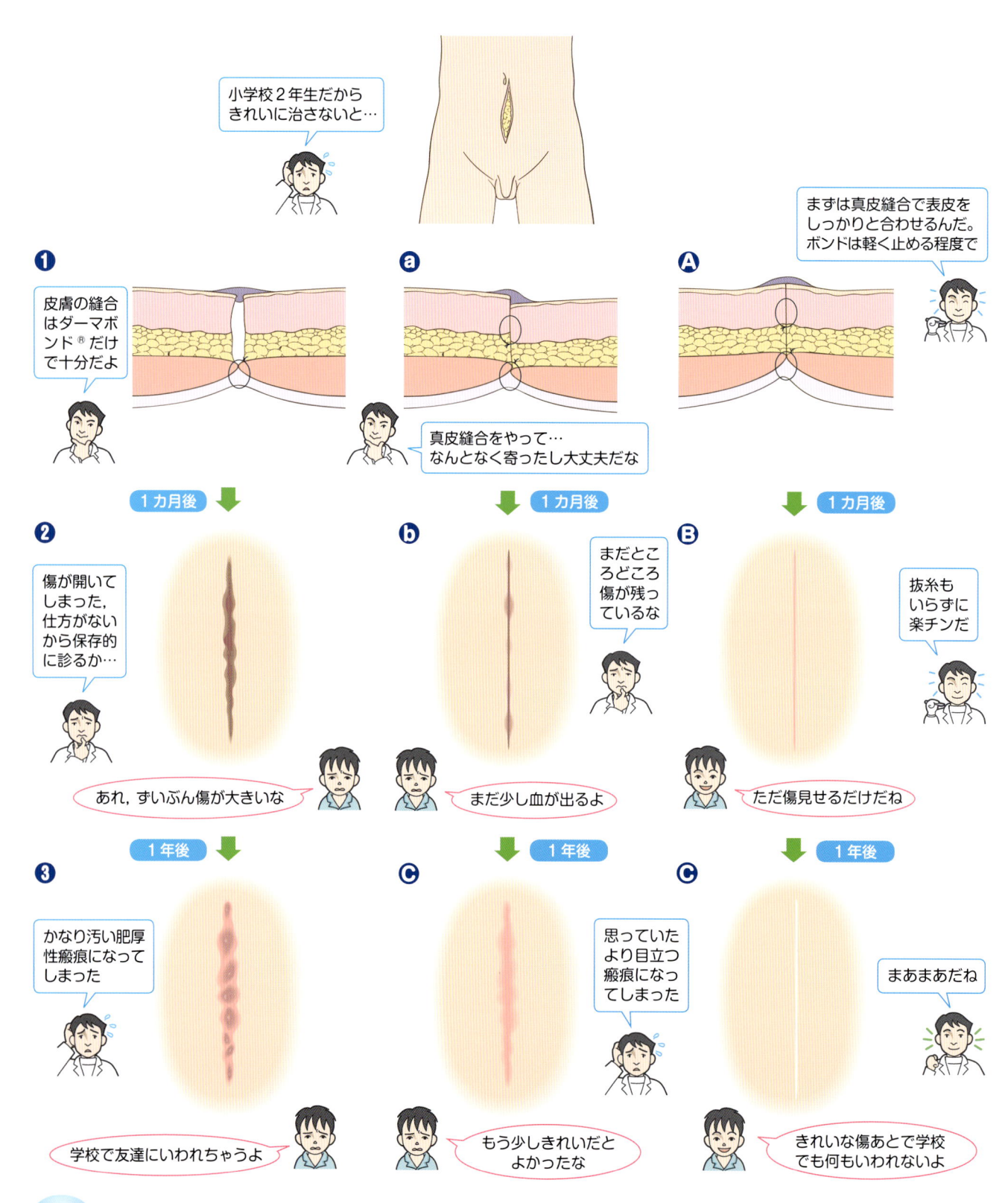

小学校2年生だからきれいに治さないと…

❶ 皮膚の縫合はダーマボンド®だけで十分だよ

a 真皮縫合をやって…なんとなく寄ったし大丈夫だな

A まずは真皮縫合で表皮をしっかりと合わせるんだ。ボンドは軽く止める程度で

↓1カ月後

❷ 傷が開いてしまった，仕方がないから保存的に診るか…

あれ，ずいぶん傷が大きいな

↓1カ月後

b まだところどころ傷が残っているな

まだ少し血が出るよ

↓1カ月後

B 抜糸もいらずに楽チンだ

ただ傷見せるだけだね

↓1年後

❸ かなり汚い肥厚性瘢痕になってしまった

学校で友達にいわれちゃうよ

↓1年後

C 思っていたより目立つ瘢痕になってしまった

もう少しきれいだとよかったな

↓1年後

C まあまあだね

きれいな傷あとで学校でも何もいわれないよ

130

POINT

- ダーマボンド®は抜糸がいらず，患者，特に小児にとってはときとして有用な医療材料である。
- その使用には，真皮縫合でしっかりと（表の縫合が要らないくらいに）皮膚表面が合っていることなど，かなり注意が必要である。

---

❶ 表面をダーマボンド®で合わせただけの皮膚縫合
❷ 創面が合っていないと創傷治癒としては二次治癒の経過をたどる
❸ その結果，かなり目立つ瘢痕を形成する

ⓐ 真皮縫合をかけて皮膚を寄せることは大事だが，表皮がぴったり合っていない
ⓑ 部分的に二次治癒となる。滲出液や血液が貯留し感染などのリスクとなることも
ⓒ 結果的に，期待したほどのきれいな傷あとは得られない

Ⓐ 熟練した真皮縫合では適切な運針で表皮がぴったりと合う
Ⓑ 抜糸も不要で順調な術後経過である
Ⓒ 幅が狭く目立たない白色の成熟瘢痕となる

解説

- 小児の創はきれいにしてあげたい反面，抜糸などは暴れてしまい大変である。
- ダーマボンド®は皮膚の表面を止めておくだけの医療材料である。数日間で自然にはがれるので抜糸も要らず，痛くないので喜ばれることがある。
- 特に幼小児の場合には，本人にも家族にもストレスが少ない。幼小児の抜糸は皆で押さえつけたり，抜糸のためだけに全身麻酔をかけたり，大変なことがある。
- ダーマボンド®には創を引き寄せたり創を治す作用はない。きれいに治すにはかなり注意が必要である。
- ダーマボンド®を使用して創をきれいに治すためには，真皮縫合後できっちりと皮膚表面が合っていることが大切である。皮膚の外反や内反は創治癒の遷延や傷あとが汚くなることにつながるので注意する。特に内反した傷は一見表面が合っているように見えるので十分に注意が必要である。
- 創がしっかり合っていても，固められたダーマボンド®の下に小さな血腫が形成されると傷がわずかに開いてしまう。開いてしまった傷は二次治癒の経過をたどるため，汚い傷あとの原因になる。つまり，最もきれいになるわけでもない。
- しっかり止血され真皮縫合で表面がしっかりと合って，このままでもきれいに治るのではないかという状態にプラスアルファくらいの感覚で使用すると，処置も楽で傷あともきれいで患者に喜ばれる可能性がある。
- 真皮縫合でうまく創を合わせることができなかったら，ナイロンによる皮膚縫合で段差を修正しながら，寄ってない部分は引き寄せながら，最終調整のための皮膚縫合をすべきである。
- 「ダーマボンド®は使用すると必ずきれいになる最新の方法である」，という固定概念はもたないほうがよい。

Ⅲ 外傷に対する処置

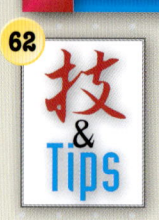

技&Tips 62 創傷被覆材のひとつ覚えは…

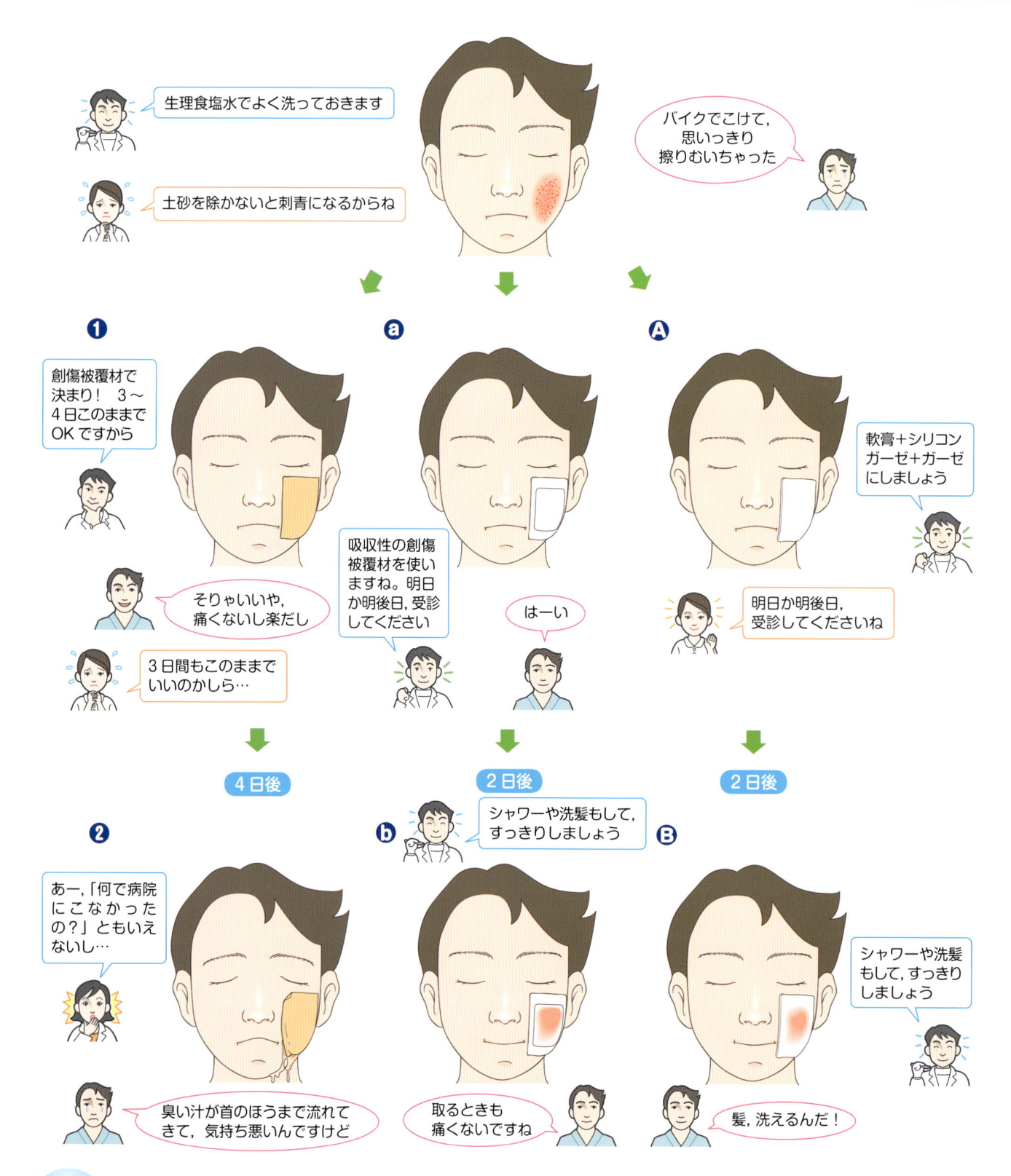

「バイクでこけて、思いっきり擦りむいちゃった」

「生理食塩水でよく洗っておきます」
「土砂を除かないと刺青になるからね」

❶
「創傷被覆材で決まり！ 3〜4日このままでOKですから」
「そりゃいいや、痛くないし楽だし」
「3日間もこのままでいいのかしら…」

ⓐ
「吸収性の創傷被覆材を使いますね。明日か明後日、受診してください」
「はーい」

Ⓐ
「軟膏＋シリコンガーゼ＋ガーゼにしましょう」
「明日か明後日、受診してくださいね」

4日後

❷
「あー、『何で病院にこなかったの？』ともいえないし…」
「臭い汁が首のほうまで流れてきて、気持ち悪いんですけど」

2日後

ⓑ
「シャワーや洗髪もして、すっきりしましょう」
「取るときも痛くないですね」

2日後

Ⓑ
「シャワーや洗髪もして、すっきりしましょう」
「髪、洗えるんだ！」

POINT

- ◉ 創傷被覆材は，非吸収性と吸収性の使い分けが重要である。
- ◉ 擦過傷は汚染創なので，「非吸収性被覆材を貼って3〜4日間このまま」は，細菌繁殖と滲出液流出で，患者の不快が著しい。
- ◉ 擦過傷には，吸収性非固着性創傷被覆材か，古典的な軟膏＋シリコンガーゼ＋ガーゼにして，翌日か翌々日に形成外科か皮膚科を受診してもらう。

---

❶ 非吸収性被覆材を貼付し，数日間このままを指示
❷ 感染し，滲出液が漏れて流れ出している

ⓐ 吸収性非固着性被覆材を貼付し，翌 or 翌々日の受診を指示
ⓑ 滲出液の流出なく，はがすときも痛くない

Ⓐ 軟膏＋シリコンガーゼにガーゼで保護し，翌 or 翌々日の受診を指示
Ⓑ 滲出液の流出なく，はがすときも痛くない

解説

- 救急外来で，擦過傷に対する創傷被覆材の乱用が多く見受けられる。医師にとっては簡単で楽であるが，創傷被覆材にはいろいろなタイプのものがあることを知り，それらを使い分けなければならない。特に吸収性か非吸収性かの違いは大きい。
- 特に，擦過傷に対して，非吸収性の創傷被覆材を貼って，「4〜5日そのままで」と患者に指示する医師をときどき見かけるが，貼ったときはぴったりくっついていても，4〜5日後に外来を受診したときには，細菌が増殖した滲出液が流れ出している。外来通院で自宅にいる患者にとって，膿性の滲出液の流出は服や寝具の汚染などで不快きわまりないばかりか（特に顔面），外傷創は密閉により感染を生じて，治癒遅延の原因ともなりうる。
- 手術創のような清潔な創では，創傷被覆材を貼って数日間そのままにすることもあるが，外傷創は汚染創であり，細菌増殖を生じる危険性が高いことを念頭に置くべきである。
- 非吸収性創傷被覆材で「湿潤環境」を維持し，「数日間そのまま」療法の適応は多くない。
- 創傷被覆材を用いるとしても，創につかず滲出液を吸収する，非固着性吸収性のものを用いるのがよく（図1），適切なものがなければ，古典的な，「軟膏に癒着を避けるシリコンガーゼを加えてガーゼ保護」も，有力な治療法である。
- いずれにしても，汚染創の長期の放置は感染や滲出液流出になるので，翌日か翌々日には，専門医（形成外科，皮膚科）を受診させるのがよい。
- なお，擦過傷では，土砂が真皮に残ると後日刺青様になって残るので，生理食塩水でよく洗う必要があるが，この際の真皮からの出血はすぐに止まるので，電気メスなどで焼灼止血をしてはならない サプリメント28 (p.148)。

図1　吸収性非固着性創傷被覆材の例

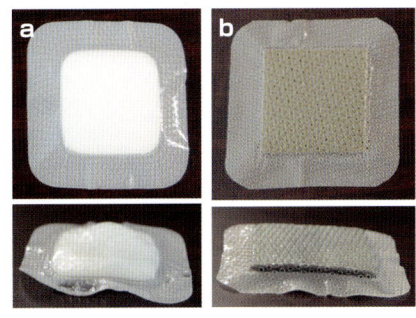

a,bともに使用前（上）と水分を吸収した状態（下）。

III 外傷に対する処置

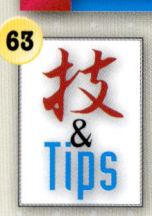

技&Tips 63 腹部正中創離開時の対応
ときとして大胆に

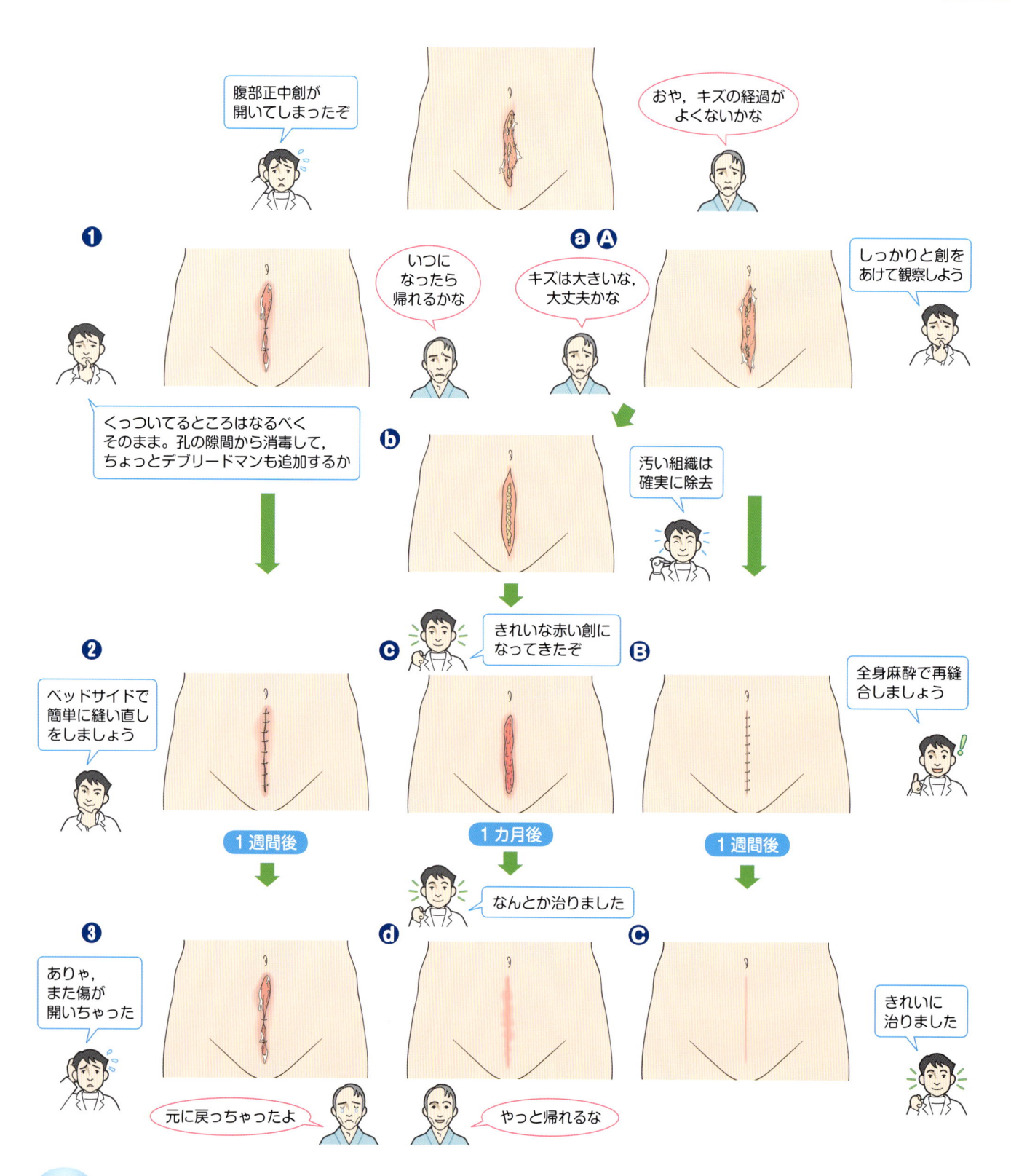

- 腹部正中創が開いてしまったぞ
- おや，キズの経過がよくないかな

❶
- いつになったら帰れるかな
- ⓐ Ⓐ キズは大きいな，大丈夫かな
- しっかりと創をあけて観察しよう

- くっついてるところはなるべくそのまま。孔の隙間から消毒して，ちょっとデブリードマンも追加するか
- ⓑ 汚い組織は確実に除去

❷
- ベッドサイドで簡単に縫い直しをしましょう
- ⓒ きれいな赤い創になってきたぞ
- Ⓑ 全身麻酔で再縫合しましょう

1週間後 / 1カ月後 / 1週間後

❸
- ありゃ，また傷が開いちゃった
- なんとか治りました
- ⓓ
- Ⓒ きれいに治りました

- 元に戻っちゃったよ
- やっと帰れるな

POINT

- 腹部正中創が離開してしまったら，そこは感染創と考える。感染創ではしっかり開放して確実な原因の除去と十分な洗浄が大切である。
- なるべく最低限の処置で済ませたいという気持ちがかえって創治癒（＋入院期間も）を遅らせる。
- 再縫合する場合には，手術室でときに全身麻酔下に，壊死組織や感染縫合糸を完全に除去する。

---

❶ 皮膚だけ閉じていても皮下が治癒していなければ意味がない。見えにくい視野で壊死組織を少し除去しても効果は少ない。消毒の効果もあまり期待できない

❷ なるべく簡単な処置で済ませたいと，とりあえずもう一度縫ってみるのは危険

❸ 不十分な処置をするとまた開いてしまう

ⓐ ときに大胆に傷をしっかり開放しよく観察する

ⓑ 壊死感染組織の確実な除去が重要。特に縫合糸膿瘍の存在には注意

ⓒ 原因が除去されれば自然経過で肉芽組織が形成される

ⓓ 少し遠回りしても結果的には近道である

Ⓐ 十分な処置のためにはときに手術室や全身麻酔を考慮する

Ⓑ ここまでやれば再縫合にも勝ち目がある

解説

- 縫合不全を起こしてしまったらその原因を考える。感染などの局所の問題に加えて，糖尿病やステロイド使用歴などの全身的な要素も考慮する。
- 腹部正中創離開の原因は局所感染であることが多い。また開放された創は感染創と考えて取り扱うべきである。処置の基本は確実な感染壊死組織の除去と十分な洗浄である。感染創に対してはどのような消毒法より十分な洗浄が優る。
- 適切な処置が行われれば，自然経過で創面全体から良好な肉芽組織が形成され創治癒（二次治癒）に向かう。
- 皮下に瘻孔が広がりよく観察できない場合，思い切って閉じている（ように見える）皮膚を開放することも治癒のための近道である。特に縫合糸膿瘍の場合，瘻孔の最深部に感染した縫合糸が埋入していることが多い。
- 再縫合する場合には思い切って十分なデブリードマンが必要で，しばしば全身麻酔を必要とする。簡単に済ませられればという期待から不十分な処置をすると，確実に再離開する。
- 感染した縫合糸を除去しなければいけない場合には，術後腹壁瘢痕ヘルニアの発生するリスクが高くなる。しかしこの場合には創治癒を優先し，リスクを患者に十分に説明する。
- 深部から肉芽組織を上げる陰圧閉鎖療法も治療の選択肢の一つとなる。傷を引き寄せつつ創治癒を図るが，最終的に皮膚成分が不足する場合には植皮術を行う。最大の合併症は感染の拡大であり，注意深い経過観察や治療開始時期の配慮など実施するにはある程度の習熟が必要である。治癒までに数週間と時間がかかるが，どうしても手術を避けたい場合には選択肢として考慮する。

Ⅲ 外傷に対する処置

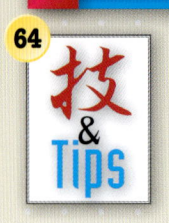

技&Tips 64 陥入爪は、爪の角だけ切らない

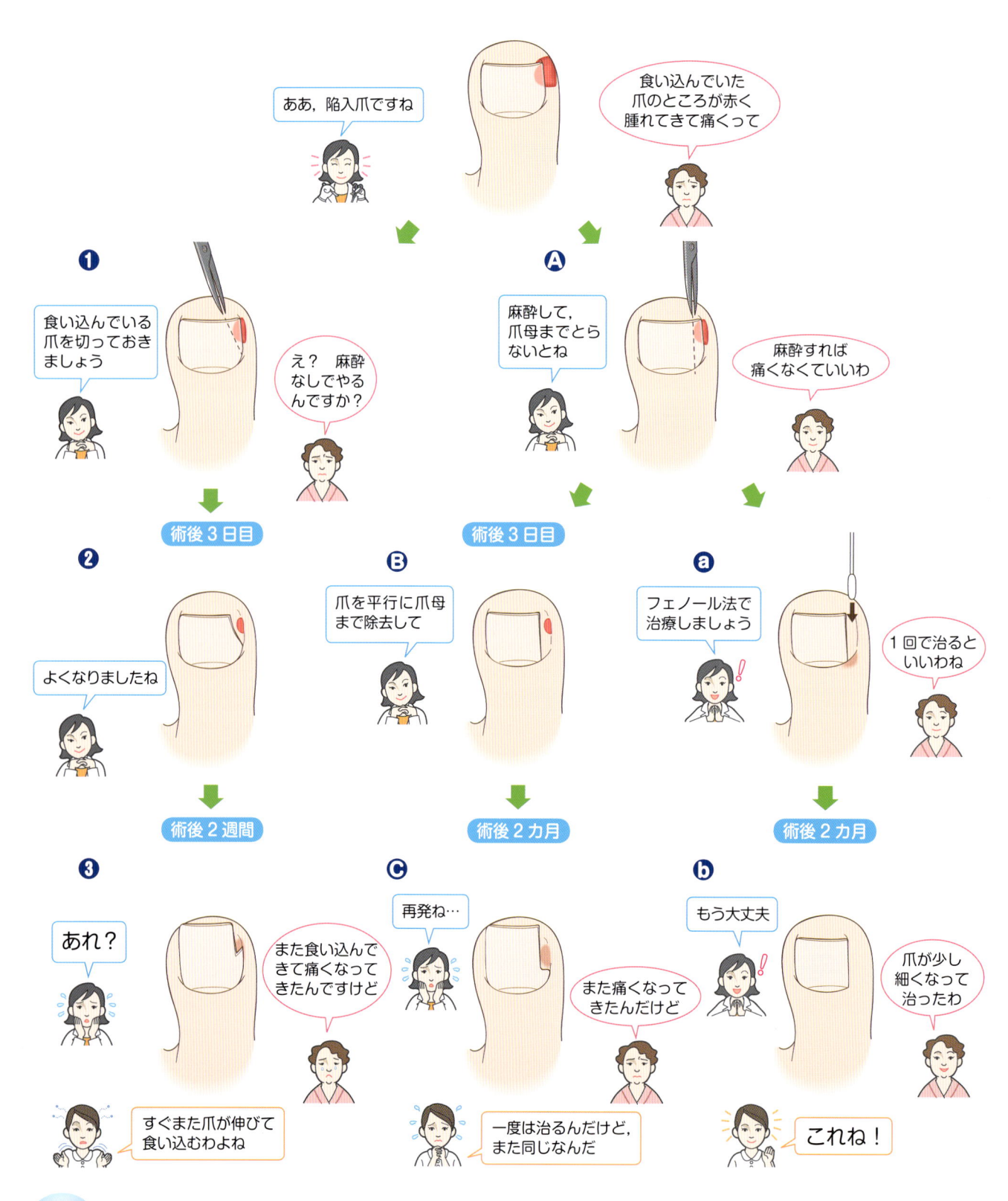

ああ，陥入爪ですね

食い込んでいた爪のところが赤く腫れてきて痛くって

① 食い込んでいる爪を切っておきましょう

え？ 麻酔なしでやるんですか？

Ⓐ 麻酔して，爪母までとらないとね

麻酔すれば痛くなくていいわ

術後3日目

② よくなりましたね

Ⓑ 爪を平行に爪母まで除去して

術後3日目

ⓐ フェノール法で治療しましょう

1回で治るといいわね

術後2週間

術後2カ月

術後2カ月

③ あれ？

また食い込んできて痛くなってきたんですけど

すぐまた爪が伸びて食い込むわよね

Ⓒ 再発ね…

また痛くなってきたんだけど

一度は治るんだけど，また同じなんだ

ⓑ もう大丈夫

爪が少し細くなって治ったわ

これね！

136

POINT

- 不良肉芽ができている陥入爪は，そこの爪だけ切っても治らない！
- 爪は爪母部まで切除し，不良肉芽の原因を除去する必要がある。
- １回で確実に治すためには，フェノール法による根治術を推奨する。

---

❶ 爪局所切除。無麻酔ではかなり痛い
❷ いったんは軽快しても
❸ 残った爪が刺さって，すぐに悪化

Ⓐ 隠れている爪（爪母部）まで平行に切除
Ⓑ その日から痛みがなくなるが
Ⓒ 数カ月後に爪が伸びてくると再発することも多い

ⓐ 隠れている爪（爪母部）まで平行に切除した後，爪母・爪床をフェノール処置
ⓑ 爪は細くなり治癒する

解説

- 陥入爪では，側爪郭に爪甲が異物として刺さり，肉芽腫になっているので，治すためには，その原因を取り除く必要がある。肉芽だけ切除したり，刺さっている爪甲だけ切っても決して治らない。また，この部分抜爪は，無麻酔で行うとかなり痛い。

- 不十分に部分切除すると，側爪郭に隠れている爪が尖って，逆に刺さる状態になり，爪の伸長により肉芽と疼痛がさらに悪化する場合もある。患者は痛みも肉芽も取れず，不満を訴えたり別の病院を受診したりすることになる。

- 陥入爪の爪切除は，局所麻酔下に，側爪郭と平行に爪母部分も含めて切除する。爪甲切除用の剪刀があればよいが，ない場合は剥離剪刀やメイヨー剪刀を使用する。爪甲を軽くはさみ，後爪郭の下に潜り込むまで剪刀を進め，行き止まったところで爪甲を切除する。切除した爪甲はモスキートではさんで除去する。多少出血するので，ドレッシングは厚めに。翌日からは創部をよく洗う。

- 以上の処置により，その日から痛みがなくなる。１〜２週間で陥入爪の肉芽，炎症が消失するが，爪を除去した部分に側方から組織が寄ってくるため，爪母から爪が伸長するに従って，数カ月後に再発を見る場合がある。

- 再発を防ぎ確実に治癒させようとするのであれば，部分抜爪後にフェノール処置を行い サプリメント30（p.149），ある程度の幅で爪が永久に生えないようにする。爪は細くなって治癒するが陥入はしていないので炎症は起きにくくなる。この状態を保つためには，爪は指の肉よりも少し長く伸ばすのがよいことを患者に説明する。

III 外傷に対する処置

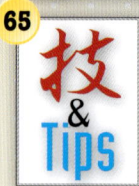

65 時間外救急での局所熱傷対応、Ⅱ度かⅢ度かの評価は不要で軟膏処置

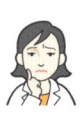

❶
- 水疱形成があるけど、Ⅱ度かⅢ度かわからないわ
- 今の時点で、Ⅱ度とⅢ度で対応を変えなきゃいけないのかしら？
- お味噌汁こぼしちゃって

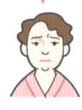

- 痛みがあるか、針で刺してみましょう
- かわいそうよ！
- え？ 痛いわよ、やめてー

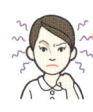

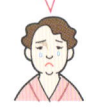

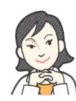

ⓐ
- 水疱を破って中を見てみましょう
- 破っても中を見ても、することは同じじゃない？
- う、ひりひりするようになっちゃった

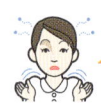

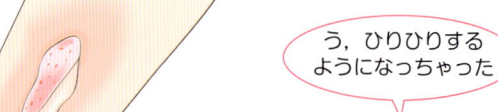

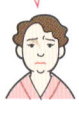

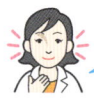

Ⓐ
- まあ、とりあえず今は軟膏をたっぷり塗って経過をみましょう
- 明日また外来を受診してくださいね
- ありがとうございました

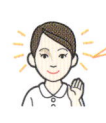

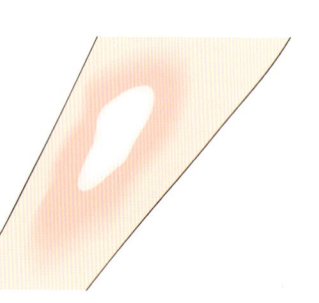

POINT

- 時間外救急外来での局所熱傷への初期対応では，Ⅱ度かⅢ度かの如何によらず，水疱をそのままにして軟膏処置でよい。
- ピンクリックでの痛みの評価は，患者にとっては苦痛であり，水疱を除去すると痛みが大きくなる。

❶水疱部を針で刺して疼痛の評価をしている
❷水疱を破って，中の皮膚の状態を診察している
Ⓐそのまま軟膏処置

解説

- 夜間や日曜日など時間外救急外来で，皮膚科・形成外科以外の医師が局所熱傷の対応をすることは多い。発赤のみで水疱形成がなければⅠ度とわかるが，水疱形成がある場合のⅡ度かⅢ度かの判断は難しい。専門書を読むとⅡ度とⅢ度では違う対応をするように書かれているが，初期対応ではⅡ度かⅢ度かの評価は不要であり，Ⅱ度として軟膏（ゲンタシン軟膏®，アズノール軟膏®など，ワセリンだけでもよい）処置を行い，翌日に専門医を受診するようにすればよい。
- たとえⅢ度であっても，1日で感染がひどくなることはなく，Ⅱ度かⅢ度かの評価のために，針で刺すのは患者にとって苦痛である。水疱を破って中の皮膚を見ると，破った部分はひりひりするようになり疼痛が大きくなる。
- 水疱形成のない発赤のみであれば，炎症を抑える効果のあるステロイド含有軟膏で対応する。
- 顔面のなかでも，目の周囲の熱傷に関しては，眼軟膏を用いる。
- 近年，熱傷に対して創傷被覆材を用いることもあるが，受傷直後の水疱形成のあるものに対しては，創傷被覆材は使いにくい。創傷被覆材を貼って「1週間そのままで」と指示する医師も見かけるが，滲出液が多く，患者自身も管理が困難で，感染も生じてくるので，適切とはいえない ☞ 技＆Tips62（p.132）。
- 台所での小さなガス爆発のような受傷機転の場合は，気道熱傷を疑うべきである。気道熱傷の受傷から粘膜が腫れて気道狭窄を生じるまでにはタイムラグがあるので，受診時に気道狭窄症状がなくてもそのまま帰宅した後に気道浮腫→窒息となる危険性があるので，気道熱傷が疑われた場合は，内視鏡で検査するなどの処置と，入院管理を行ったほうがよい（図1）。
- 手の熱傷では，受診時には何ともなくとも，指輪をはずすべきである。浮腫→指輪による循環障害→浮腫増強→さらなる循環障害のサイクルに入ると，指が壊死に陥る可能性がある（図2）。

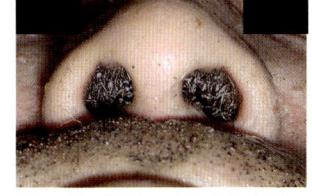

図1 ガス爆発による顔面熱傷の患者の鼻孔所見

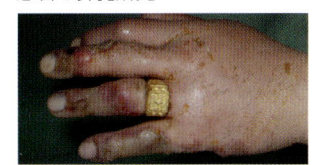

図2 手部熱傷による強い腫れのため指輪が抜けなくなった状態

III 外傷に対する処置

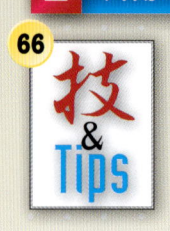

技&Tips 66 伸縮テープは引っ張って貼らない（ゆるゆるで）

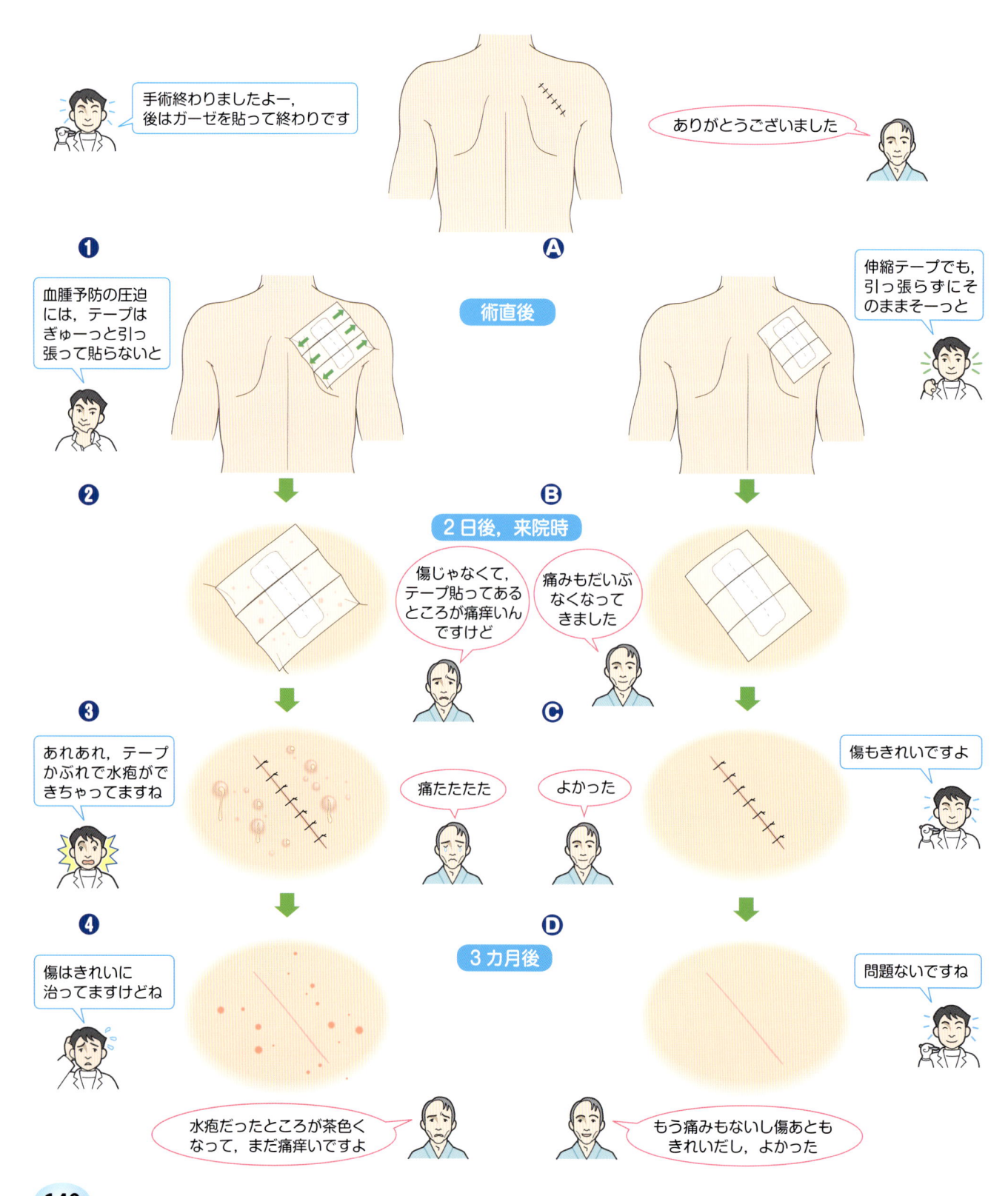

A 術直後

「手術終わりましたよー，後はガーゼを貼って終わりです」
「ありがとうございました」

❶「血腫予防の圧迫には，テープはぎゅーっと引っ張って貼らないと」

「伸縮テープでも，引っ張らずにそのままそーっと」

B 2日後，来院時

❷

「傷じゃなくて，テープ貼ってあるところが痛痒いんですけど」
「痛みもだいぶなくなってきました」

C

❸「あれあれ，テープかぶれで水疱ができちゃってますね」

「痛たたた」　「よかった」

「傷もきれいですよ」

D 3カ月後

❹「傷はきれいに治ってますけどね」

「水疱だったところが茶色くなって，まだ痛痒いですよ」
「もう痛みもないし傷あともきれいだし，よかった」
「問題ないですね」

140

POINT

- 伸縮テープを強く引っ張って貼ると，1～2日後には水疱ができるので（関節付近など動く部位では特に）注意が必要である。
- 水疱が破れると疼痛が強いほか，後日，色素沈着を残すことになる。

---

❶引っ張りながら伸縮テープを貼る
❷1～2日で，テープの下に水疱形成
❸テープをはずすと，水疱が破れて痛い
❹数カ月後に色素沈着を残すことも

Ⓐ引っ張らずに伸縮テープを貼る
Ⓑ水疱は生じない
Ⓒテープをはずしても特に問題ない
Ⓓ問題ない

解説

- 術後，伸縮テープを引っ張りながら貼ってガーゼをとめている医師を見かけるが，引っ張って貼った部分は1～2日で皮膚に水疱を形成することがあるので，注意を要する。いわゆる「テープかぶれ（テープの成分による接触性皮膚炎）」の場合もあるが，そのほとんどは物理的な力が働いて生じたものである。
- 関節付近など動く部位では，動きにより皮膚とテープの間にさらに大きな力がかかりうるので，一層の注意が必要である。
- 伸縮テープの伸縮性は，引っ張って貼るためのものではなく，ゆるく貼っておいて，関節などの動きで引っ張られてもテープがはずれないようにすることが目的である。可動部に伸縮テープを貼る場合は，テープが最も多く必要な肢位（例えば，肘関節伸側であれば，肘関節屈曲位）も考慮して貼る必要がある。
- 水疱が生じた部位は炎症後色素沈着を残すことになりうる。顔面・前腕など，整容性が重視される部位に色素沈着を残すと，後日，患者とのトラブルにもなりうるので，注意が必要である。

爪部の外傷は，自然に治す

サプリメント—㉖

陥 入爪に対する処置については別項で述べてあるので，技&Tips64 (p.136) ここでは爪の外傷についてお話しします。夜間の外科系なんでも当直をやっていると，爪の外傷でウォークインされる患者さんは多いものです。いわゆる，爪剥離，爪脱臼，爪下血腫などですが，新鮮外傷であれば，基本的に，「自然体」をお勧めします。処置の手間が省け，患者さんも痛みが少ないからです。爪剥離，爪脱臼では，よく洗った後に，爪を元の位置に置いて軟膏（ゲンタシン軟膏®など）を多めに塗っておきます。「取れそう」だからといって，爪を全部除去してしまうと痛みが強く残ります。爪下血腫でも，よく洗ってガーゼ保護としておきます。注射針で爪を穿刺し血腫除去をするのも悪くはありませんが，基本的に必要ありません。

毎日手を洗ってもらって軟膏をつけながら自然体で経過をみていても，問題となるような感染を起こすことはほとんどなく，爪剥離では5〜10日ほどで爪床が上皮化し（「擦過傷」に相当すると考えればよい），痛みや滲出液はなくなりますし，爪床が角化してくれば，はがれかけていた爪は自然に取れます。爪母部分の剥離が免れていると，爪全体は取れにくいので，「引っかかって痛い」という愁訴があれば，浮いている部分の爪を切って短くします。

ただ，自然体でもまれに感染を起こすことはあるので，処置時には，「爪を摘除すると痛みが強くなるので，このままがいいのですが，もし感染を起こしてきたら爪を除去しましょう」と説明しておくことが大切です。

「傷あと」と主張する傷あと，主張しない傷あと

サプリメント—㉗

顔 などの直径5mmほどの「ほくろ」を取ってほしいという患者さんが来院したとします。もし通常の紡錘形切除を行うとすると，傷あとの長さは直径の2倍以上にはなるので，10mm以上の直線になります。美容的に，5mmの「ほくろ」がよいか，10mm強の「傷あと」がよいかは患者さんによって考え方が異なりますが，顔の10mm強の「傷あと」は，かなりのインパクトがあります。これがもし3cm以上もあったら，みるからに「傷あと」と主張する瘢痕になります。

図1は20歳代の女性で，鼻背部の基底細胞がんに対して3mm離して切除ラインをデザインしたものです。切除ラインの直径は15mmで，最低でも，この範囲の皮膚が欠損することになります。もしドッグイヤーが目立たないように紡錘形に切除して縫合したら，たとえ皮膚が寄ったとしても4cmほどの直線の傷あとになり，顔の真ん中に，いかにも「傷あと」と主張する瘢痕が残ります。双葉皮弁やLimberg flapのような皮弁で再建したとしたら，直線ではなくても，顔の真ん中に，いかにも「模様」のような人工的な傷あとが残り，傷あとは，わざとらしさを「主張」するかもしれません サプリメント21(p.105)。では，

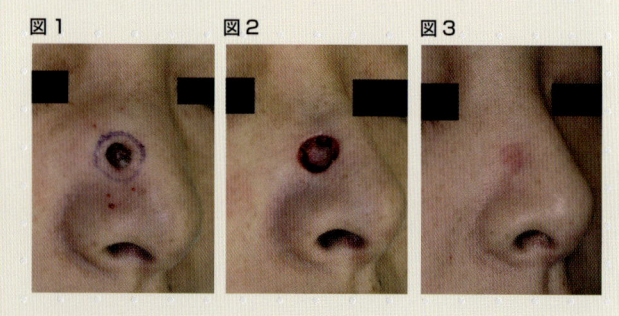

どうしたらいいのでしょうか？ この症例は，腫瘍を切除した後，そのままにして軟膏で治すこととしました（図2）。二次治癒となり，収縮＋上皮化で治癒するまで1カ月近くかかりましたが，術後1カ月半では，皮膚欠損より一回り小さくぼんやりと赤い状態になりました（図3）。時間が経って赤みがとれれば，4cmの直線よりずっと「傷あと」として主張しない瘢痕になると考えらえます。どんなにきれいな傷あとでも，顔に長い直線の傷あとが残ると「傷あと」として主張するものになります。このように，「傷あと」の評価には，長さ・幅や縫合糸痕などの客観的な基準のほかにも「傷あととして主張しないかどうか？」という主観的な基準が必要な場合があることを念頭に置く必要があります。

なお，この丸くてぼんやりとした「傷あと」に対して，もし患者さん本人が満足できず4cmの直線のほうがいいといった場合は，この丸い傷あとを紡錘形に切除すればよいわけで，後に丸→直線（or皮弁）にはできても，直線（or皮弁）→丸にはできないわけで，"先に損をしない"という観点からも サプリメント14(p.59)，このような切除法は理にかなっています。もちろん，この手術をする前には，いくつかの方法とその利点・欠点を患者さんに説明し，よく相談して手術法を決めています。

ちなみに，この部位は，二次治癒にしても肥厚性瘢痕にはなりにくいということは経験からわかっているからこそ採用したわけであり，どこの部位でもベストというわけではないことはいうまでもありません。丸い皮膚欠損をそのまま治すと，縫合する場合に比べて「ひずみ」がすべての方向に分散されるので，顔のランドマークの位置が一方向にずれにくいという利点もあります。

図1　図2　図3

Ⅳ章 手術が上達する秘訣

　最後に概念的な話をして，この本の終わりにします。外科系に進んだからには，誰しも手術が上手くなりたいと思うものでしょう。無駄なく流れるように手術ができて，所要時間が短くて結果もいい，というのが理想です。何度同じ手術をやっても同じ失敗をして上手くできない，なんとか上手くできるようになっても，他の医師よりずっと多くの時間がかかって，看護師さんや麻酔科の先生からよく思われない。このような人は，一回一回の手術に対する問題意識が低いことが一番の原因であることが多いと考えています。第Ⅳ章では，どのようにして手術に臨めば上達するかの心構えを中心に述べますが，ここで述べられていることを実践すれば，少ない経験症例でも，みるみる手術が上手になっていくこと間違いなしだと信じています。

Ⅵ 手術が上達する秘訣

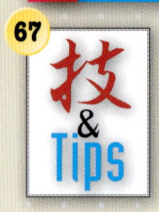

技&Tips 67 最初から最後までシミュレーションして手術に臨もう

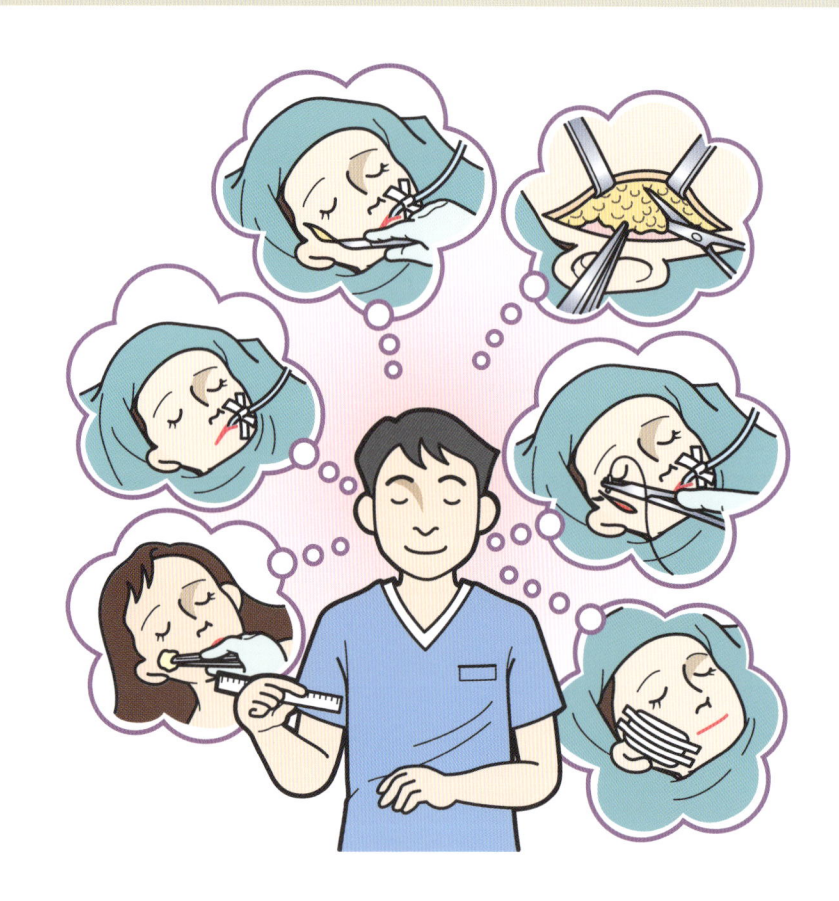

　「手術がなぜ上手くならないか？」に対する答えを一つ挙げるとしたら，「フィードバックが効かないから」だと思います。いうまでもなく，同じ失敗を二度三度と繰り返すことになるからです。今回の手術でうまくできなかったことに対して，次の手術までに対策をしっかり立てておく，つまりフィードバックを効かせることが大切なのですが，その秘策は，術前に綿密なシミュレーションをしておくことです。術野の消毒と布かけから始まって，デザイン，実際の手術，閉創，ドレッシング，抜管で終了するまで一通り，体位，挿管チューブや麻酔器の位置，使う道具に至るまで詳細に頭の中でイメージしてから，手術に臨むことが大切です。

　術前の綿密なシミュレーションが，なぜ適切なフィードバックに重要なのでしょうか？　それは，「何がイメージどおりにできなかったか？」が明確になるからです。術前シミュレーションをしないで手術に臨むと，術中に行うことの「変数」が多すぎて，何がうまくできて何ができなかったかが記憶に残らない状態になります。術前シミュレーションにより，自分のイメージどおりにできなかったことのみが，感動をもって「変数」として認識されるので，それに対して確実にフィードバックを効かせることができるわけです。イメージどおりにできたところは「達成できた」こととして明確に変数から除外されます。これは，自分が術者の手術に限りません。自分が助手の場合は，助手と術者の両方の観点でシミュレーションを行うことによって，助手としての技能が向上できるし，自分が術者になったときに活かすことができるようになります。

　というわけで，術前の綿密なシミュレーションに基づく術後の適切なフィードバックがあれば，少ない手術経験数でもぐんぐん手術が上達することは間違いなしです。

Ⅵ 手術が上達する秘訣

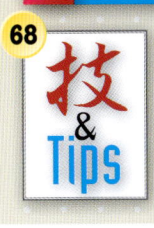

68 技&Tips　手術手技は組織との対話である

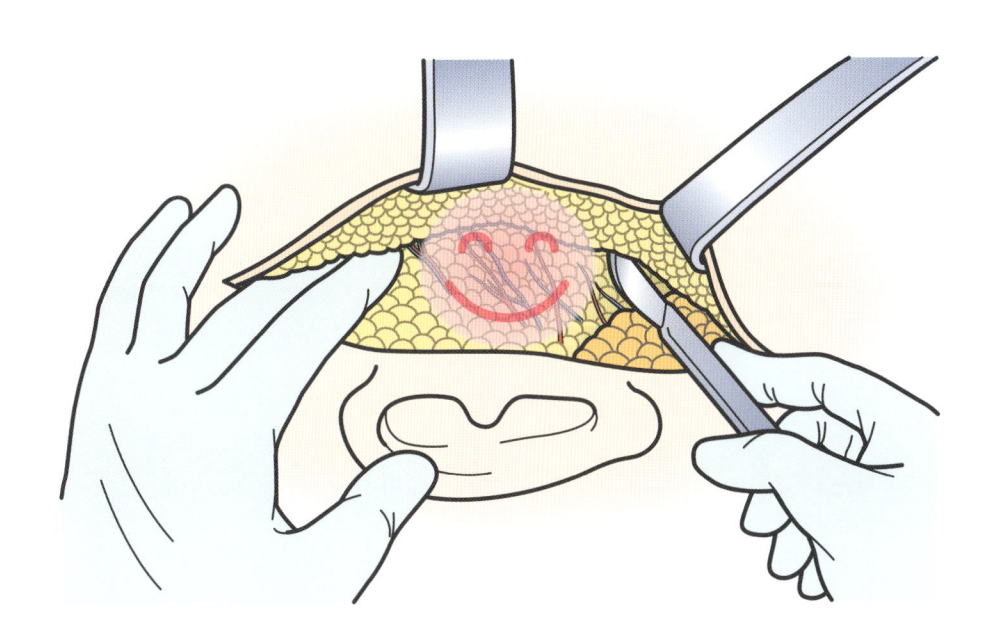

　手術の上達には，術前のシミュレーションが重要であることは前項で述べました。では，手術手技そのものには，どのような心構えが大切なのでしょうか？

　一番大切なことは，組織との対話であると考えています。そのためには，視覚，聴覚，触覚，（味覚），嗅覚の五感をフルに使って手術をすることが必要になります。組織を見ていると，組織のほうから「ここを剥離してください」とか，「ここは剥離しないでください」とかいう言葉が聞こえてきます。術者は，組織の中で道なき道を自分勝手に進んでいくのではなくて，組織の景色を見ながら，組織の気持ちを感じながら手術をすることが大切なのです。

　組織が「ここを剥離してください」と語りかけてくる層のほとんどは指で剥離ができてしまいます。指で剥離できなくても，剥離子やメスで抵抗なく剥離できます。そのようにして剥離すればほとんど出血もしませんが，術者が勝手に道なき道を進めば，剥離するたびに出血して術野が見えにくくなります。組織が明確な意図をもって，「壊されたくない」といってくる場所は，血管や神経などの重要な臓器があったり，壊されてしまうと機能をまっとうするのに障害が生じたりします。これらは「五感」に頼るもので，世間でいうところの「右脳」を働かせる領域です。しかし，いわゆる「左脳」領域を働かせて論理的に対応できる部分もあります。形成外科の領域での話になりますが，手掌の皮下組織が簡単に剥離できたら，物が持てないだろうし，頬骨体部の皮下組織が簡単に剥離できたら，重力で下がって，下眼瞼外反になってしまいます。この場合は「明確な意思で」剥離されたくない構造になっていることは論理的に理解できるので，そのつもりで対応すればよいわけです。

　というわけで，この組織との対話を行うためには，やはり経験とフィードバックが必要です。組織の意に沿わないことをしてしまった場合は，その理由を考え，次の手術では，その意図をしっかり受け止めながら手術を進める必要があります。

VI 手術が上達する秘訣

技&Tips 69 手術の助手は，頭の中では自分が術者で一緒に手術

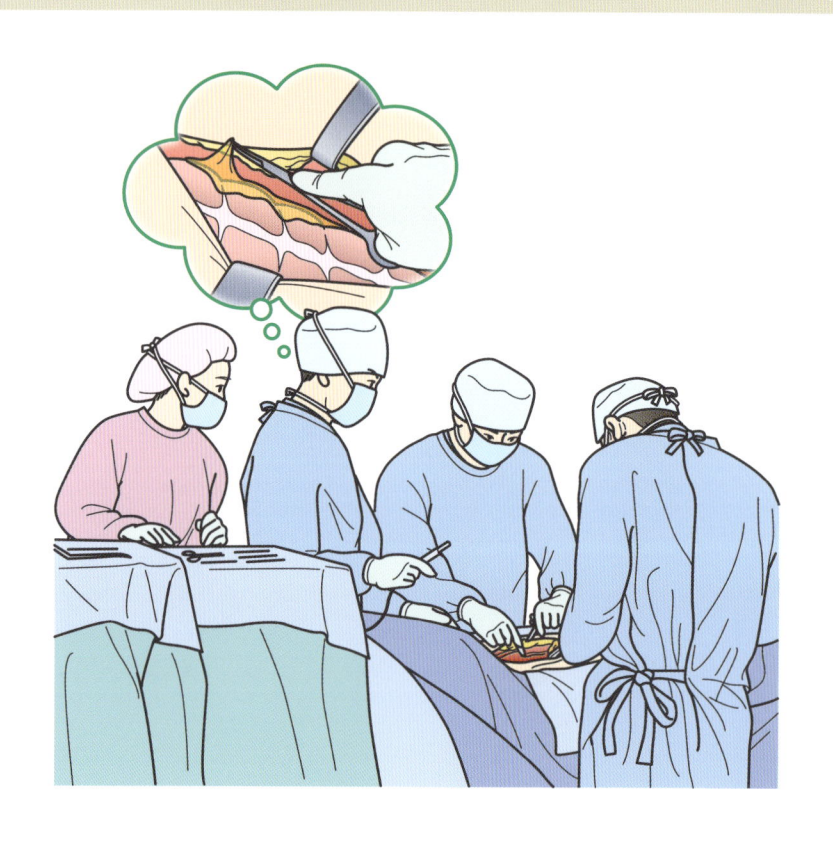

　若いうちは，先輩の助手として手術に入ることが多いと思いますが，それも，第一助手ではなく第二助手，第三助手だったりすることもあるでしょう．実は助手として手術に入る場合でも，自分が術者であるような意識で手術に参加することが大切なのです．

　すなわち，先輩の助手をしながら，頭の中では，あたかも自分が手術をしているように手技を行っていく．剥離をするなら「自分ならこの器具を用いて，ここから攻めるのになぁ」とか，「あっ！　そこを切っては危ない！」とか，心の中でつぶやきながら助手をする．ほとんどは，術者である先輩のほうが正しくても，場合によっては，「あーやっぱり血管切れちゃった」と自分のほうが正しいこともあるわけで，そういう流れになってくれば，もう自分が術者として手術を行う準備ができてきていることになります．もちろん，術者の第3の手として，手技が行いやすいように助手をすることも忘れてはいけませんが，それ自体も，どうしたら術者が手術をしやすくなるか？　という，術者観点の別の表現型といえるでしょう．

　外科系に進んで卒後4～6年目くらいになると，自分の手術が上達したと感じる時期がきます．実際に手術が上達しているのですが，その1～2年後に，上達したはずの手術が以前より下手になったと感じる時期がくることがあり，理由がわからなくて落ち込むことがあります．なぜだと思いますか？　それは，手術の助手が変わるからです．外科医として駆け出しのころは，手術の上手なベテランの先生が助手について，丁寧に介助してくれたものが，卒後6～8年目くらいになると，もはやベテランの先生が助手についてくれなくなり，場合によっては自分より若い医師たちの助手で難度の高い手術を行う機会が増えてきます．手術をよく知っている先輩が助手についてくれれば手術はスムーズに進みますが，若い先生が助手では，術野展開が十分でなく，見える景色がぜんぜん違ったものになります．その結果，今までに上手にできたことが急にできなくなったりするのです．そうなってから，後輩に，「術者のつもりで手術に臨むように」と説きながら，自分もまた助手の大切さを再認識することになります．

VI 手術が上達する秘訣

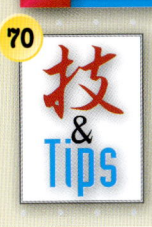

技&Tips 70 世の中でいわれていることの再検証

① 外科医は体力勝負か？

　昔からよくいわれていることですが，一理はあっても，必ずしもそうとはいえないのではないでしょうか．体力がないからこそ，手際よく，早く，手術が終わるように工夫をするようになるともいえるからです．体力があると，何時間でも手術ができてしまうから，段取りの悪い手術を延々とやっているという状況はありがちなことです．もちろん，患者さんにとっても（看護師さんや麻酔科の先生にとっても），同じ手術効果が達成されるなら，手術時間は短いほうがいいに決まっています．

体力に自信がない若手医師たちへ

> 日々問題意識を持って手術を工夫して行けば，患者さんのためになり，自分にも周囲の医療スタッフにもやさしい外科医になれます．

② 手術を多くこなしたほうが上手くなれるか？

　世間では，手術件数の多い病院が「いい病院」といわれて紹介されています．では，手術経験数が多いほど「手術がうまい，いい外科医」なのでしょうか？ 真っ向から否定するわけではありませんが，やはり，必ずしもそうとはいえないのではないでしょうか．経験手術件数が多くなくても手術の上手な外科医はいくらでもいます．むしろ，手術件数が多いと，ついつい流してしまう医師もいるでしょう．逆に，手術経験は少なめでも，1例1例に真剣に向かい合い，確実にフィードバックさせていけば，手術の上手な外科医になれるものです．そもそも患者さんの立場でいえば，自分はオンリーワンであるにもかかわらず，「症例をいっぱい経験する」という発想は，個々の患者さんを one of them と考えているわけで，とんでもないことです．

経験できる症例が少ないと悩んでいる若手医師たちへ

> 一人ひとりの患者さんのことを真剣に考えて，個々の手術に真剣に向かい合えば，少ない経験でも自然に手術が上手くなります．

③ EBM（evidence-based medicine）は最強か？

　これも，真っ向から否定するわけにはいきませんが，すべての症例では，EBMのマニュアルどおりには当てはまらない部分が，必ずあります．患者さんの立場でいえば，自分と同じ病気の同じステージの患者さんの平均治癒率には意味がなく，「自分自身が治る」ということが最大の関心事です．また，形成外科のように「治る」or「治らない」というデジタルな治療結果にはならない外科系診療科では，まったく同じ病態であっても，患者さんによって，アウトカムの希望が全然違うこともあります．

マニュアル人間になりそうな若手医師たちへ

> EBMに基づくガイドラインやマニュアルがすべてではありません．それを基本とはしながらも，一人ひとりの患者さんの違いに気付き，その患者さんに合わせた手術や治療を行うことが重要です．

④ インパクトファクター（IF）はそんなに偉いのか？

　外科系では，IF信奉者は比較的少ないと思いますが，医学の世界では，その信仰は根強いものがあります．著者が中学生だったころは，「西暦2000年すぎにはがんは薬で治るようになり，外科医は職を失うだろう」といわれていました．2016年になりましたが，いまだにほとんどの悪性腫瘍は，外科治療なしでは治癒しない状況です．IFの高い雑誌に掲載される論文が毎年数百・数千と大量生産されていることを考えれば，IFだけでは患者さんを救えないことは明らかです．IFの高い雑誌に自分たちの治療や研究成果を載せることは目的ではなく，あくまで患者さんのためにいい手術や治療を行い研究することがはじめにあり，その成果がIFの高い雑誌に載ることがあれば，おまけをもらったようなものではないでしょうか．

IF信奉の少数の若手医師たちへ

> 患者さんのために治療法の開発や研究をしよう．最大のごほうびは患者さんの笑顔であり，そのおまけがIFである．

真皮中層から電気メス切開はⅢ度熱傷

サプリメント—㉘

　真皮中層までメスで切開した後，電気メスで真皮中層〜脂肪層に切開を入れる手技を見かけることがありますが，これでは真皮深層がⅢ度熱傷になっているのに等しく，創傷治癒の立場からは勧められません。どんなに上手に電気メスで切開しても，皮膚を切開した部位をよく見ると茶色い焦げ目がついています。

　真皮深層を電気メスで切開するのは，真皮下血管網からの出血を防止するのが目的であると推察されますが，エピネフリン入り1％キシロカイン®もしくは20万倍希釈エピネフリン生理食塩水を注射して8分待てば，ほとんど出血は起こらず☞技&Tips22（p.48），それでも出血する点のみをピンポイントで止血するのが基本です。注射するのは面倒だし，待つ時間がもったいないという医師もいるかもしれませんが，注射をしてから諸器具の用意や手術の準備を行えば，時間のロスもそれほどないものです☞技&Tips28（p.60）。それで止血に時間を費やさず，クリアで快適な術野で手術ができれば，実際は手術時間が短縮されることも多いものです。術後の創治癒が悪く創が開いたり，そこまででなくても，痂皮形成から肥厚性瘢痕になって☞技&Tips03（p.6），外来で患者さんから毎回のように痛痒くて引きつるとか，見栄えが悪いとか愁訴をいわれることを考えれば，皮膚を愛護的に扱う意義は大きいのではないでしょうか。

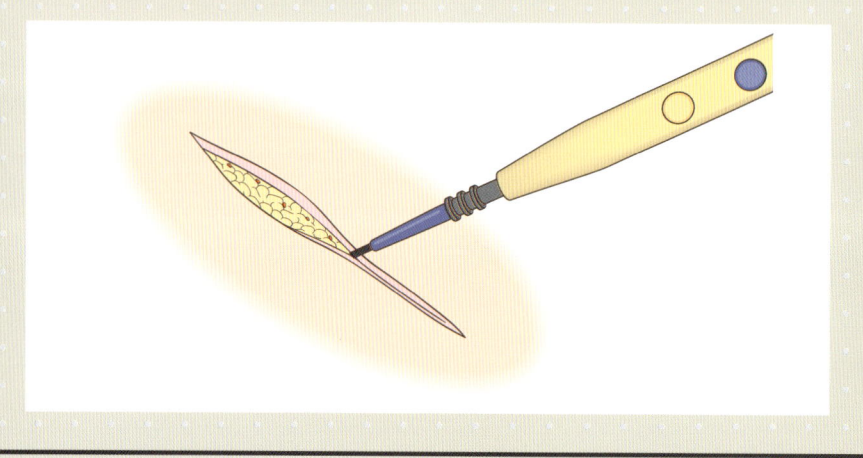

器具も組織もゆるく持とう

サプリメント—㉙

　あるとき，腎不全の患者さんに対して，腎臓内科の先生（元泌尿器科医）と一緒に内シャント造設の手術をしていたときに（7-0プロリン糸で橈骨動脈と橈側皮静脈の側々吻合中），「先生って，血管の端を摂子で持たないですよね」といわれたことがありました。それで，「形成外科医って，組織を摂子でほとんど持たないんですよ。皮膚縫合でも，摂子で皮膚をつかむのではなくて，"摂子に乗せる"ってイメージでしょうか」と答えたことがありました。血管に7-0プロリン糸の針を通すときは，血管の縫合端から少し離れた外膜側に摂子を乗せるイメージですし，皮膚を縫合するときはやや太めの無鉤摂子で同じように皮膚縫合端をゆるく持って，組織が摂子による把持でダメージを受けないように注意しています。

　実は，組織を持つときだけではなく，剥離子（小児用ペアンなど）を使って組織を剥離するときには，剥離子をゆるゆるで持ちます。なぜかというと，剥離子の先に重要なもの（血管・神経など）が当たったときは，その重要構造物が傷つかないで，剥離子が手からはずれてしまうようにするためです。考えてみると，メス，電気メス，その他の手術器具もほとんどはゆるく持って手術操作をしたほうが，正常組織を障害することなく，組織との対話ができてよいと感じます☞技&Tips68（p.145）。力強く剥離すると，剥離されたがっていない部分もびりびりはがれてしまうし，血管があっても神経があってもお構いなしです。

　そういえば，著者は，箸でごはんを食べているときに，箸からよく食べ物を落としてしまいます。ひどいときには箸自体も落としてしまったりして，それを見ていた周りの人から不器用だといわれたりします。「これって，手術のときの動きがしみついているんだろうな」と，自分で納得しているのですが…。

フェノール法のポイント

サプリメント―㉚

陥入爪に対する処置法についてはすでに述べましたが 技&Tips64（p.136）。フェノール法におけるポイントについて少し補足したいと思います。足趾の麻酔に続いて、以下を行います。

①足趾の根元をネラトンチューブやペンローズで巻いてペアンでとめることにより、駆血を行います。→これを行わないと、フェノール綿棒で爪床・爪母を化学焼灼する際に、フェノールが出血で流れ出してしまうため、フェノールが効かないばかりか、流れ出したフェノールにより足趾の正常皮膚が化学熱傷を受傷することになります。

②部分抜爪は、爪を除去する部分の爪と爪基部皮膚との間を剥離した後、爪と爪床・爪母の間を剥離する前に、（爪部を指で爪床に押さえつけながら）切除するラインで爪を直剪刀で切り進みます。→順序が逆で、爪と爪床・爪母の間の剥離を先に行うと、残る部分の爪と爪床の間まで剥離されてしまい、フェノール処置の際に、残す側の爪まで焼灼することになってしまいます。

③部分抜爪は、除去する爪を鋭的にしっかり切離し、力を加えなくても爪が抜けるようにします。→爪を除去する際に、ペアンで爪をつかんで力ずくで引っ張らないと取れないようでは、爪母部分に爪が残っていて、フェノールが効かない可能性が高くなります。

④フェノールをつけた綿棒での焼灼は、6～8分と、十分に行います。→1分×4回＝4分ほどを推奨している書籍もありますが、著者の経験では、もう少し長く十分に焼灼したほうが再発が少ないと考えています。

⑤処置後、焼灼部に残留するフェノールは、エタノールで十分洗い流した後、さらに生理食塩水で十分に洗い流すという2段階洗浄を行います。→フェノールは親油性なので、いきなり水で洗っても十分に洗い流すことができません。まず、親水性でも親油性でもあるエタノールで洗浄すれば、フェノールは十分に洗い流すことができ、このエタノールを水で洗い流すイメージです。

⑥最後に、フェノール処置後の爪欠損部にソフラチュール®を詰めてから駆血チューブを取りはずし、ガーゼで保護しテープで固定します。→通常、外来で行うため、歩いて帰宅する際に、ときとしてガーゼの上まで出血してくることがあります。爪欠損部にソフラチュール®などを詰めておけば、この術後出血をある程度抑えることができます。また、駆血チューブをはずして出血すると上手く詰めることができないため、チューブをはずす前に詰めます。しかし、ガーゼ保護の前にチューブをはずさないと、ガーゼ保護後にはずすのを忘れる危険性があるので、必ず先にチューブをはずしてからガーゼを当てる必要があります。

索 引

和文

あ

- 穴あきディスポ覆布 …………… 62, 63
- 穴あき滅菌覆布 …………… 66, 67
- アレルギー …………………………… 113
- 安静指示 ……………………………… 46
- 異常知覚野 …………………………… 85
- 一次治癒 ………………… 4, 17, 33, 37
- 陰圧閉鎖療法 ……………………… 135
- ウォータータイト …………………… 15
- エピネフリン … 48, 49, 53, 56, 57, 61, 98, 148
- エピネフリン（E）入りキシロカイン
  ……… 48, 49, 56, 57, 60, 61, 71
- 炎症性粉瘤 ………………… 81, 96, 97
- 汚染創 ……………………………… 133

か

- 外傷性刺青 ………………………… 101
- 外傷創 ………………………… 6, 7, 133
- 外胚葉由来 …………………………… 2
- 外鼻 …………………………………… 55
- カウンター ………………… 23, 72, 73
- 下顎の裂創 ………………………… 113
- 覚醒 …………………………………… 57
- 額部 …… 2, 51, 55, 63, 86, 87, 97
- 荷重部 … 9, 14, 15, 29, 38, 39, 129
- 滑車上神経 ……………………… 87, 97
- 可動部 …………… 15, 46, 104, 141
- 痂皮 …………………………………… 2, 20
- 眼窩隔膜 ……………………………… 53
- 感覚神経 … 50, 51, 84, 85, 87, 97
- 眼窩上神経 ………………… 51, 87, 97
- 眼瞼 … 51, 55, 63, 97, 107, 129, 145
- 幹細胞 ………………………………… 2
- 関節部 ……………… 15, 73, 98, 129
- 感染 ………………………………… 109
- 汗腺 …………………………………… 2
- 陥入爪 ……………………………… 137
- 顔面骨折 …………………………… 129
- 顔面神経 …………………………… 97
- 顔面の挫滅創 ……………………… 107

- キシロカイン® …… 48, 49, 56, 57, 60, 61, 71, 96, 121, 148
- 気道熱傷 …………………………… 139
- 吸収性創傷被覆材 ………………… 133
- 胸鎖乳突筋 ………………………… 97
- 強弯針 ………………………………… 21
- 筋肉内脂肪腫 ……………………… 83
- 頸神経ワナ ………………………… 98
- 血管収縮作用 ………………… 49, 53
- 結節縫合 ………… 14, 15, 28, 29, 35, 37, 43, 45, 57
- 血流障害 ………………… 6, 7, 123
- ケロイド …………… 5, 19, 36, 64
- 抗凝固薬 …………………………… 109
- 抗血小板薬 ………………………… 109
- 膠原病 ………………………… 104, 123
- 後頭・頸部 ………………………… 85
- 後頭神経 …………………………… 97
- 高齢者 …………………… 95, 123, 125

さ

- 細菌学的負荷 ……………………… 15
- 坐骨部 …………………… 15, 46, 73
- 擦過傷（創） ……………… 3, 69, 133
- 耳介 ……………… 49, 77, 97, 98, 107, 110, 111
- 色素沈着 ………… 7, 17, 122, 141
- 死腔 …………………… 23, 43, 104
- 指趾 …………………………………… 49
- 四肢の手術 ………………………… 91
- 持針器 …………… 21, 30, 31, 61, 77
- 趾神経 ……………………………… 98
- 指神経ブロック ………………… 98, 121
- 脂腺 ………………… 2, 55, 115, 128
- 指尖切断 …………………………… 118
- 脂肪組織 …………… 20, 22, 23, 127
- 脂肪融解 …………………………… 43
- 弱弯針 ………………………………… 21
- 尺骨神経 …………………………… 98
- 十字切開 …………………………… 79
- 醜状変形 …………………………… 123
- 手術創 ………… 6, 7, 73, 128, 133
- 手掌 … 37, 98, 117, 126, 127, 145

- 術前評価 …………………………… 82
- 上喉頭神経 ………………………… 98
- 焼灼止血 … 25, 69, 97, 115, 119, 133
- 小児 ………… 46, 56, 57, 59, 104, 112, 113, 129, 131, 148
- 上背部の皮膚腫瘍 ………………… 95
- 上皮化 ………………… 2, 3, 117, 142
- 静脈 ………………………………… 91
- 耳輪 ………………………………… 111
- 神経ブロック ……… 51, 98, 120, 121
- 伸縮テープ ………………………… 141
- 水疱 ………………………… 139, 141
- スキンステイプラー … 55, 93, 114, 115
- ステリストリップ™ ………… 115, 125
- ステロイド …… 123, 125, 135, 139
- 生理食塩水（生食）ガーゼ
  ………………………… 53, 116, 121
- 脊髄損傷 …………………………… 46
- 切開排膿 ………………………… 51, 78
- 切開方向 ………………… 6, 51, 79
- 摂子 …………………… 23, 29, 44, 45, 59, 65, 77, 95, 148
- 前額の裂創 ………………………… 113
- 前額部 ……………………………… 86
- 剪刀（ハサミ） …………………… 81
- 前頭筋下脂肪腫 …………………… 87
- 前腕皮神経 ………………………… 51
- 創縁壊死 ……………………………… 7
- 創縁段差 ……………………………… 6
- 創し開 ………… 8, 9, 15, 43, 46, 64, 65, 103, 113
- 創傷治癒 ……… 2, 69, 85, 123, 148
- 爪部の外傷 ………………………… 142
- 僧帽筋 ……………………………… 97
- 側臥位 ……………………………… 95
- 足底 ………………… 37, 46, 126, 127
- ソフラチュール® ………… 111, 149

た

- ダーマボンド® …………………… 131
- タイオーバー固定 ………………… 123
- 対極板 ……………………………… 59
- 大耳介神経 …………………… 77, 97

中胚葉由来……………………………… 2
デブリードマン………101, 107, 121,
　　　　　　　　　　　　123, 135
電気メス………49, 58, 69, 81, 85,
　　　　　　116, 117, 121, 133, 148
殿部………………………… 9, 14, 73
橈骨神経浅枝……………………… 98
糖尿病……………………………… 104
頭皮…… 51, 55, 92, 93, 114, 115
頭部外傷…………………………… 129
ドッグイヤー……… 7, 13, 24, 41, 79,
　　　　　　　　88, 89, 92, 93, 142
トリミング………………19, 20, 22, 71
ドレッシング…………… 33, 137, 144
ドレナージ……… 79, 109, 117, 125

な

軟膏………… 113, 117, 133, 139
肉芽組織………………………2, 3, 135
二次治癒………5, 11, 13, 15, 20,
　　　　　　33, 37, 57, 65, 85, 131, 142
二層縫合…………6, 20, 39, 103, 104
熱傷……… 69, 119, 138, 139, 149
膿瘍………………………………… 109

は

バイポーラ……… 25, 49, 58, 59,
　　　　　　　　　　69, 95, 117, 121
剥脱創……………………………… 123
拍動性出血… 71, 97, 114, 115, 121
禿……… 27, 51, 92, 93, 114, 115
反回神経…………………………… 98
瘢痕形成………………7, 13, 55, 113
ピアスケロイド…………………………… 5
皮下脂肪… 19, 24, 81, 85, 123, 127
皮下出血……………………… 53, 125
皮下腫瘤………………38, 75, 83, 86,
　　　　　　　　　　　90, 94, 97
非吸収性創傷被覆材……………… 133
肥厚性瘢痕………3, 11, 14, 19, 20,
　　　　　32, 33, 35, 37, 43, 64,
　　　　　　65, 73, 85, 142, 148
膝………………15, 46, 64, 65, 73

微細血管………………………… 53, 85
肘………………46, 65, 73, 98, 141
鼻部…………………… 54, 55, 115
皮膚切開………………………… 86
皮膚の構造……………………… 2
皮膚縫合………6, 7, 9, 20, 61,
　　　　　　　　75, 77, 129, 131
表皮………………2, 3, 5, 130, 131
表皮細胞………………………2, 3, 5
フェノール法…………………… 137, 149
伏臥位………………………… 95
副神経………………………… 97
腹部正中創…………………… 135
粉瘤… 14, 48, 51, 59, 61, 74, 94
閉創……… 5, 43, 69, 93, 104,
　　　　　　　115, 121, 125, 144
ペースメーカー……………………… 59
ヘルニア………………………43, 135
胼胝………………………………… 39
ペンローズドレーン
　　　　　　……… 101, 104, 123, 125
縫合糸痕… 6, 11, 17, 19, 20, 29,
　　　　　31, 37, 39, 43, 46, 55,
　　　　　57, 77, 103, 104, 113, 142
縫合糸膿瘍……… 37, 43, 104, 135
縫合法の選択………………… 9, 15
帽状腱膜……………………… 115
紡錘形切開…………… 68, 69, 73
紡錘形切除…… 24, 25, 67, 70, 71,
　　　　　73, 75, 89, 93, 105, 142
法令線…………… 66, 67, 78, 79
母斑………………67, 71, 88, 89
ボルスター固定……………… 111

ま

マイクロサージャリー…………… 119
マクソン®………………………… 6, 11
麻酔深度…………………… 56, 57
マッカンドー型………………… 31
マットレス縫合…33, 36, 57, 77, 104
松葉杖………………………… 39
無影灯………………………… 127
無鈎摂子……………………23, 29, 148

無知覚野……………………… 85
毛包……………………………… 2
毛流…………………………51, 93
モスキートペアン…………… 127
モノディオックス®………… 6, 11
モノフィラメント吸収糸…… 11, 17,
　　　　　　21, 39, 43, 111, 115
モノポーラ………………… 58, 59

や

有鈎摂子………………………… 31
有毛部…… 27, 51, 63, 93, 129
指の挫創…………………… 121

ら

ランダム切開………………… 105
力学的負荷……………………… 15
良性腫瘍……………………83, 87
連続縫合…9, 13, 15, 28, 33,
　　　　　　35, 43, 104
ロック付き注射器………… 54, 55

欧文

CT……………………………… 83
deglobing injury…………… 123
Limberg flap…………… 105, 142
MRI……………………………… 83
PDS-Ⅱ®………………………… 6, 11
trap door変形………………… 123
X線撮影……………………… 127

外傷処置・小手技の技 &Tips—はやく,要領よく,きれいに仕上げる極意

2016年6月10日　第1版第1刷発行

■編　著	岡崎　睦　おかざきむつみ
■発行者	鳥羽清治
■発行所	株式会社メジカルビュー社
	〒162-0845　東京都新宿区市谷本村町2-30
	電話　03(5228)2050(代表)
	ホームページ　http://www.medicalview.co.jp/
	営業部　FAX 03(5228)2059
	E-mail　eigyo@medicalview.co.jp
	編集部　FAX 03(5228)2062
	E-mail　ed@medicalview.co.jp
■印刷所	株式会社創英

ISBN978-4-7583-1370-4 C3047

©MEDICAL VIEW, 2016. Printed in Japan

・本書に掲載された著作物の複写・複製・転載・翻訳・データベースへの取り込みおよび送信(送信可能化権を含む)・上映・譲渡に関する許諾権は,(株)メジカルビュー社が保有しています.
・JCOPY 〈(社)出版者著作権管理機構　委託出版物〉
本書の無断複写は著作権法上での例外を除き禁じられています.複写される場合は,そのつど事前に,(株)出版者著作権管理機構(電話 03-3513-6969, FAX 03-3513-6979, e-mail: info@jcopy.or.jp)の許諾を得てください.

・本書をコピー,スキャン,デジタルデータ化するなどの複製を無許諾で行う行為は,著作権法上での限られた例外(「私的使用のための複製」など)を除き禁じられています.大学,病院,企業などにおいて,研究活動,診察を含み業務上使用する目的で上記の行為を行うことは私的使用には該当せず違法です.また私的使用のためであっても,代行業者等の第三者に依頼して上記の行為を行うことは違法となります.